高齢者の補綴治療

高齢者の補綴治療

Ejvind Budtz-Jørgensen

E.ブッツ-ヨルゲンセン 著

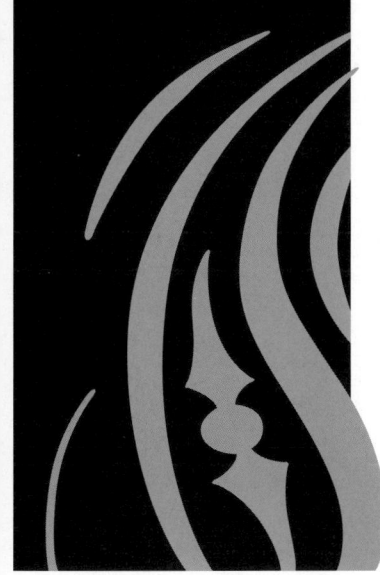

監訳　松本歯科大学教授　五十嵐順正
　　　大阪歯科大学教授　権田　悦通

Quintessence Publishing Co,Inc
Tokyo, Chicago, Berlin, London, Paris, Barcelona, São Paulo,
Moscow, Prague, and Warsaw

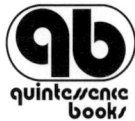

Originally published in English as
"Prosthodontics for the Elderly : Diagnosis and Treatment"
by Ejvind Budtz-Jørgensen.

©1999 by Quintessence Publishing Co, Inc,
Chicago, Illinois, USA

All rights reserved.
This book or any part thereof may not be reproduced,
stored in a retrieval system, or transmitted in any form or by any means,
electronic, mechanical, photocopying, or otherwise,
without prior written permission of the publisher.

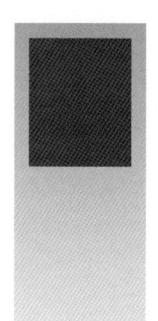

目 次

日本語版刊行によせて　ix
前書き　x
緒　言　xi
訳者序　xiii

1　疫学：高齢者の歯科的・補綴的状況　1
機能的に自立した高齢者　2
虚弱・機能的要介護高齢者　10
結　論　17

2　咀嚼器官の加齢変化　23
歯の組織　23
歯周組織　26
口腔粘膜　29
唾　液　34
神経筋機構　37
顎機能異常症　37
欠損部顎堤の吸収　42
結　論　45

3　咀嚼機能と栄養　49
咀嚼機能　50
高齢者の栄養と食習慣　56
栄養状態と咀嚼機能・欠損補綴処置の必要性　64
補綴処置，予防的口腔衛生処置　68
結　論　69

4 高齢患者の補綴治療計画　75
処置の第1目標　75
治療の必要性と要求の同一化　76
危険因子の確認　78
補綴処置法の選択　87
治療計画における方針の決定　94
包括的な口腔診査および治療計画の立案　96
結　論　102

5 虚弱・要介護高齢者に対する補綴的治療計画　107
治療計画における初期目標　108
治療の必要性と要求の同一化　109
口腔治療計画　113
口腔健康ケアの実態評価　116
法律的・倫理的配慮　117
治療計画，口腔健康ケアの実施　120
結　論　122

6 固定性補綴装置による治療　125
一般的な治療の配慮　126
歯周疾患の配慮およびアタッチメント・ロス　126
根管処置歯の支台築造　128
修復物と残存歯質の保全　129
咬耗がある患者の治療　130
咬耗した歯面の修復　131
固定性ブリッジによる臼歯欠損の修復　134
インプラント支持の固定性ブリッジ　142
前歯部の修復　144
結　論　149

7 可撤性パーシャルデンチャーによる治療　153
可撤性パーシャルデンチャーの分類　154
生体力学的な設計の原則　156
生物学的設計の原則　159
可撤性パーシャルデンチャーに対する設計の原則　161
咬合面アンレー・レストを備えた可撤性パーシャルデンチャーの機能的問題と治療　168
インプラントを支台装置とする可撤性パーシャルデンチャーによる治療　174
虚弱／要介護患者における可撤性パーシャルデンチャーの治療　176
結　論　178

8 歯根支持型のオーバーデンチャー　181
適応症　182
歯根を保存する利点　182
オーバーデンチャーの欠点　185
高齢患者における適応症　186
治療計画　186
オーバーデンチャーによる治療　194
オーバーデンチャーの予後　198
結　論　200

9 無歯顎患者の治療　203
使用中の義歯の診査　203
専門医への対診　206
即時コンプリートデンチャー　208
使用中の義歯の修正　210
使用中の義歯の複製による新義歯製作　211
新義歯（新規コンプリートデンチャー）　212
インプラント支持のコンプリートデンチャー　217
結　論　224

10 予防法と治療後のメインテナンス・ケア　229
齲蝕予防法　229
歯周疾患の予防法　232
口腔粘膜炎の治療　234
Candida 起因性義歯性口内炎の処置　235
口腔清掃とメインテナンス・ケア　237
口腔清掃を行う介護者　251
結　論　253

# 日本語版刊行によせて

現在，世界のほとんどの地域において，高齢者および超高齢者の総人口に占める割合は増大しつつある．この状況はヨーロッパ諸国においても日本においても軌を一にしており，とくに日本においては急激な変化を生じていると思われる．

このような変化は地域歯科医療および歯科・補綴治療の必要性に対し，きわめて本質的な衝撃をもたらすものであると言える．私は本書において多年，研究者・臨床医として携わってきた高齢者の補綴処置について，研究と臨床から得られた経験を読者に伝達する試みを行った．私は個々の歯科補綴学的・技術的な事項を詳述するよりも患者を中心とし，彼らのQOLの確保を志向し，医学的さらには経済的な側面にも配慮する姿勢を貫いた．通常型およびインプラント支持型のコンプリートデンチャー，オーバーデンチャー，パーシャルデンチャー，固定性ブリッジ等の種々な補綴処置法に関連し，科学的な根拠に基づき，臨床的な知見を列挙した．

私にとって，最も重要と思われたのは虚弱，要介護高齢患者に対する治療の原則を概説することであり，自分の経験からみた予防処置法と補綴治療後のケアについて述べた．

日本においては歯科補綴処置に関し，本書に記したものとは異なるアプローチが過去から続いているかも知れないと認識している．本書は主に北欧流の研究と臨床経験を基とし，これにスイス流の完璧さを加味したものをベースとしている．本書に示された基本的なコンセプトや理念が研究上も臨床上も日本の歯科医師諸氏に受け入れられ，刺激となり，高齢患者の幸福が実現されるよう期待するものである．

Ejvind Budtz-Jørgensen
Geneva, March, 2001

前書き

　Ejvind Budtz-Jørgensen 教授は，今日まで歯科補綴学領域における研究と臨床業績により，高い評価をうけてきた．彼の業績はこれまで180編に及び，歯科補綴学臨床，口腔微生物学，免疫学，高齢者歯科学と広範囲に及び，そのほとんどはレフェリーの存在する雑誌に発表されている．1995年には国際歯科学研究会（IADR）において歯科補綴学，インプラント学領域の研究賞を受賞している．

　本書，「高齢者の補綴治療」は，Jørgensen 教授の研究に基づく臨床コンセプトを余すところなく表出している．本書は高齢患者の口腔疾患について，疫学に始まり，メインテナンスにいたる過程を秩序だって記載している．処置の理論的根拠は，最近の研究に基づいて口腔疾患と全身疾患との因果関係の観点から解説されている．種々の処置法とその適応症が可撤性義歯に始まり，インプラント義歯にいたるまで種々検討されている．

　しかし，本書は単にどのように義歯を製作するかという以上の内容を含んでいる．著者の臨床的経験と臨床上のフィロソフィーは本書を読み進むにつれ，各章ごとに読者に呈示される．高齢患者の補綴処置における困難な問題の1つは，個々の患者に適切な治療法を選択・実施できるかということである．そこで，本書では処置法に関し，術者の意志決定をどのように行うのか，倫理的問題点はどうかという2つがとくに強調され示されている．

　高齢者歯科医学は今後，一般歯科医師，補綴専門医双方にとってますます重要な領域となる．本書から得た知識によって，歯科医師は高齢者治療に十分な自信と正確さを身に付け治療に当たることが可能となろう．

Philippe Mojon, Dr. Med. Dent.
Associate Professor
Faculty of Dentistry
McGill University
Montreal, Canada

緒　言

　私が本書の執筆を引き受けるにあたり，究極の目標としたことは可能なかぎり科学的な実証性に基づき，歯科医学生・臨床医双方にとって高齢者の歯科補綴処置という私の専門分野を叙述することにあった．もちろん，私はこれまでの歯科補綴学から生まれた今日的で高度な種々の技法が，高齢者に対しても壮年，若年の患者に対すると同様，的確に適用されていることは十分承知している．しかしながら，高齢者においてはしばしば患者の社会経済的なバックグラウンドに多大の考慮を払わねばならない場合が多く，これは高度先進諸国においても状況は同じである．さらに高齢患者の肉体的・精神的状態により治療に大きな制限が加わることも忘れてはならない．私の考え・信念として，高齢者における補綴処置は第1にシンプルであり，個々の患者の治療への要求，口腔・全身健康状態，経済状況，そして快適性に十分留意したものでなければならない．

　本書において，私は高齢者の補綴処置について，その治療計画と治療方法を科学的な裏付けを伴い叙述・解説した．これは逆にいえば，種々の補綴学的原則を自分が知り得た科学的な原則に対応させたともいえる．以上は双方とも正しいといえるが，本書は私の補綴学教育から得られた経験，臨床的研究からの知見，高齢者歯科補綴治療から得られた経験に立脚しているものである．

　デンマーク，オーフスの歯学部を卒業したばかりの私は，歯科補綴学分野にはごく限られた臨床経験しかなく，また歯科補綴学に何らかの科学的な裏付けがあるとは思っていなかった．これは，おそらく今日でもそうであり，補綴学は科学というよりは技術であることに変わりはない．しかし，ノルウェー，ベルゲンの歯学部における3年間の卒後教育，とりわけ可撤性義歯補綴学の臨床教育の結果，自分の将来的なターゲットはこの領域であると確信するようになった．

　60年代の後半，私はオーフスに戻り，実験的歯肉炎の研究で名高いH. Löeとそのグループの研究に触発され，歯科補綴学領域の臨床的な研究に着手するようになった．その後70年代のはじめ，のちに北欧諸国の

緒　言

歯科補綴学に大きな影響を与えるようになる北欧歯科補綴学会(SSPD)が結成された．SSPDの下部組織である教育部会は，歯科補綴学教育について理論的・臨床的な基盤を構成する目的で設立された．私は他のデンマークの代表とともに17年間，半年おきの会議に他の北欧諸国(フィンランド，アイスランド，ノルウェー，スウェーデン)の歯学部の代表とともに参加した．われわれはこの部会にて補綴学分野のコンセプトと治療法について徹底的な文献レヴューを行い，そのほとんどが科学的な実証性のないままに行われていることを見いだした．われわれの得た見解はSSPDの年次報告に記載されているが，これらは作業グループを組織し，長い議論の末にやっと到達した結論についてまとめたものである．その後，得られた結論は全北欧諸国における歯科補綴学の基盤として重要な役割を担うにいたった．

私は北欧諸国の同僚が私に提供し，共有してきたこれまでの知識と経験を本書に著すことに，おおいなる感謝の意を表し，以下の同僚研究者・臨床医に敬意を表したい：Bjørn Dahl and John Ørstavik(Oslo), John Silness and Tore Tangerud(Bergen), Bo Bergman(Umeå), Kristina Arvidson Fyrberg and Rune Söremark(Stockholm), Gunnar Carlsson(Göteborg), Per-Olof Glantz and Krister Nilner(Malmö), Ørn Bjartmars(Iceland), Antti Yli-Urpo(Turku), Betty Holm and Bengt Övall(Copenhagen), Ulrik Bertram, Svend Kaaber, Flemming Isidor(Aarhus)．

以上の諸氏の貴重なデータをもとに本書を執筆することが可能となったものである．

1989年以来，私はスイス，ジュネーブ大学歯学部において高齢者歯科医学・有床義歯補綴学の教育と研究に従事することとなった．実にこの最近の10年間に，私は虚弱・要介護高齢患者の補綴的治療と奥深い高齢者歯科医学を経験するようになったのである．私はつぎの高名かつ尊敬すべき同僚研究者とともに仕事を行う機会を得た：ジュネーブ大学医学部高齢者科主任 Dr. Jean-Pierre Michel, 高齢者ポリクリニック主任 Dr. Charles-Henri Rapin, そして，わが教室の上級研究員 Dr. Philippe Mojon, 彼らとの協力体制により，虚弱・要介護高齢患者の一般健康状態と口腔健康状態についての学部における教育・これにかかわるわれわれの臨床研究はおおいに進んだのである．私は自らにとって不可欠なものであった彼らの助力と協力におおいに謝意を表したい．さらに，コペンハーゲン，オーフス2つの歯学部在勤の臨床医諸氏にはイラストを提供していただいた．ジュネーブの同僚の人々には本書の内容について丁寧な校正をしていただいた．

最後に，本書の完成に際し，とくに貢献された人々の氏名をあげる．私の母 Else Budtz-Jørgensen には英語の修正とブラッシュアップについて，その助力を得た．私の秘書 Marianne Benoit には本書の整理に絶大な協力を得た．最後にわが妻 Annalise には生涯私に付き従い，本書完成について精神的な支援を送ってくれたことを記し，感謝を捧げる．

訳者序

　21世紀を迎え，高度先進諸国の一員であるわが国においても人口構成の高齢化は否応なしに進行している．われわれ歯科医学の臨床，とりわけ歯科補綴学を専攻してきた者にとって，これまでどおりの旧来型の「歯科補綴学」を見直す時期に至ったと誰しも認めており，伝統的な学問体系の再編が各大学でも実行されている今日である．

　高齢者を対象とする歯科医学ではまず，高齢者そのものを理解し，歯科医学の臨床からみて，どのような特徴があり，成人や，若年者との相違点を明らかとしたうえで臨床の各論に取り組まねばならない．

　本書の原著者である E. Budtz-Jørgensen 教授は，序文に本人の記述があるようにその経歴は現代北欧歯科医学の学徒の一人であり，現在はジュネーブ大学で高齢者歯科医学，有床義歯補綴学の主任教授を勤めている．教授はとくに義歯性口内炎の研究で顕著な業績をあげ，デンマークからスイスの大学へ12年前に移籍し，現在の専攻領域での活動を開始した．本書には歯科補綴学の臨床・研究をベースとして高齢者の生理，病理，栄養学的，心理学的側面などをジュネーブ大学の医学部病院の臨床研究者と共同研究した足跡がみられる．

　高齢者歯科学を担当する教員が元来どのようなディシプリンを有しているのが良いのかということになると，患者さんからすれば，やはり，歯周病の知識をベースに十分身につけた補綴専門医が望ましいと考えられる（POS：Patient Oriented System の考え）．この点，E. Budtz-Jørgensen 教授はまさに打ってつけの人物であって，臨床に裏付けられた研究，研究を EBM（Evidence Based Medicine）レベルで体現した臨床のできる実に優れた補綴臨床医・研究者であるといえる．本書を一読されれば，その奥深い知識と臨床実行力，さらには高齢者に対する深い愛情を読者はくみ取れることと思う．本書はわが国で今現実に起きようとしていることを予見するという意味合いも

訳者序

ある．それは，高齢者歯科医学が単に歯科臨床に止まらず栄養学的側面，倫理的・法律的側面，さらには介護施設内における歯科医師の役割のあり方などを含んだものであるからである．

本書は1999年に上梓されたものであるが，原著を一読し，歯学部学生の教育，一般臨床家の臨床指針となるものであると判断し，分担し訳出にあたった．全般的には五十嵐・権田の両名が監訳を行い，原著に記載された理念をいささかでも正確に伝えるべく訳出に正確を期したつもりである．本書が，高齢者歯科医学のひとつのスタンダードとなることを期するものである．

2001年3月

五十嵐順正・権田悦通

1 疫学：高齢者の歯科的・補綴的状況

　ヨーロッパ，北米あるいは日本など，先進国における人口の年齢分布は，現在のところ人口統計学的にみると高齢化に向かっている．この1世紀の間に，これらの国における65歳以上の人口の占める割合は，絶対数が約5％から10％にまで増加し，さらに平均寿命は45歳から75歳にまで上昇した．先進国では，2025年までに65歳以上の人が人口の20％を，さらに80歳以上の人が5％を占めるようになると予測されている．

　咀嚼器官の加齢的変化として，歯の咬耗，粘膜の弾性や表面特性の欠如，咀嚼筋の容積と制御能の減少，顎関節における関節炎，味覚の衰え，安静時における唾液量の減少，付着歯肉の喪失などの項目があげられている(Wolff, et al, 1991；Walls, 1992)．疫学的な研究によれば，今日の高齢者では，機能している残存歯は数本しかない傾向にあり，彼らの口腔内の健康状態は一般的には不良であると報告されている(Katz, et al, 1996)．とくに重大な口腔内の問題は，根面カリエスの高い罹患率と口腔衛生に関する意識の低さである．しかし，高齢者は多くの場合このような生理的な変化に適応し，補正していくことが可能であるともいわれている．例をあげれば，唾液腺の加齢による構造的変化によって，無刺激時における唾液流量率は減少するが，刺激時には同じような唾液流量率の減少は必ずしも認められない．事実，後者は加齢とともに増加する場合も報告されている．

　高齢者とは，通常65歳以上の人々の集団と定義されているが，この暦年齢による基準は，歯科の分野においてはあまり有用ではない．それは，このグループ内において肉体的，精神的，さらに医学的に大きな個体差を有しているからである．このように，高齢者集団において口腔内の健康状態や歯科的，補綴的治療の必要性を評価するにあたり，機能的な基準によって高齢者を3つの集団に分類することが重要であると考えられている(Ettinger and Beck, 1984)．

- 機能的に自立した高齢者は，特別な援助を受けずに地域社会に生活しており，65歳以上の人口の約70%を占めている若い世代の集団と同じような予防処置，治療原則，治療手段を適応することが可能ではあるが，社会経済的な要因が障害となって，適切な歯科的，補綴的治療を自由に受けることが難しい
- 虚弱な高齢者は，ある程度まで自立性を失っているが，介護サービスの援助によって地域社会に住むことが可能である．この集団は，高齢者人口の約20%を占めている．社会経済的要因に加え，介護サービスの欠如が主な要因となって，適切な歯科的，補綴的治療の受診を難しくしている
- 機能的要介護高齢者は，地域社会に自立して住むことが不可能であり，家に引きこもるか，特別施設に収容されるかたちをとる．高齢者の5%が家に引きこもる生活を送り，5%が長期介護施設に収容されていると予測される．これらの患者にとって，適切な歯科的，補綴的治療の受診を制限しているもっとも大きな要因は，介護サービスの欠如と社会経済的な状況が低レベルであることに加えて，患者の一般健康状態が悪いこと，歯科的，補綴的治療に対する要求が少ないことなどがあげられる

本章では，機能的に自立した高齢者と虚弱で機能的要介護高齢者を比較しながら，それぞれの口腔健康状態について検討を加える．

機能的に自立した高齢者

歯周病，齲蝕，歯牙欠損，無歯顎などの罹患率が，口腔健康状態を評価するために有効な指標であり，もっとも重要な基準となる．

歯周疾患

高齢者における歯周疾患の罹患率に関する研究によれば，100%の人が現実には歯肉炎に罹患しており，20〜30%が，複合歯周病治療を必要とする深いポケット（6mm以上）を1か所以上有していると報告されている（Katz, et al. 1996）．一般的に，高齢者の歯周組織の健康状態は，予防法が進んだ影響で，最近10〜20年の間に改善されてきた．しかし，有歯顎の高齢者数が増加することに伴って，進行した歯周病の割合が増加し，それに対する歯周治療の必要性も増加した．また，ある程度までは，アタッチメント・ロスは歯肉の退縮と関連しており，広範囲なアタッチメント・ロスを有する患者でも深いポケットをもたないケースも認められる．多変量解析によれば，年齢，教育，現在の喫煙の有無，さらに残存歯数が，高齢者における歯周病のもっとも重要な危険因子とされている（Locker and Leake, 1993）．

齲　蝕

多くの先進国では，齲蝕は，子どもや若者の間で，もはや重要な問題ではなくなってきている．多くの成人が，晩年には齲蝕が進行する危険性を有しながらも，生涯を通じて自分の歯を維持できるようになってきた．最近になって，高齢者における齲蝕の疫学に関して再検討がなされた(Katz, et al, 1996)．高齢者では，歯肉の退縮に伴い根面齲蝕の危険性がとくに高いため，歯冠部齲蝕と根面齲蝕を区別して検討することが必要である．これに関連して，活動性の齲蝕と非活動性の齲蝕も区別することが肝要である．活動性の歯冠部齲蝕は，高齢者患者の25％に，一方30～60％に活動性の根面齲蝕が報告されている．機能的に自立した高齢者において根面齲蝕と高い相関の認められる口腔健康状態の要因として，根面あるいは歯冠部齲蝕の既往，高いプラーク・スコア，低い唾液の流量率，義歯の装着，高い細菌スコア(lactobacilli, mutans streptococci, and Candida)などがあげられている(Katz, et al, 1996)．臼歯が，歯冠部齲蝕や根面齲蝕，あるいは二次齲蝕に，もっとも高い頻度で罹患しやすい．90人の部分的喪失歯を認める患者では，根面部の156本が活動性の齲蝕に，509本が非活動性の齲蝕に罹患していると診断された．このことは，高齢者における非活動性の根面齲蝕の罹患率は，活動性の根面齲蝕の約3倍の高さであることを示している(Fejerskov, et al, 1991)．非活動性の部位が多数認められるということは，適切な口腔清掃方法，食生活の改善，あるいは他の口腔環境の変化などにより，これらが非活動性のものへと変化したものと考えられる．

補綴状況

無歯顎の罹患率に関するいくつかの横断調査によれば，大多数の国において無歯顎の状態は年齢，性別，教育，社会的地位，収入，生活地域などと関連しているという結果が一貫して得られている．年齢が上がり，教育の程度が低く，貧困で郊外に住んでいる女性の患者は，天然歯を喪失している率がもっとも高い(Palmqvist, et al, 1992； Takala, et al, 1994)．

WHO(the World Health Organization, 1986)によれば，65歳以上の成人を対象として無歯顎の罹患率をみると，デンマーク，フィンランド，イギリス，オランダなどの国では，60～70％の値を示す．一方，オーストリア，ハンガリー，スウェーデン，スイスなどでは，わずか20～30％である．同じような社会経済レベルの先進国に住む人々を比較した場合，このような大きな違いが認められたことに対する適切な説明は難しい．しかしながら，この違いはおそらく歯科治療に関する文化的，伝統的な観点の違いによるものではないかと考えられる．たとえば，歯周治療や齲蝕処置よりも抜歯が好んで行われる場合も見受けられる．若い世代のグループでは，無歯顎の割合はずっと少なく，各国の間で違いは認められない．フランスでごく最近行われた研究で

は(Hescot, et al. 1996)，65〜74歳の患者層における無歯顎の罹患率は，16.3％(女性18.6％；男性12.9％)であり，さらに，低い社会経済層，郊外の住民層ではより高い罹患率を示した．

フィンランドにおける47の郊外の地域社会を対象として，無歯顎状態の罹患に関する長期的な研究が行われ，全歯を喪失した理由と抜歯前の臨床所見とが調査された(Takala, et al. 1994)．年間の全歯喪失の発症率は，住民の0.05％(50/100,000)であった．抜歯された歯のうち70％は残根か崩壊した歯であり，20％は重篤な歯周疾患に罹患しており，10％は補綴的理由であった．比較的低い全歯喪失の発症率は，有歯顎患者の数が急速に増えており，機能的に自立している高齢者のなかで，無歯顎の罹患率が減少し始めていることを示している．この理由として，口腔衛生の改善あるいは，無歯顎になることはもはや歯科的問題の解決策ではないと，考え方が変化してきたことなどがあげられる．したがって，2000年には無歯顎者の数は，1980年代終盤のときの数と比較して約40％にまで減少すると期待されている(Helm, 1988)．

高齢者における補綴治療の必要性と，現実的な治療に対する要求に関して，多くの研究が発表されている(Thomas-Weintraub, 1985；Kandelman, et al. 1986；Mojon and MacEntee, 1992)．これらの報告によれば，分析対象となった患者の2/3は臨床的に問題のある義歯を装着していたが，それにもかかわらず，わずか1/3のみが不快感や口腔内の痛みを訴えているにすぎないことが判明した．この差異に関する理由は十分には説明されていないが，定性的に義歯の状態を評価するための基準が不適当であった可能性もある．通常は，義歯の良否は，安定性，維持力，咬合，アクリリック・レジン部の欠陥などを基準に検討されている．さらに義歯の良否は以下のような簡単なスコアをもとに分類された(Norheim and Valderhaug, 1979)．

Ⅰ．すべての評価基準に対して満足がいく
Ⅱ．評価基準の2/3に対して満足がいく
Ⅲ．評価基準の1つのみに満足がいく

コンプリートデンチャーを装着している高齢者の外来患者に対して，このような評価基準を適用した場合，わずかな義歯がクラスⅠに分類され，大多数がクラスⅡに，しかし，かなりの数がクラスⅢに分類された(Norheim and Valderhaug, 1979)．一般的に，義歯装着者が自身の義歯の状態に対して行う自己評価は，臨床的評価の結果よりも好ましいものとなった．実際には，義歯の良否や，口腔内状況以外の要素が患者の満足度にとって重要であるが，これらは主観的であり，予測できないこともある(Van Waas, 1990)．たいていの場合，患者は適合の悪い古い義歯を装着しつづける傾向にあるが，彼らは新たな補綴治療を希望し，その恩恵を受けることに対してあまり強い欲求をもっていない．

部分的な欠損歯列は多様性に富んでいる(Björn and Öwall, 1979)；どの程度の部分的歯牙欠損ならば固定性にするか，あるい

は可撤性パーシャルデンチャーで補綴するべきかについては，欠損部位の大きさや形態的な問題，環境の変化に対する顎口腔系の適応能力が関与する．さらに，すべての欠損歯を固定性あるいは可撤性パーシャルデンチャーで置き換えるという"伝統的な"治療方針も再検討が必要である(Käyser, 1996)．可撤性パーシャルデンチャーの長期予後に関する研究がいくつかあるが，それらの結果は，歯科大学や専門病院で治療を受け，経過観察を受けている患者から得られたものが主である(Budtz-Jørgensen, 1996)．もし患者が口腔衛生に関して協力的で，義歯の定期的な検診を受けるならば，鋳造のコバルトクロム・フレームワークで製作された可撤性パーシャルデンチャーでは，平均的な寿命は約8～10年である．もし適切なプラーク・コントロールがなされていない場合，可撤性パーシャルデンチャーの装着によって，支台歯の齲蝕や歯周病の危険性が増大する．一般開業医における可撤性パーシャルデンチャーの装着患者を対象とした上記に類似する研究は非常に稀である．しかし，現有の可撤性パーシャルデンチャーのつくりかえに対する要求ばかりでなく，そのまま継続的な使用を希望する場合も，比較的高いようである(Hescot, et al, 1996)．その理由として，可撤性のパーシャルデンチャーやコンプリートデンチャーのいずれかを装着している高齢者は，一般的には通常の口腔衛生管理に対してあまり動機付けされていないことがあげられる．

高齢者の固定性パーシャルデンチャーに対する普及率や，良否に対する横断調査もまた，あまり見当たらず，ほとんどの報告は，歯科大学，専門施設で治療を受けた患者や，専門医の治療を受けている限定された患者からの結果に基づいている(Budtz-Jørgensen, 1996)．どの程度までの欠損歯に対して，可撤性あるいは固定性のパーシャルデンチャーによって補綴されているかに関しては，比較する国々の間で大きな差が認められる．延長性の固定性パーシャルデンチャーに関して，合着後10年にわたり，長期臨床予後調査を行った1つの研究がある(Karlsson, 1986)．すべての修復治療は一般開業医で行われたものであり，238個の義歯が対象となった(1,606ユニット，944支台，662ポンティック)．セメント合着がはずれている維持装置は，支台歯の3％に観察され，これは，固定性パーシャルデンチャーの12.6％に相当した．クラウンのマージン部の齲蝕は，211(5.6％)面に認められた．支台歯を対象ユニットとした場合，齲蝕と修復物の頻度は，それぞれ15％と7.5％とであった．セメント合着時には生活歯であったと推測される支台歯の10％に，X線写真上で根尖病巣が認められた．この研究，あるいは他の研究(Glantz, et al, 1993)においても，延長性の固定性パーシャルデンチャーを用いた治療は，長期にわたり満足のいく予後を示しているが，一方では古い修復物を口腔内にもつ高齢者の場合，たとえ彼らが定期的なリコールに応じていたとしても，齲蝕や生体力学的な失敗が比較的頻繁に認められた．

表 1-1　高齢者における義歯性口内炎の罹患率.

研究者	国	調査患者数	罹患率(%)	患者の抽出
Swallow and Adams, 1967	イギリス	171	40	無作為
Markén and Hedegård, 1970	スウェーデン	168	54	作為
Budtz-Jørgensen, 1972	デンマーク	303	67	作為
Mäkilä, 1974	フィンランド	106	63	作為
Budtz-Jørgensen, et al, 1972	デンマーク	463	65	無作為
Axéll, 1976	スウェーデン	2,277	36	無作為；天然歯あるいは義歯の患者
Mikkonen, et al, 1984	フィンランド	3,875	50	無作為

義歯と関連した口腔粘膜の病変

　可撤性の義歯の装着と関係する口腔粘膜の病変には，義歯に付着したプラーク内の細菌に対する急性あるいは慢性的な反応，義歯床用材料の成分に対する反応，義歯による機械的な刺激などがあげられる(Budtz-Jørgensen, 1981)．急性反応のなかには，外傷性の潰瘍，義歯用材料に対するアレルギー反応，急性の感染症などが含まれる．慢性の反応には，慢性の感染症(Candida albicans, bacteria)によって引き起こされる義歯性口内炎，口角炎，義歯の刺激による増殖，フラビーガム，口腔癌などが含まれ，これらは高い頻度で認められる．口角炎は複数の病因を有すると考えられており，義歯の有無とは必ずしも関連性はない．

　義歯の装着により，直接的に口腔内環境の変化や口腔粘膜への過重負担が引き起こされる状況も多く認められるが，全身的疾患もまた口腔内環境に影響力を有し，組織の反応性や抵抗性を変化させることが考えられる．義歯装着者の口腔内病変は，病因，臨床像，合併症などの観点から，さまざまな組織変化を示す．

　義歯装着者で構成される特定の層を対象とした調査では，義歯性口内炎の罹患率は，25〜65%と幅広い値が示されている(表 1-1)．無作為抽出された独立した高齢者層では，コンプリートデンチャー装着者における義歯性口内炎の罹患率は約50%であった．病変は男性よりも女性に多く認められ，罹患率は年齢とともに増加した(図 1-1,2)．義歯性口内炎の罹患率に関して，無作為抽出された465人の高齢義歯装着者を対象に，自宅調査が行われたが(Budtz-Jørgensen, et al, 1975)，この研究では65%が義歯性口内炎に罹患していた．さらに口

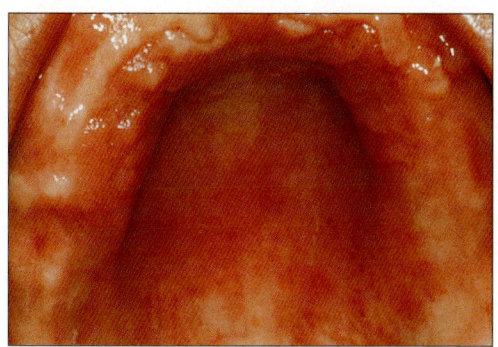

図1-1 カンジダに関連した義歯性口内炎で，義歯で被覆された粘膜面全体に広汎性の紅斑が認められる．

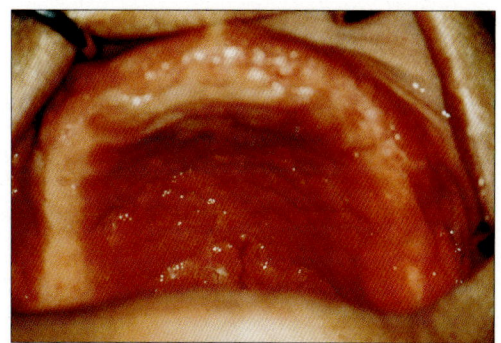

図1-2 カンジダ感染に伴う口蓋粘膜の重度な炎症性乳頭状増殖を示す．

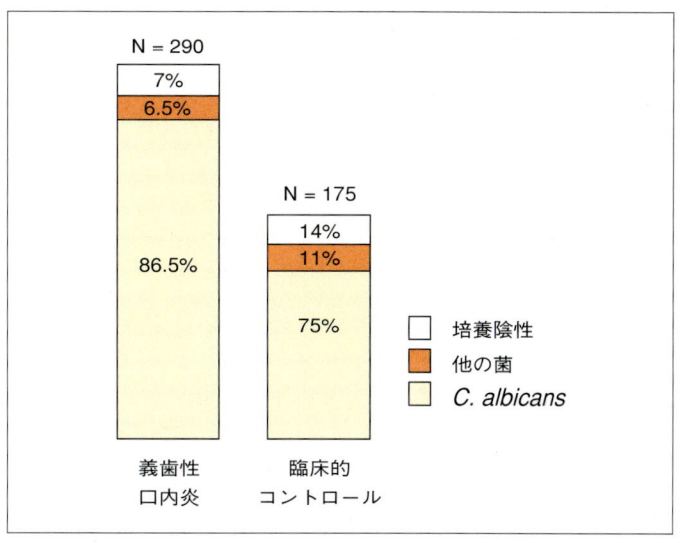

図1-3 *C. albicans*（純粋培養あるいは混合培養），他種の酵母菌（純粋培養），培養陰性の発現頻度を示す．291名の義歯性口内炎に罹患した患者と，172名の臨床的に健康な口腔粘膜を有する義歯装着者を対象としている（Budtz-Jørgensen, et al, 1975. Community Dent. Oral Epidemiol. 3：115-119. より引用）（N：対象数）．

内炎の患者の93％で酵母菌が培養され（*C. albicans*，66％），一方の健康な口腔粘膜を有する義歯装着者ではこの値が86％（*C. albicans*，66％）であった（図1-3）．2つのグループで得られた酵母菌分離による発現頻度の結果に基づくと，酵母菌が義歯性口内炎の主要な疫学的病原体と実際になりうるか，さらに，カンジダと関連した義歯性口内炎が意味のあることなのかに関しては，疑問の残るところである．しかし，この研究ではさらに，義歯の汚れを顕微鏡的に観察することによって酵母菌の密度を評価しており，口内炎の患者の80％で多数の菌糸や疑似菌糸が認められたのに対し，臨床的に健康な口腔粘膜を有する義歯装着者ではこの値が27％であったことを明らかにして

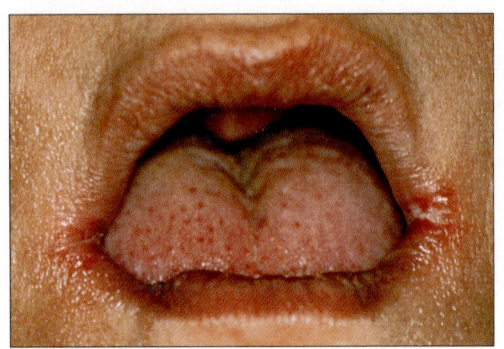
図1-4 義歯性口内炎とカンジダの大量コロニー形成に関連した口角炎を示す．

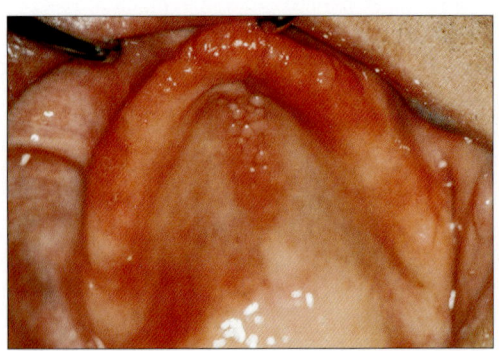
図1-5 義歯性口内炎と関連した上顎前歯部のフラビー状顎堤を示す．

いる．このことは，含まれている酵母菌の数が，病変部の進行度にとって重要な因子になっていることが考えられる．しかし，口腔内環境や宿主の防御能に関連した他の要因もまた，病変への罹患性とかかわっているであろう．

　口角炎の臨床的診断は，口唇の角の部分に症状が発現することである（図1-4）．病変の多くは原発性の感染症であるが，いくつかの素因が影響し合っている．義歯の装着はこれらの条件の1つにあげられており，口角炎が可撤性の義歯装着に関係する口腔粘膜疾患に分類される理由となっている．口唇の皮膚と粘膜の境界部両方に発症し，病変部の特徴として，滲出物，紅斑，硬皮形成などがあげられる．口角炎の罹患率は，義歯性口内炎の患者の約20％にみられるが，臨床的には健康な口腔粘膜を有する義歯装着者では10％以下である（Budtz-Jørgensen, 1981）．口角炎は男性よりも女性に多く認められ，可撤性義歯の装着とは関連がある

が，無歯顎という状況とは関連性は薄い．口角炎の病因はさまざまであるが，直接の病因としては，酵母菌，ブドウ球菌，レンサ球菌などの感染が考えられている．しかし，これらの感染症はあくまで二次的なものであり，過蓋咬合，高度な炭水化物の消費，ビタミン欠乏症，とくにビタミンB欠乏症，鉄欠乏性貧血などの局所的，全身的素因が第一義的と考えられている．口角炎は，義歯性口内炎や，病変部からの酵母菌の培養が陽性であることと強く関連性があるために，感染症が上顎の義歯の床下部から発症し，そこから口角部まで伝播するのではないかと推測されている．抗菌薬治療に耐性を示すような義歯性口内炎あるいは口角炎は，潜在的に重度の栄養欠乏症や全身疾患を有している可能性が高い．

　フラビーガム（図1-5），つまり可動性を有し極度な弾力性を示す顎堤は，骨が繊維性の組織で置換された結果形成されたものであり，下顎に残存歯が残っているケース

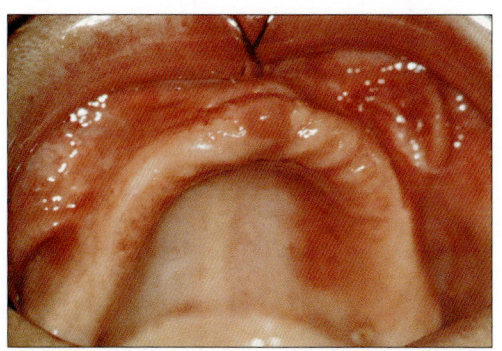
図 1-6 床縁の過延長による義歯刺激性の増殖を示す.

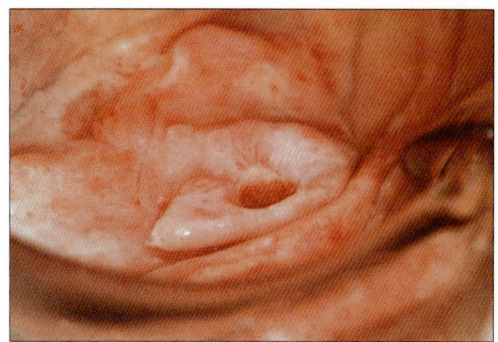
図 1-7 慢性の外傷性潰瘍が，増殖性の辺縁組織で囲まれている.

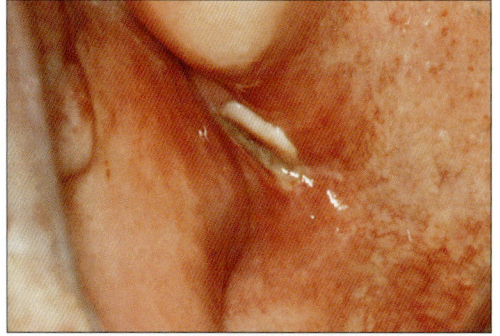
図 1-8 急性外傷性潰瘍が外傷性咬合によって，上顎結節領域にみられる.

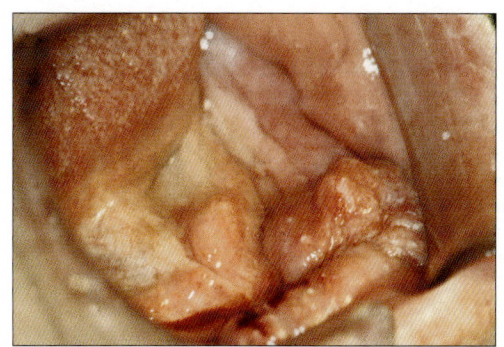
図 1-9 口腔底に認められた口腔癌．患者の主訴は軽度な痛みであり，下顎の義歯を装着できないことである.

の上顎前歯部分に顕著に認められる（Budtz-Jørgensen, 1981）．フラビーガムは，義歯の不安定の原因となっているが，その罹患率は約20％であり，可撤性義歯装着者ではよく認められる合併症といえる．

　義歯の刺激による増殖は，床縁の過延長や，鋭利な不適合義歯に対する慢性の炎症性組織反応である（図 1-6）．この状況は高齢者の義歯装着者のうち，5〜10％に認められると報告されている（Budtz-Jørgensen, 1981）．さらに，男性よりも女性に多くみ

られ，通常は頬側粘膜部あるいは唇側粘膜部に発現する．病変部は慢性の外傷性の結果によるもので，不適合義歯の装着後に比較的早期に拡大する．義歯の調整により，炎症と浮腫は鎮静化し，臨床的に状況は改善に向かう．二次感染が重篤な場合には，義歯の刺激による増殖は，腫瘍性の増殖と類似した経過を示す場合がある（図 1-7）．

　床縁の延長や咬合に不調和がある場合には，外傷性の潰瘍（疼痛部）は，新義歯装着後1〜2日で発現するのがほとんどである

（図1-8）．無作為抽出による研究では，外傷性の潰瘍は高齢者の5.5％に認められている（Axéll, 1976）．機械的刺激に対する口腔粘膜の抵抗性を減じる要因として，栄養の欠乏や糖尿病，あるいは口腔乾燥症などがあげられる．障害のない患者では，疼痛部は義歯の調整後数日で治癒する．

疫学的な研究によると，口腔内と咽頭における癌の発症率は若年者よりも高齢者の方が高いという結果が示されている（Katz, et al, 1996）．分析疫学では，主要な危険因子は喫煙とアルコール飲料の摂取であり，口腔衛生環境の不良，崩壊した歯，歯列異常，義歯の装着なども口腔癌の危険因子となりうることが推測されている（図1-9）．一般的には，これらの研究の結果は絶対的なものではなく（Katz, et al, 1996），口腔癌が義歯による慢性的な機械的，化学的刺激によって発症するという確証は得られていない．これらの研究は高齢患者の口腔粘膜に対する定期的な管理の必要性を強調している．とくに，定期的に歯科医院に来院しない義歯装着者が問題であり，その理由としては，口腔癌と関連する可能性があるにもかかわらず，彼らは義歯による慢性的な疼痛状況に慣れてしまっている傾向にあることがあげられる．

口腔内における今後の健康像

先進国における高齢者の口腔健康状態に関する疫学的データによれば，無歯顎あるいは歯牙欠損の状況に関して，各国間で大きな差異が存在している．一般的に，この年齢層における齲蝕や歯周病の罹患率は，依然として高い状況にある．歯周病の罹患歯や齲蝕歯の保存処置と同時に，現存補綴物の固定性，可撤性補綴物による再製作は，この集団にとって重要なことである．しかし，最近の研究によれば，働き盛りの年代あるいは高齢者になる手前の年齢層において，歯牙欠損，歯周病，さらに齲蝕の罹患率の著しい減少が示されている（Löe, 1990）．今後20年の間に，カナダと米国において，65歳以上の人口は，20～30％にまで増加することが予想され，一方において，無歯顎の人口は約50％にまで減少することが予測されている（Thompson and Kreisel, 1998）．これらの報告は，健康で機能的に独立している高齢者が，将来的には，以前の人々とはおおいに異なった口腔内の健康像を有する可能性を示唆している．

虚弱・機能的要介護高齢者

虚弱・機能的要介護高齢者では，口腔の健康状態は，患者の医科的問題，使用薬，さらに複雑な心理社会的問題点などの影響を強く受けている．介護施設に入所している機能的要介護高齢者は，65歳以上の人口の約5％を占めているが，65歳以上の約20％の人が，人生の少なくともある時期を養護施設で過ごすことになるであろうと予測されている．要介護高齢者は，いかなる口腔衛生管理を行うことも，あるいは歯科医院に来院することも不可能である．

表 *1*-2　管理者の立場からみた養護施設の高齢者における口腔健康問題.

義歯に関連した問題	77%
咀嚼の問題	66%
口腔の乾燥	24%
口腔粘膜病変	19%
歯周疾患あるいは齲蝕	19%
義歯の破折	15%
口臭	15%
他の問題	9%

(Vigild, 1986. より)

表 *1*-3　養護施設の高齢者における歯科あるいは補綴治療に関連した問題.

財政上の問題	39%
診療所への通院手段に困難	33%
歯科医師の動機づけが困難	28%
移送の問題	11%
問題なし	44%

(Vigild, 1990. より)

　虚弱高齢者は，高齢者のうちの約20%を占めている．彼らは，さらに深刻な医科的あるいは情動的問題を有しており，さらに社会的自立性を一部喪失してしまっていることで特徴づけられる．大部分の人は，地域社会のなかで支援サービスを受けながら生活することが可能であるが，ごくわずかな人は，長期にわたり介護施設に入所している．彼らの生活は閉鎖状態にあるが，介護を伴って歯科医院に来院することだけは可能である．

　養護施設の入所者は，いくつかの共通した特徴を有している(Ettinger, 1996)：

- 平均年齢は82歳である
- 主に女性である(71%)
- 未亡人である(62%)
- 身体障害者か精神障害者である
- 複数の薬物を使用している(1人当たり1日平均3.2種類)
- 孤独である(40%が親類縁者がまったくいない)
- 数名が死亡前に施設を退所する

　先進国において，一般的な歯科医療は虚弱・要介護高齢者のごく少数のみが受けることが可能である．ある長期介護施設の職員と会見する機会がもうけられ，入所者に対して行われる歯科医療の範囲，歯科医療に関する主要な問題点，さらに入所者の口腔健康問題に関する質問が行われた(Vigild, 1990)．その結果明らかになったことは，入所者は緊急時の応急処置を受けているのみであり，その場合にも，入所者を歯科医師に紹介するかどうかは職員が決定していた．とくに，治療が長期介護施設の外部で行われる必要がある場合，入所者が歯科医院を受診するには多くの問題点が認められた(表 *1*-2)(Vigild, 1986)．職員は，多くの入所者が口腔健康状態に関して問題点をかかえていることを知ってはいるものの(表 *1*-3)，勤務時間中に，高齢者が口腔診査を受けるような提案に対して積極的に同意したのは，56%の職員にすぎなかった(Vigild,

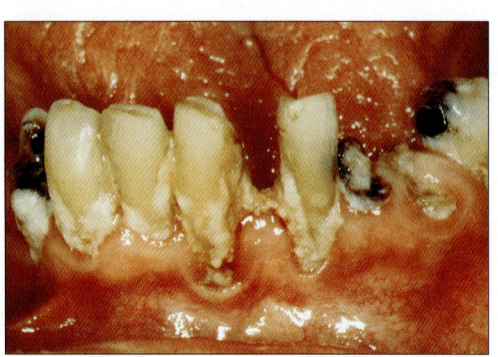

図1-10 完全な要介護高齢者における不良な口腔衛生状態—活動性齲蝕，歯根破折，さらに歯肉退縮を示している．

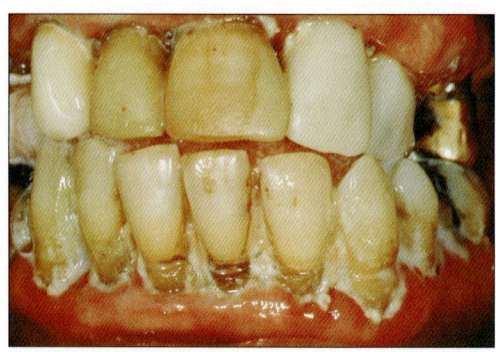

図1-11 末期癌患者の口腔状態．重度な歯垢沈着と重篤な歯周疾患を示している．

1990)．虚弱・要介護高齢者の口腔健康状態は，口腔衛生管理に対する多くの未対処問題をかかえた劣悪な状況にある(図1-10，11)．現実に養護施設入所者の38%に1本以上の要抜去歯が認められたが，自立して生計をたてている高齢者ではこの値は21%であった．これは彼らの身体障害，全身性の疾患，さらに処方されている薬などが一部影響していると考えられるが，根本的な原因としては，入所者に対して口腔健康に関するプログラムがまったく存在しないか，不十分であることがあげられる(Hawkins, et al, 1997)．

歯周疾患

虚弱・要介護高齢者における齲蝕と歯周疾患の罹患率は，最近行われた数種類の横断調査において明らかにされている．下顎の前歯部がもっとも高い頻度で残存しており，次いで上顎の前歯であった(Stuck, et al, 1989；Ekelund, 1989；Rentsch, et al, 1995)．一般的に，これらの患者では口腔衛生状態は悪く，ほとんどの歯面に大量のプラークが付着している(Vigild, 1988；Kiyak, et al, 1993；Budtz-Jørgensen, et al, 1996a)．歯周疾患の状態はこれに一致して悪化しており，実際には健康な歯周状態を有している入所者はなく，大部分に4〜5.5mmのポケットが存在していた．しかしながら，さらに深いポケットは天然歯を有する入所者の約20%に認められるにすぎなかった．より重篤な歯周状態は，完全な要介護か自立している高齢者よりも，部分的に自立しているものにおいて観察された．その理由としては，部分的に自立しているものは，日々の口腔衛生に関して介護職員から補助を受けておらず，一方の完全な要介護者では，ときどきはある程度の補助を受けていることがあげられる．

虚弱・要介護高齢者の歯周疾患に対して規範となる治療法が非常に重要である．しかし，複合的な歯周治療はあまり適切とは

いえず，対処療法が唯一現実的な治療法である．定期的な専門家によるスケーリングとプラーク除去，ならびに日々の口腔衛生管理に対する要求が，最近高まってきている．高齢者の残存歯数が増えてくると，この要求は年ごとに高まってくるであろう．

齲　蝕

罹患率調査の結果より，長期介護施設の入所者は，自立して生活している高齢者よりも齲蝕罹患率の高いことが明らかとなった(Vigild, 1989 ; Slade, et al, 1990 ; Heft and Gilbert, 1991 ; Kiyak, et al, 1993)．とくに，活動性の齲蝕は要介護の入所者において目立っており，一方，健康な高齢者では非活動性の齲蝕であることが多い(Fejerskov, et al, 1991 ; Budtz-Jørgensen, et al, 1996a)．このように，肉体的，精神的に廃疾となった高齢者では，齲蝕は歯を喪失する主要な原因となっている(Wyatt and MacEntee, 1997)．長期介護施設の入所者の間において，高い頻度で活動性の齲蝕が認められることに対する要因として，肉体的，精神的な廃疾，口腔乾燥の作用を有する薬，口腔衛生状態の不良，齲蝕誘発性の食生活などがあげられる．根面齲蝕の罹患は，歯肉退縮や齲蝕活動性の細菌相が原因となる重大な問題である．高齢者における根面齲蝕は，稀にしか強い痛みを誘発しないため，未処置あるいは放置された根面齲蝕は，結果的に歯牙破折へと結びつく．このため残根は，有歯顎の要介護者の約40〜70％に認められ

る．進行の早い根面齲蝕は，虚弱・要介護高齢者において重大な問題であり，患者が介護施設や病院に収容された直後から，厳密に口腔衛生状態を評価する制度が要求される．

補綴状況

虚弱・要介護高齢者における無歯顎の割合は国ごとにさまざまであるが，自立して生活している高齢者ほどその値の大小は重要でない(表1-4)．一般的には，無歯顎の虚弱・要介護者の割合は，55〜70％である．このうち，約10％は義歯をまったく装着しておらず，別の10％は上顎のみコンプリートデンチャーを装着している．残存歯を有しているもののうち，約50％は義歯を装着しておらず，残りの半分は1，2個のパーシャルデンチャー，あるいは上顎のコンプリートデンチャーを装着している．高齢者病院に収容されている患者に関する2種類のスイスの研究によれば，無歯顎の割合はそれぞれ59％と44％であった．このことは，社会文化的あるいは経済的要因も，この集団の欠損歯列の罹患率に影響を及ぼすことが推測される(Stuck, et al, 1989 ; Rentsch, et al, 1995)．可撤性義歯の良否(たとえば安定性，維持力，咬合)に関しては，約50％がこれらの指標の1つ以上について不満足であった(Vigild, 1987a ; Stuck, et al, 1989 ; Rentsch, et al, 1995)．上顎義歯の維持に関しては，とくに不満足であった．顕著な咬合高径の低下が約50％に観察された．パー

表 1-4　長期介護施設で生活する虚弱・要介護高齢者における口腔状況.

研究者	対象数	無歯顎者（%）	患者1人あたりの平均歯数	歯垢の沈着度（%）
Vigild, 1988, 1989	201	（有歯顎）	10.1	65
Stuck, et al, 1989	219	59	11.0	未計測
Slade, et al, 1990	149	57	11.6	未計測
Angelillo, et al, 1990	234	60	9.9	未計測
Karkazis and Kossioni, 1993	242	64.4	12.3	未計測
Kiyak, et al, 1993	1,063	52	11.0	72
Mojon, et al, 1995	120	（有歯顎）	11.1	未計測
Galan, et al, 1995	17	40	15.5	60
Mojon, et al, 1997	302	51	9.0	80

シャルデンチャーについては，その多くに欠陥があり，クラスプの破折や咬合面レストの欠落が代表的なものである．

使用中の義歯に対する改造のうちリライニングと咬合の修正に対する需要が高いが，低所得者，身体障害者，配偶者のいないものではとくにこの需要が高かった(Vigild, 1987a；Stuck, et al, 1989；Mojon and MacEntee, 1992；Rentsch, et al, 1995)．これに関連して，臨床的に欠陥のある義歯を装着している入所者は，しばしばこの問題に関しては無関心で，治療を望んでいない点も注目すべきことである(Vigild, 1987a；Mojon and MacEntee, 1992；)．122名の入院中の有歯顎高齢者を対象とした研究では，クラウンと固定性・可撤性パーシャルデンチャーの補綴状況に関して調査が行われた(Mojon, et al, 1995)．分析対象となった患者のうち，52%は可撤性パーシャルデンチャーを装着しており，20%は固定性パーシャルデンチャーを装着していた．2,200本の残存歯のうち，9%(198本)にはクラウンが装着されていた．可撤性パーシャルデンチャーのうち，30%は不安定であり，42%は維持力不足であった．クラウンと固定性パーシャルデンチャーのうち，74%はマージン部に欠陥が認められた．支台歯の根面齲蝕や歯周疾患は，修復物が固定性であれ可撤性であれ，これらが欠陥を有している場合には，非常に高頻度で認められた．固定性パーシャルデンチャーあるいはクラウンが装着されている虚弱・要介護患者では，補綴治療の必要性を再確認することが重要であり，これに関連した治療の計画と決定の複雑性をこの研究ではとくに強調している．

義歯と関連した口腔粘膜の病変

長期介護施設の入所者における口腔粘膜病変の罹患率に関して，多くの疫学的研究

残根の割合(%)あるいは患者1人あたりの残根数	未処置で崩壊している歯の割合(%)あるいは患者1人あたりの本数	6 mm以上の歯周ポケットの割合(%)
42%	70%	19.6
33%	45%	未計測
未計測	1.4	未計測
2.3	1.2	未計測
未計測	2.2	20.9
23.6%	62%	未計測
23%	61%	8
未計測	2.8	19
48%	80%	27

表 1-5 養護施設あるいは長期介護病院での義歯装着入所者を対象とした義歯性口内炎の罹患率.

研究者	国	調査対象数	罹患率(%)	施設の種類
Vigild, 1987b	デンマーク	413	35	養護施設
Vigild, 1987b	デンマーク	169	31.4	長期介護病院
Wilkieson et al, 1991	イギリス	137	38	長期介護病院
Vigild et al, 1993	デンマーク	407	31	長期介護の老年精神病院
Budtz-Jørgensen et al, 1996b	スイス	146	72	長期介護病院

が有意義な情報を提供している(表 1-5).義歯と関連した口腔粘膜病変の発症頻度に関しては,各研究間で著明な差が認められた.とくに義歯性口内炎で顕著であり,9〜54%と大きな開きがあった(図 1-12).これは,人口統計的変動や社会経済的相違で説明するよりも,はるかに大きな値のばらつきを示している.むしろ異なった診断基準によるものか,あるいは,義歯と関連した病変の罹患率を決定する際に,高齢者集団の全体を対象とした場合と,危険率の高い集団(義歯装着者)のみを対象としたのでは結果が異なることなどが推測される.また,義歯の装着習慣の相違が,これと関連した粘膜病変の罹患率に大きな影響を与えたことも予測される.

Vigild(1987b)は,義歯と関連した口腔粘膜病変の発症頻度について,養護施設入所者と長期入院患者との間で比較検討した.これらの集団全体(n=582)のなかで,5.2%は外傷性の潰瘍を有し,7.2%は口角炎,9.6%は義歯の刺激による増殖,33.8%

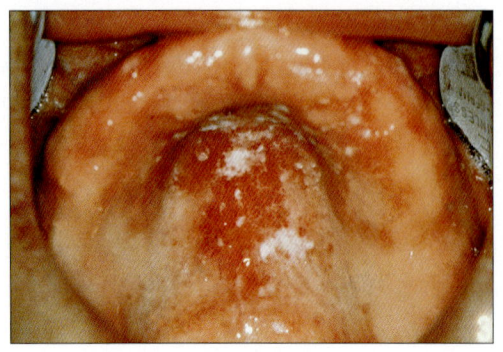

図 1-12 免疫不全の患者におけるカンジダ由来の義歯性口内炎．口腔粘膜の重度なコロニー化，すなわち白色の偽膜部分（口腔カンジダ症）が特徴である．

は義歯性口内炎を示した．外傷性潰瘍の罹患率は長期入院患者において有意に高い値を示し，他の項目に関しては両グループ間で違いは認められなかった．精神病院の高齢者を対象としたその後の研究では(n=274)，外傷性の潰瘍は18％に，口角炎は3％に，義歯性口内炎は31％に認められた(Vigild, et al, 1993)．養護施設と比較して精神病院において外傷性の潰瘍が高い発症率を示したことは，精神病院の患者が自分の口腔内の状況を職員に伝えることが困難であるか，精神科治療薬の投与により痛みの閾値が高くなったことなどが起因していると推測される．

長期入院患者137人を対象とした研究では，大部分の患者が義歯装着者であるが，これらの義歯装着者のうち，義歯性口内炎の罹患率は38％であった(Wilkieson, et al, 1991)．口角炎については，その罹患率は26％であったが，口内炎に罹患する患者では54％に認められ，一方，口内炎に罹患しない患者ではこの値はわずか14％にすぎなかった．Imprint培養法を用いて，口腔粘膜と義歯の酵母菌コロニーに関して定量的に評価が行われたが，用いた評価基準によれば，義歯装着者の31％はカンジダ保菌者と診断され，一方，47％は口腔カンジダ症に感染していた．義歯装着に関連した口腔カンジダ症のこのような高い発症率は，口腔衛生指導や夜間の義歯撤去などが推奨されているにもかかわらず，現実的に認められた結果である．

233人の長期入院患者を対象とした別の臨床細菌学的研究では，44.6％が義歯性口内炎に感染しており（義歯装着者の72％），さらに，11.6％が舌炎，6％が広汎性の粘膜炎，4％が口角炎に感染していたことが明らかとなった(Budtz-Jørgensen, et al, 1996b)．Oricult N dip slides(Vivadent, Liechstenstein)上に培養された高い酵母菌数はカンジダ症を示す指標となるが，146名の義歯装着者のうちの65％，41名の無歯顎で義歯非装着者の30％，46名の天然歯を有するが義歯非装着者の35％に観察された（図 1-13）．義歯装着者のうち，紅斑の進行度と口蓋粘膜の酵母菌数との間には，高

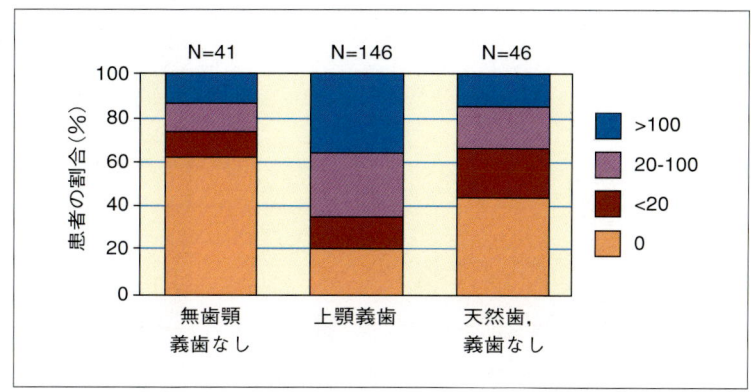

図 1-13　長期介護病棟233人の患者における粘膜酵母菌スコアと，補綴治療状況との関係(Budtz-Jørgensen, et al, 1996b. Oral Dis. 2：285-290. より)(N：対象数).

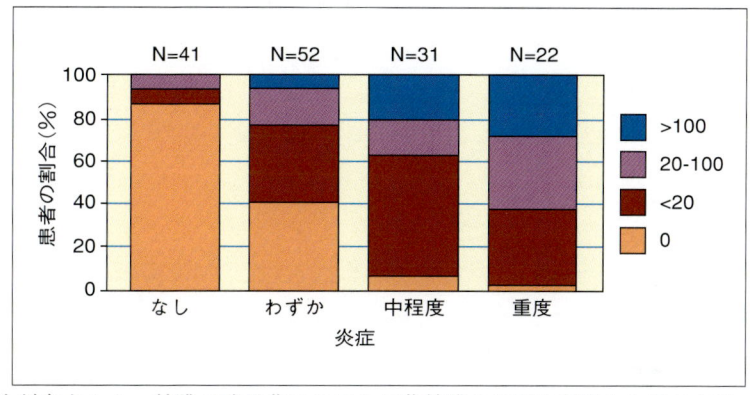

図 1-14　146人の義歯装着者を対象とした，粘膜の酵母菌スコアと口蓋粘膜の紅斑の程度との間における関連性(Budtz-Jørgensen, et al, 1996b. Oral Dis. 2：285-290. より)(N：対象数).

い相関が認められた(図 1-14)．舌炎，広汎性の粘膜炎，口角炎の患者では，粘膜とそこに接する義歯内面の両者から高い酵母菌数が検出された(図 1-15, 16)．このことは，感染が上顎義歯の内面から発症し，他の粘膜部分に広がっていくことを示している．肉体的，精神的に廃疾となった患者を扱う場合，確実な臨床的管理は困難ではあるが，義歯を含めた口腔衛生指導の改善は奨励されるべきである．

結　論

高齢者が高い頻度で義歯を装着している社会環境では，これらの患者に対する適切な治療は比較的簡単であるが，コンプリートデンチャーや可撤性パーシャルデンチャーを機能的な状態に維持するためには，技術力と経済力に依存している部分が大きい．したがって，現有のパーシャルデンチャーがしばしばコンプリートデンチャー

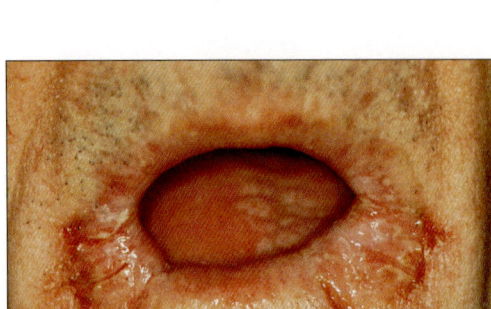

図 1-15 精神病患者における重篤な口角炎を示す.

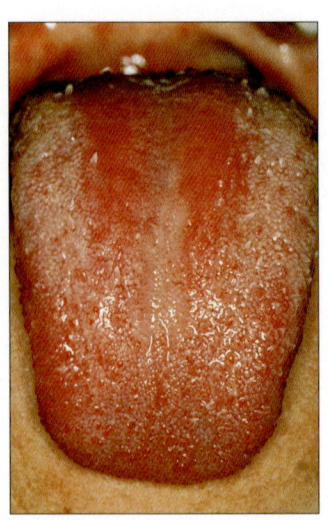

図 1-16 C. albicans の感染による広汎性舌炎を示す.

に移行したり，現有のコンプリートデンチャーにリライニングか再適合の処置が施される可能性が高い．ごく少数の患者のみがより複雑な補綴治療を希望しているにすぎない．虚弱・要介護の無歯顎患者では，新たな補綴治療を希望しないことが多く，場合によっては義歯を一切装着しない方が快適であるケースも認められる．しかし，高齢者は他の年代の集団よりも歯科の専門家による治療を受ける機会は少ないものの，彼らは歯科，補綴治療をもっとも必要としていることが，文献的に明らかにされている．

　高齢者の新たな世代は，口腔健康管理に対して異なった姿勢を示し，口腔健康管理システムの異なった利用方法を求めるであろう．そして，彼らの残存歯数は増えているであろう．結果として，彼らは，口腔健康状態の十分な維持を図るために，効率のよい時間をかけた口腔健康プログラムを要求するであろう．残存天然歯が増えるにつれ，簡単な補綴治療に対する患者の要求は減少し，一方では，より洗練された補綴治療に対する需要が増加するであろう．しかし，もし虚弱・要介護高齢者に対して適切な健康管理サービスが発展しなければ，彼らの口腔健康状態は収拾不可能となり，おそらく破綻状態となるであろう．このような状況では，複数歯の抜歯とそれに伴うありきたりの補綴治療が唯一の治療の選択肢となり，患者の要求を満たし，満足のゆく口腔の快適性を確保することはできないであろう．

参考文献

Angelillo, I.F., Sagliocco, G., Hendricks S.J.H., Villari, P. (1990) Tooth loss and dental caries in institutionalized elderly in Italy. Community Dent. Oral Epidemiol. 18:216–218.

Axéll, T. (1976) A prevalence study of oral mucosal lesions in an adult Swedish population. Odontol. Rev. 27 (Suppl. 36):1–103.

Björn, A.L., Öwall, B. (1979) Partial edentulism and its prosthetic treatment. Swed. Dent. J. 3:15–25.

Budtz-Jørgensen, E. (1972) Denture stomatitis. V. Candida agglutinins in human sera. Acta Odontol. Scand. 30:313–325.

Budtz-Jørgensen, E. (1981) Oral mucosal lesions associated with the wearing of removable dentures. J. Oral Pathol. 10:65–80.

Budtz-Jørgensen, E. (1996) Restoration of the partially edentulous mouth—a comparison of overdentures, removable partial dentures, fixed partial dentures and implant treatment. J. Dent. 24:237–244.

Budtz-Jørgensen, E., Stenderup, A., Grabowski, M. (1975) An epidemiologic study of yeasts in elderly denture wearers. Community Dent. Oral Epidemiol. 3:115–119.

Budtz-Jørgensen, E., Mojon, P., Roehrich, N., von der Muehll, D., Baehni, P. (1996a) Caries prevalence and associated predisposing conditions in recently hospitalized elderly persons. Acta Odontol. Scand. 54:251–256.

Budtz-Jørgensen, E., Mojon, P., Banon-Clément, J.M., Baehni, P. (1996b) Oral candidosis in long-term hospital care: comparison of edentulous and dentate subjects. Oral Dis. 2:285–290.

Ekelund, R. (1989) National survey of oral health care in Finnish private old people's homes. Community Dent. Oral Epidemiol. 17:158–161.

Ettinger, R.L. (1996) Oral health care programs for homebound people, nursing home residents and elderly in-patients. In Textbook of Geriatric Dentistry. 2nd ed., eds. Holm-Pedersen, P., Löe, H. pp. 536–560. Copenhagen: Munksgaard.

Ettinger, R.L., Beck, J.D. (1984) Geriatric dental curriculum and the needs of the elderly. Spec. Care Dentist. 4:207–213.

Fejerskov, O., Luan, W.M., Nyvad, B., Budtz-Jørgensen, E., Holm-Pedersen, P. (1991) Active and inactive root surface caries lesions in a selected group of 60- to 80-year-old Danes. Caries Res. 25:385–391.

Galan, D., Brecx, M., Heath, R. (1995) Oral status of a population of community-dwelling older Canadians. Gerodontology 12:41–48.

Glantz, P.-O., Nilner, K., Malcolm, D., Sundberg, H. (1993) Quality of fixed prosthodontics after 15 years. Acta Odontol. Scand. 51:247–252.

Hawkins, R.J., Main, P.A., Locker, D. (1997) The normative need for tooth extractions in older adults in Ontario, Canada. Gerodontology 14:75–82.

Heft, M.W., Gilbert, G.H. (1991) Tooth loss and caries prevalence in older Floridians attending senior activity centers. Community Dent. Oral Epidemiol. 19:228–232.

Helm, S. (1988) Forecasts of preserved teeth and denture wearers among Danish adults early in the next century. Community Dent. Oral Epidemiol. 16:112–116.

Hescot, P., Bourgeois, D., Berger, P. (1996) Le programme international de recherche de l'Organisation Mondiale de la Santé sur les déterminants et la santé bucco-dentaire. In La Situation en France pour la Période 1993-1995. London: FDI World Dental Press.

Kandelman, D., Brodeur, J.M., Simard, P., Lepage, Y. (1986) Dental needs of the elderly: a comparison between some European and North American surveys. Community Dent. Health 3:19–39.

Karkazis, H.C., Kossioni, A.E. (1993) Oral health status, treatment needs and demands of an elderly institutionalised population in Athens. Eur. J. Prosthodont. Rest. Dent. 1:157–163.

Karlsson, S. (1986) A clinical evaluation of fixed bridges, 10 years following insertion. J. Oral Rehabil. 13:423–432.

Katz, R.V., Neely, A.L., Morse, D.E. (1996) The epidemiology of oral diseases in older adults. In Textbook of Geriatric Dentistry. 2nd ed. eds. Holm-Pedersen, P., Löe, H. pp. 263–301. Copenhagen: Munksgaard.

Käyser, A.F (1996) Teeth, tooth loss and prosthetic appliances. In Prosthodontics: Principles and Management Strategies, eds. Öwall, B., Käyser, A.F., Carlsson G.E. pp. 35–48. London: Mosby-Wolfe.

Kiyak, H.A., Grayston, M.N., Crinean, C.L. (1993) Oral health problems and needs of nursing home residents. Community Dent. Oral Epidemiol. 21:49–52.

Locker, D., Leake, J.L. (1993) Risk indicators and risk factors for periodontal disease experience in older adults living independently in Ontario. Can. J. Dent. Res. 72:9–17.

Löe, H. (1990) Teeth for life: oral disease prevention in research and practice. Int. Dent. J. 40:74–78.

Mäkilä, E. (1974) Primary oral status and adaptation to complete dentures. A clinical follow-up study in groups over and under 65 years. Ann. Acad. Scient. Fenn. [A] 164:1–29.

Markén, K.-E., Hedegård, B. (1970) Gerodontologiska studier: III. Oral status och tandvårdsbehov hos äldre personer i Stockholms stad. Swed. Dent. J. 63: 963–980.

Mikkonen, M., Nyyssönen, V., Paunio, I., Rajala, M. (1984) Prevalence of oral mucosal lesions associated with wearing removable dentures in Finnish adults. Community Dent. Oral Epidemiol. 12: 191–194.

Mojon, P., MacEntee, M.I. (1992) Discrepancy between need for prosthodontic treatment and complaints in an elderly edentulous population. Community Dent. Oral Epidemiol. 20:48–52.

Mojon, P., Rentsch, A., Budtz-Jørgensen, E. (1995) Relationship between prosthodontic status, caries, and periodontal disease in a geriatric population. Int. J. Prosthodont. 8:564–571.

Mojon, P., Budtz-Jørgensen, E., Michel, J.-P., Limeback, H. (1997) Oral health and history of respiratory tract infections in frail institutionalized elders. Gerodontology 14:9–16.

Norheim, P.W., Valderhaug, J. (1979) Distribution and evaluation of complete dentures in a population in Northern Norway. J. Oral Rehabil. 6: 257–266.

Palmqvist, S., Söderfeldt, B., Arnbjerg, D. (1992) Explanatory models for total edentulousness, presence of removable dentures, and complete dental arches in a Swedish population. Acta Odontol. Scand. 50:133–139.

Rentsch, A., Mojon, P., Roehrich, N., von der Muehll, D., Baehni, P., Budtz-Jørgensen, E. (1995) Situation bucco-dentaire chez les patients âgés hospitalisés á l'Hôpital de gériatrie de Genéve. Rev. Mens. Suisse Odontostomatol. 105:1523–1528.

Slade, G.D., Locker, D., Leake, J.L., Price S.A., Chao, I. (1990) Differences in oral health status between institutionalized and non-institutionalized older adults. Community Dent. Oral Epidemiol. 18:272–276.

Stuck, A.E., Chappuis, C., Flury, H., Lang, N.P. (1989) Dental treatment needs in an elderly population referred to a geriatric hospital in Switzerland. Community Dent. Oral Epidemiol. 17:267–272.

Swallow, N., Adams, D. (1967) Survey of dental disease in adults in the Rhondda Fawr. Br. Dent. J. 123:137–144.

Takala, L., Utriainen, P., Alanen, P. (1994) Incidence of edentulousness, reasons for full clearance, and health status of teeth before extractions in rural Finland. Community Dent. Oral Epidemiol. 22:254–257.

Thomas-Weintraub, A. (1985) Dental needs and dental service use patterns of an elderly edentulous population. J. Prosthet. Dent. 54:526–532.

Thompson, G.W., Kreisel, P.S.J. (1998) The impact of the demographics of aging and the edentulous condition on dental care services. J. Prosthet. Dent. 79:56–59.

United Nations (1991) The sex and age distributions of population. In Population Studies, No. 122. New York: United Nations.

Van Waas, M.A.J. (1990) Determinants of dissatisfaction with dentures: A multiple regression analysis. J. Prosthet. Dent. 64:569–572.

Vigild, M. (1986) National survey of oral health care in Danish nursing homes. Gerodontics 2:186–189.

Vigild, M. (1987a) Denture status and need for prosthodontic treatment among institutionalized elderly in Denmark. Community Dent. Oral Epidemiol. 15:128–133.

Vigild, M. (1987b) Oral mucosal lesions among institutionalized elderly in Denmark. Community Dent. Oral Epidemiol. 15:309–313.

Vigild, M. (1988) Oral hygiene and periodontal conditions among 201 dentate institutionalized elderly. Gerodontics 4:140–145.

Vigild, M. (1989) Dental caries and the need for treatment among institutionalized elderly. Community Dent. Oral Epidemiol. 17:102–105.

Vigild, M. (1990) Oral health in institutionalized elderly. Tandlaegebladet 94:168–194.

Vigild, M., Brinck, J.J., Christensen, J. (1993) Oral health and treatment needs among patients in psychiatric institutions for the elderly. Community Dent. Oral Epidemiol. 21:69–171.

Walls, A.W.G. (1992) The aging mouth. In Oxford Textbook of Geriatric Medicine, eds. Evans, J.G., Williams, T.F. pp. 179–195. Oxford: Oxford University Press.

WHO (1986) Country profiles on oral health in Europe. Geneva: WHO.

Wilkiesen, C., Samaranayake, L.P., MacFarlane, T.W., Lamey, P.-J., MacKenzie, D. (1991) Oral candidosis in the elderly in long term hospital care. J. Oral Pathol. Med. 20:13–16.

Wolff, A., Ship, J.A., Tylenda, C.A., Fox, P.C., Baum B.J. (1991) Oral mucosal appearance is unchanged in healthy, different-aged persons. Oral Surg. Oral Med. Oral Pathol. 71:569–572.

Wyatt, C.C.L., MacEntee, M.I. (1997) Dental caries in chronically disabled elders. Spec. Care Dentist. 17:196–202.

2 咀嚼器官の加齢変化

　咀嚼器官は，歯，歯周組織，口腔粘膜，唾液腺，神経筋機構，顎骨，顎関節などから構成される．これらの口腔顔面構造物に影響を及ぼす数多くの加齢変化は，高齢者の補綴治療に対して重要な意味をもっている（すなわち，治療法の選択，臨床手順，短期あるいは長期にわたる治療成績など）．ある程度の変化は正常であり，病気の進行の一部とはみなされないが，加齢に伴う生理的な変化と口腔組織に影響を及ぼす病理的な変化とを区別することは，困難であり不可能なことが多い．1つの例は歯の咬耗であり，これは若年期に始まり，高齢者の時点で多かれ少なかれ著明な歯質の喪失という経過をたどるが，通常は重大な審美的，機能的な問題を引き起こすことはない．しかし，咬耗が病的に進行し，結果として多数の臼歯の喪失，ブラキシズム習癖さらには歯髄の合併症などを引き起こすこともある．

歯の組織

エナメル質

　咬合面，切縁，歯間部の咬耗とは別に，エナメル質表面では構造的細部において摩耗や欠落が認められ，経時的に表面は平坦化し，光の反射の異なるパターンを示すようになる．さらに，二次象牙質の形成によって象牙質の量，質とも徐々に変化し，結果的に歯はより黄色くなり透明感を失う．また，エナメル質内の亀裂，裂溝には腐食物が蓄積し，これも変色の原因となりうる．結果的に，古いポーセレン・クラウンは，隣接した天然歯に比べて徐々に不自然な明るさを示すようになる．

セメント質

　セメント質におけるもっとも典型的な加

齢変化は，徐々にその厚さを増すことであり(Zander and Hürzeler, 1958)，高齢者では3倍にもなる．高齢者では一般的に認められる歯肉退縮に伴い，歯頸部セメント質が口腔内に露出した状態となり，しばしば変色する．このため，維持や安定の確保のためには適応症ではないとしても，審美的な理由から歯肉縁下まで延長した固定性修復物に対する患者の要求が頻繁に認められる．

象牙質

象牙質では2種類の年齢に関連した変化が認められる：つまり二次象牙質が形成されることと，象牙細管が徐々に閉塞されることである(象牙質硬化)．二次象牙質の形成により結果的に歯髄の周径が徐々に狭くなる．この大きさの減少は，歯髄腔に対して均等には発現しない．管周象牙質が徐々に増すことによる象牙細管の閉塞は，象牙質の屈折率を変化させ，より透明度が増す．細管の閉塞はまた歯牙組織の感受性と浸透性を減少させる．二次象牙質の形成は，齲蝕や高度な咬耗に対する歯髄反応あるいは露髄から保護する目的で適切に生体が反応した結果と考えられており，この場合も感受性の低下を招くこととなる．歯髄腔の大きさの減少に加えて，加齢とともに歯髄の石灰化が始まるが，広汎性であるか象牙質粒のような形状いずれかを示す．根管が狭くなることによって根管治療が困難になることが予想される．

歯 髄

歯髄は象牙質内の細胞構造体に対して栄養を供給し，象牙質が齲蝕，咬耗，治療による形成時の刺激を受けた際の，歯の感受性にかかわる神経細胞を含んでいる．加齢とともに，象牙芽細胞によって象牙質が持続的に添加され，歯髄の大きさは減少する．これは歯髄組織における線維形成および血管新生の低下とかかわっている．さらに，コラーゲン線維の周囲に，栄養失調や退化に伴う石灰化現象がしばしば認められる(Domine and Holz, 1991)．血液供給の低下は歯髄をより弱体化させ，二次象牙質の添加に伴う神経線維の減少が，外部刺激に対する歯の感受性を弱めることになる．これにより，もし痛みへの反応に傷害をうけていたならば，治療による歯の形成時に，歯髄に対して不可逆的な熱による刺激を与える可能性を増加させることになるであろう．

歯の摩滅

歯の摩滅は高齢者において増大する問題であり，主としてその歯が口腔内環境で長期にわたり機能してきたことの結果である(表 2-1)．摩滅には3つの原因があると考えられており，それらは咬耗，摩耗，侵蝕である．

Attrition(咬耗)は，歯と歯が接触することにより徐々に歯の実質が失われていくことである．歯面への機械的な作用が基本的な要因として一般的にはみなされているが，

唾液による要因もまた考慮に入れておかねばならない．咬耗の疫学的要因に対する考察によれば（Dahl, et al, 1993），もっとも重要なのは患者個人の年齢，咬合状態，ブラキシズムのような異常機能，咬合力の増大，胃腸障害，栄養摂取の習慣，環境要因，唾液などであるという見解が得られた．したがって，咬耗の範囲は歯が口腔内に露出している期間と釣り合いがとれており，主に高齢者ほど強い影響を受けている．

前歯部の咬耗は，大臼歯部や小臼歯部の支持が減少した患者において進行しやすい傾向にある（図2-1a, b）．ブラキシズムは，咬合面どうしの接触時間が長く，接触時に発揮される咬合力が大きいことによって重要な疫学的要因となる．胃腸障害による胃液の逆流は，機械的な歯の咬耗を助長させる可能性があり，これはちょうど，柑橘系の果物やコーラのようなphの低い飲料を過度に摂取したときと同様である．食物中の研磨作用のある粒もまた咬耗の進行度に影響を与えるであろう．さらに，唾液分泌の減少や唾液の潤滑作用の減少により，咬耗が助長されることが明らかになっている．咬耗がとくにブラキシズムと関連している場合には，クラウン，固定性パーシャルデンチャー，可撤性パーシャルデンチャーなどによる修復処置を複雑にし，制限している．

Abrasion（摩耗）は，歯どうしの咬合とは別に，異物との摩擦によって引き起こされる病的な摩減と定義されている．このタイプの摩減の典型的な例は，主に歯ブラシに関連して形成される歯頸部の摩耗性窩洞で

表2-1　歯の咬耗に対する病因．

時間／年齢
性別（男性で高い割合）
咬合状態（歯の喪失）
筋の過緊張
異常機能（ブラキシズム）
胃腸障害
環境要因
唾液（口腔乾燥症）

ある（図2-1b）．さらに，グレーズ処理が不足した陶材クラウンに代表される修復物は，対合歯を摩耗させる可能性が考えられる．歯頸部における摩耗は，侵蝕性のダメージが加わると加速度的に進行し，最終的に歯牙破折という結果になりかねない．

Erosion（侵蝕）は，細菌とは無関係に化学的な過程によって歯の硬組織が喪失することと定義されており，酸を含む飲料の摂取がその例としてあげられる（図2-2a, b）．臼歯部歯冠溶解症は上顎歯の口蓋側面における侵蝕であり，胃液の逆流が舌の活動亢進と合併することによって，舌縁に沿ってphが低くなることが原因であると考えられている．

患者の全身的既往歴は，侵蝕の原因を決定するうえで重要である．歯にとってはダメージを与える可能性があるが，患者自身は，長年にわたり享受したと思われる食習慣についてあまり語りたがらないため，このような情報を得ることがしばしば難しい

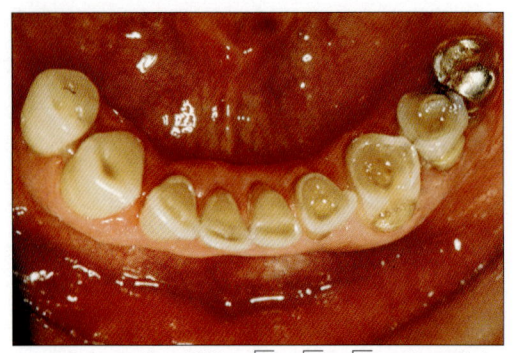

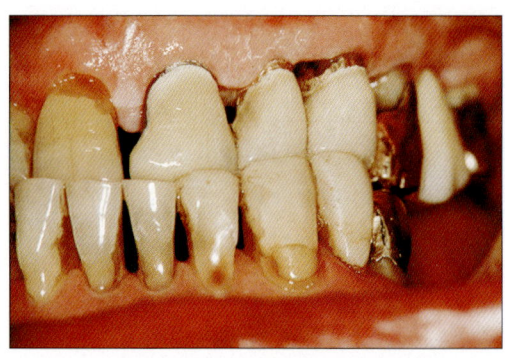

図 2-1a 67歳の男性．|2，|3，|4 の歯に重度の摩耗を示す．

図 2-1b 咬耗に対して可能性のある病因は，後方歯の喪失と|1，|2，|3 の歯に装着された金属焼付けポーセレン・クラウンである．切歯の歯頸部において著明な摩耗も認められる．

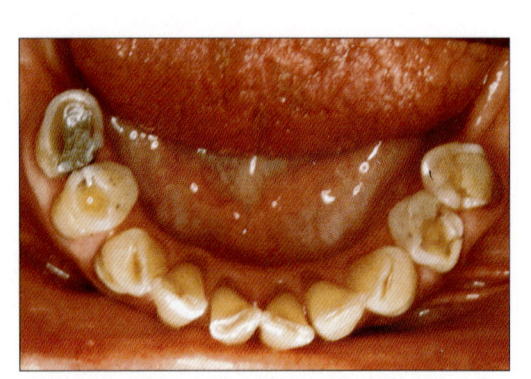

図 2-2a 下顎小臼歯の頰側咬頭に侵蝕がみられる咬合面観を示す．

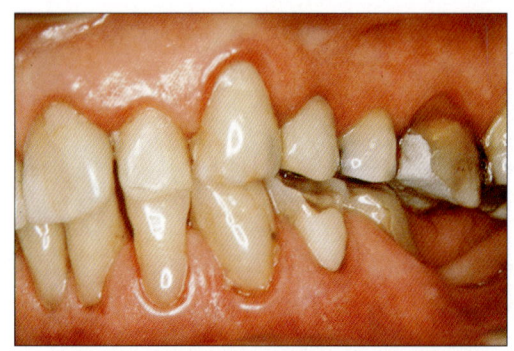

図 2-2b 小臼歯の頰側咬頭間には咬合接触は認められない．侵蝕に対する第1の病因は酸を含む飲料の摂取である．

ことがある．

一般的に摩滅した歯列を修復処置あるいは補綴処置で治療することは難しい．その際に主に問題になることとして，過度な摩滅を引き起こすもっとも重大な原因をくい止めることが多くの場合困難であること，歯冠が短いために固定性あるいは可撤性の義歯における十分な維持力を得ることが難しいこと，さらに十分な垂直的補綴空隙を得るために複雑な処置が必要となることなどがあげられる．

歯周組織

歯周組織は歯の支持組織を構成し，歯肉，歯根膜，歯槽骨，セメント質から成り立つ．歯肉上皮とその下の結合組織内において，

いかなる加齢的な改造が起こっているのかに関しては明確でない．歯根膜線維は年齢とともにより不規則になり，セメント質は生涯を通じて増加する．補綴治療における歯周組織の主な機能は，固定性，あるいは可撤性のパーシャルデンチャーによって支台歯に負荷される物理的な力を吸収することである．歯周組織の加齢的な変化が，固定性あるいは可撤性のパーシャルデンチャーを用いた治療の予後に対して，いかなる影響を及ぼすかに関しては明確にされていないが，良好な予後に対する主要因は，プラーク・コントロールを継続するだけの患者の能力である．

歯周疾患はゆっくり進行する疾患であり，アタッチメント・ロスによるポケットの形成，歯肉退縮と歯根面の露出，動揺度の増加，最終的には罹患歯の喪失という経過をたどる．この進行は，加齢による結果ではなく，歯の支持構造内における慢性的な炎症の程度に関連している(Papapanou, et al, 1989)．

歯周疾患の病因は複雑であるが，基本的には細菌の産生物によるものであり，ポケット内に存在する細菌がとくにかかわっている(図 2-3)．細菌の産生物は自己にダメージを与えるか，炎症反応を引き起こす免疫応答性を刺激するかのどちらかである．この疾患は通常，活動ステージに次いで炎症の減弱を伴う非活動ステージが交互にくる特徴をもっている．健全な若年者と高齢者から成るボランティアを用いた実験的な歯肉炎に関する研究では，口腔清掃を21日間停止した結果，高齢者では若年者に比べてより急速で，重篤な炎症反応を示した(Holm-Pedersen, et al, 1975)．プラークの沈着量についても高齢者グループで高い値であったが，3週間後に口腔清掃を再開すると，歯肉炎は急速に回復し，両グループ間における歯肉の治癒状態の差は認められなかった．したがって，プラーク中の微生物に対する宿主の反応は加齢とともに変化し，結果的には，歯肉組織のより顕著な炎症反応を示すと考えられる．しかしながら，健全な高齢者において進行性の歯周疾患に対する罹患率が高まることに関しては，明確な根拠が得られていない．実際には，中程度のアタッチメント・ロスを有する高齢者は，同程度のアタッチメント・ロスを有する若年者よりも良好な歯周組織の予後を示すと考えられている．

経時的な研究によれば，高齢者において適切な歯周治療と補綴治療によって良好な歯周組織の状態が維持可能であることが示

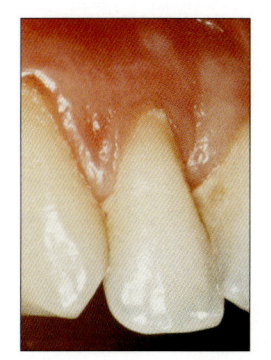

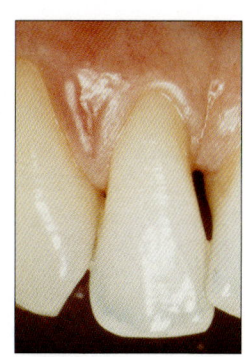

図 2-3　プラークによる中程度の歯肉炎(左)．口腔衛生処置後2週間で評価が行われた(右)．歯肉の健康状態は回復した．

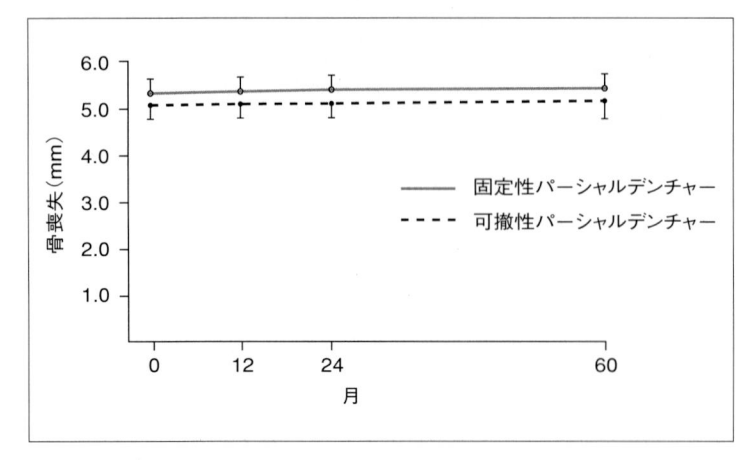

図 2-4 遠心側に延長されたカンチレバー固定性パーシャルデンチャー，あるいは可撤性のパーシャルデンチャーによって治療された歯周病患者における，X線上で辺縁部分の平均的骨喪失量を，測定0日とその後の追跡調査時に測定した(Isidor and Budtz-Jørgensen, 1990. J. Periodontol. 61：21-26. より引用)．

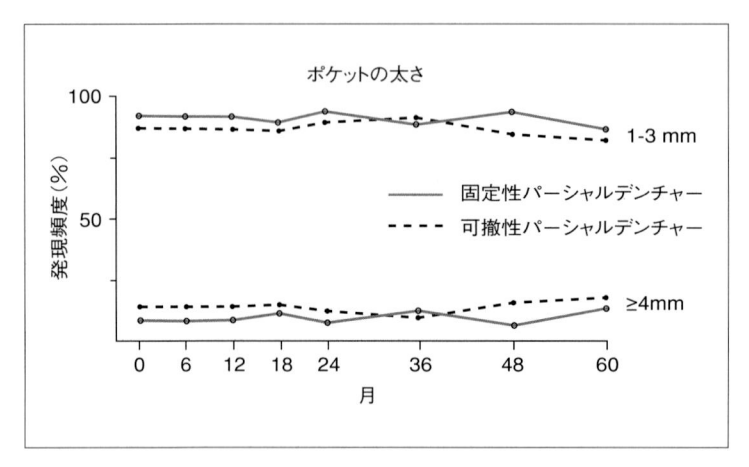

図 2-5 遠心側に延長されたカンチレバー固定性パーシャルデンチャー，あるいは可撤性のパーシャルデンチャーによって治療された高齢者において，プロービング値の1～3mmまでと4mm以上との平均的発現頻度を，測定0日とその後の追跡調査時に測定した(Isidor and Budtz-Jørgensen, 1990. J. Periodontol. 61：21-26. より引用)．

されている．ある臨床試験では，高齢者の歯周疾患患者を対象に，病的な深いポケットの外科的切除を含む歯周治療と，固定性あるいは可撤性のパーシャルデンチャーによる補綴治療が終了した後，5年間にわたり調査が行われた(Lindhe and Nyman, 1975；Isidor and Budtz-Jørgensen, 1990)．患者は口腔衛生管理のために3～6か月ごとにリコールされ，口腔衛生の方法に関する指導，専門家によるプラーク・コントロールなどが行われた．これらの研究では，高齢者において進行した歯周疾患は適切な治療が行われることにより，5年間の観察期間で歯周健康状態とアタッチメント・レベルは良好に維持されていることが示された(図 2-4,5)．しかし，高齢者では，手の器用さや視力が進行的に低下したり，唾液流出量の変化，歯の移動，広範囲にわたる歯肉の退縮などによって，歯周疾患に対する危険率が高まることが考えられる．

全身疾患

多くの全身疾患や薬物が歯周疾患の発現とかかわりをもっている(Vrotsos and Vrahopoulos, 1996)．高齢者では，進行した歯周疾患は，好中球異常機能症あるいは白血病によって発現することがある．真性糖尿病(コントロールされていない場合)が歯周疾患の進行を増悪させる因子と関連しているとの指摘も認められる．骨粗鬆症は全身的な骨格性の疾患であるが，骨量が低下し，骨組織の微小構造体の変質などが特徴とされ，骨内が脆弱化し易骨折性とかかわっている．骨粗鬆症は顎堤の吸収度合いと関連していると考えられているが，骨格内における骨無機質の含有量と歯槽骨の吸収との間に明確な相関があるかどうかは実証されていない(Loza, et al, 1996)．

虚弱・要介護高齢患者における歯周疾患の進行に関する主要な危険因子は，口腔衛生レベルを許容範囲内で維持する能力が低下していることである．平均20±7本の残存歯を有する医学的には問題のない高齢者のグループで，歯周治療の必要性が研究されたが，各被験者とも歯周初期治療を完了するのに平均3時間が必要であることが判明した(Persson, et al, 1994)．この研究は，虚弱・要介護高齢者の治療に大規模な財源が必要であることを明確に示している．抜歯を行えば歯周治療に対する要求がなくなることは明白だが，その分補綴治療に対する必要性が増加する．

口腔粘膜

加齢と義歯装着の影響

口腔粘膜は3つの主要なカテゴリーから成る：(1)咀嚼粘膜，これは角化あるいは錯角化しており，口蓋部分や付着歯肉部を被覆している；(2)被覆粘膜，これは角化が認められず，口腔内の可動性被覆組織を構成している．頬，口腔底，舌の側面，軟口蓋などがこれに含まれる；(3)特殊粘膜，これは口唇，舌背部を被覆している．

加齢に関連した粘膜の変化は，皮膚の変化と同様であると説明されてきた；すなわち，弾性と表面特性が失われ，組織がより薄くなったような印象を受ける．しかし，加齢が現実的に口腔組織に影響を及ぼしているかどうか，あるいは，報告されているような変化が，むしろ全身疾患，栄養不足，薬物療法などによるものなのかを判別するのは難しい(Baum, 1981)．ある研究では，182人の健康な高齢者を対象に口腔粘膜の状態が評価された(Wolff, et al, 1991)．粘膜の状態は，主観的な患者の不満と半定量的な臨床評価スケールをもとに査定された．どちらの評価基準も加齢に伴う変化が認められず，結果的にこの研究は，加齢は口腔粘膜の様相に変化を及ぼさないことを示唆している．しかし，義歯を装着している患者は，装着していないものに比べて軽度の粘膜の変化を示した．

正常な状態では，粘膜面に形成される解剖学的な関門が，微生物，抗原，毒素などに対する重要な防御作用を果たしている．

2 咀嚼器官の加齢変化

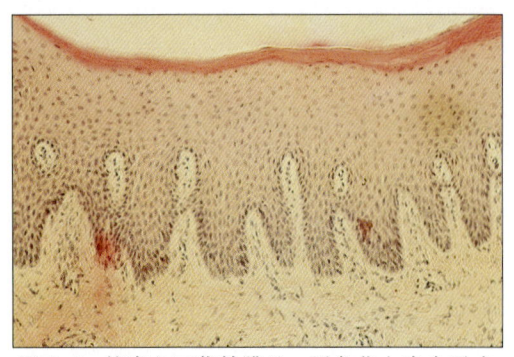

図2-6 健康な口蓋粘膜は，正角化上皮を示す（hematoxylin-eosin）．

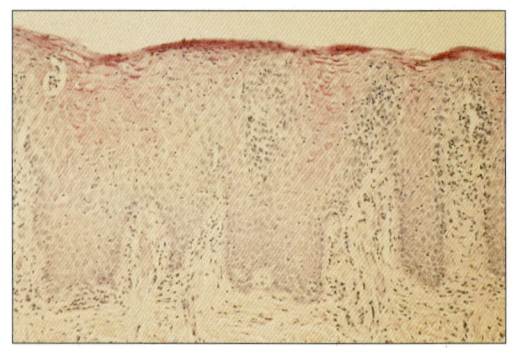

図2-7 義歯性口内炎における典型的な上皮の変化で，薄い角質層，上皮の肥厚，上皮の萎縮などが認められる（periodic acid-Schiff, hematoxylin-eosin）．

口腔内に可撤性の補綴物を装着することで口腔内環境がおおいに変化し，口腔組織の保全にとって有害な作用をもたらすであろう．粘膜の反応は，義歯による機械的刺激，義歯表面の細菌性プラークの蓄積，さらに場合によっては，義歯材料の成分に対する中毒性反応やアレルギー反応などによるものと考えられる．義歯が装着されている際の口蓋粘膜に認められる病理的反応は，義歯性口内炎とよばれ，酵母菌が含まれている場合には，接頭辞として"カンジダ関連の"が付けられる．先に述べたように，これらの病変は，自立高齢者，虚弱・要介護高齢者どちらにおいても，可撤性義歯装着に対する合併症として非常に頻繁に認められる（第1章参照）．病変部は通常痛みを伴わないか，わずかな不快症状を示すにすぎない．口蓋粘膜のこれに関連した組織学的変化として，正常では正角化あるいは錯角化であるのに対し，角質層の薄い層状化あるいは角化の欠落，上皮の萎縮や肥厚，上皮内への白血球の浸潤などが認められる（図2-6,7）．さらに，一般的には，下層の結合組織内へ多量のリンパ球浸潤が認められる．この組織病理学的反応は非特異的であるが，装着された義歯表面のプラークに由来するカンジダあるいは細菌性の抗原に対する，患者の免疫反応の一部である．このような状況では，口腔粘膜の正常な関門機能は障害をうけており，他の抗原の侵入を可能にしている．無傷の関門機能を有する臨床的に健康な口腔粘膜は，効果的なプラーク・コントロールや，義歯による機械的な刺激部分を取り除くことにより，修復可能である．コンプリートデンチャー装着者にとって，健康な口腔粘膜を維持するために，簡単ではあるが容認し難い方法として，義歯の撤去があげられる．

義歯への慣れ

　可撤性義歯における補綴治療成功の鍵は，患者が義歯の装着を受け入れ，その後適応できるかどうかに，かなりの部分が依存している(Landt and Fransson, 1975)．第1に患者は義歯の感覚に慣れる必要があり，これは(初期)適応として知られている過程である；第2に義歯を完全に使用可能な状況に適応するため，患者は義歯のコントロールについて学ばなければならない．口腔粘膜の感受性は，この過程で重要な役割を演じている．

　慣れとは，求心性神経活動に対する中枢性由来の抑制によって，持続的あるいは繰り返しの刺激への反応が徐々に減少することと定義されてきた．新しい義歯が口腔内に装着されると，口腔粘膜の機械受容器が刺激される．これらの刺激は，知覚皮質に伝達され，結果的に患者が義歯の存在を感じる．しかし，受容器は新しい環境に徐々に慣れ，口腔内に新しいものが入ったということを意識しなくなり始める(慣れ)．新義歯が現存のものと大きく異なるほど，慣れの過程はより長くより難しくなる．慣れの過程に影響を及ぼす他の状況として，常時疼痛部位が認められること，不均衡な咬合，高すぎる咬合高径などがあげられる．

　口腔の認識能と著しい触覚感受性は慣れの過程を制限する．口腔の立体認知テストでは，口腔内における患者の形態認識能力を測定するが，このテストと義歯の満足度との関連性が認められることは必然のことと考えられる．つまり，満足度の低い患者は，コンプリートデンチャーの機能に関する欠点をより的確に識別することができるためと考えられる．口腔の立体認知に関する研究では，高齢者は口腔内に置かれた異なる種類の物体を同定する際に，より多くの問題点を有することが判明した(Landt and Fransson, 1975)．このことは，高齢者がより低い口腔粘膜の触覚感受性を有しており，持続的な口腔の退行性変化にもかかわらず，年齢とともに義歯の許容度が増加していることを示している．しかし，一般的には口腔の立体認知能とコンプリートデンチャー患者の満足度との間には関連性が認められていない(Van Aken, et al, 1991；Müller, et al, 1995)(表2-2)．一方，新義歯に対する適応能は加齢とともに減少する傾向にある．このことは，中枢神経系からの連続的なニューロンの喪失と，それに伴う新たな反射弓の形成能低下で説明することができよう．

灼熱感／口腔灼熱症

　義歯装着者は時折，義歯と接触している口腔粘膜から限局性の灼熱感や不快感を訴えることがある．臨床的には，口腔粘膜は機械的刺激，感染，義歯構造体に対するアレルギー反応などによって炎症を起こしている．訴えは通常，義歯の撤去後数時間で消失する．一方，口腔灼熱症(BMS)は，通常，臨床的には健康状態を呈している口腔粘膜からの広汎性の灼熱感と関連がある．BMSの症状を訴える大部分の人は，可撤

表 2-2 新義歯に対する患者の適応を評価するために用いた質問の一覧表.

肯定的な結果
自分自身の歯を装着しているように感じる
新義歯でうまく話ができる
新義歯での容貌が気に入っている
上顎の義歯が食事中でも安定している
下顎の義歯が食事中でも安定している
新義歯に慣れたため，意識することがほとんどない
否定的な結果
通常よりも口腔内に唾液が多い
咀嚼が困難である
新義歯では締め付け感，あるいは痛みを感じる
一人のときは，旧義歯のときよりも新義歯をはずしておく機会が多い

(Müller, et al, 1995. より)

性の義歯を装着する50歳以上の女性である．

複数の病因がBMSにかかわっていると考えられており，このなかには，全身的な要因，心因性の要因，局所的な刺激（とくに義歯），口腔乾燥症などが含まれる（Tourne and Fricton, 1992）（表2-3）．症状は通常徐々に発症する；痛みはしばしば朝に発現し，1日を通じてさらに悪化する傾向にある．痛みの質は，多くの場合，口腔内の乾燥した感覚と味覚の変化を伴った灼熱感を示す．他の関連症状としては，頭痛，不眠症，性欲の減退，短気，うつなどがあげられる．経過の長い灼熱感は，若い患者よりも高齢者において頻繁に認められる（Tammiala-Salonen, et al, 1993）．義歯装着者では，疼痛感覚は義歯を装着しなくても顕著には減少しない．したがって，前述した病因はどれも除外することはできない．結果的に，痛みに対して可能性のある原因を同定するためには，系統的なアプローチが必要である．義歯装着者では，たいていの場合患者は症状が義歯に由来していると主張し，義歯を原因として除外することが困難であるため，状況はとくに難しい．患者の症状は常に重篤になるが，包括的な補綴治療が補綴医と精神科医の間で協力的に行われるにすぎない．

味覚と味覚感

味蕾は味覚感をつかさどり，舌乳頭部に

主に分布しているが，軟口蓋や喉頭の上皮にも存在する人が少数認められる(Whitehead, 1988)．人間では，味刺激に対する感覚の強さと，異なる味覚つまり甘味，苦味，塩味，酸味の識別能は，刺激を受ける味蕾の数と関連しているとされてきた(Arvidson and Friberg, 1980)．人間の1つのキノコ状乳頭で記録される基本的な味覚(甘味，苦味，塩味，酸味)の数は，これらの乳頭上の味蕾数と関連していることが解明された．複数の刺激反応性が1つのキノコ状乳頭と1つの味蕾の両方で検出され，この結果4つすべての味覚が1つの味蕾で確認される．加齢に伴って味蕾数が著明に減少するかどうかは明確にされていないが，味覚に対する感受性が増齢的に減少するかどうかも解明されていない．ある研究では，味覚の認識閾値は甘味に対して，若年者(18～30)よりも高齢者(60～85)で上昇することが報告されている(Easterby-Smith, et al, 1994)．しかし，いずれの高齢者もとくに識別能が劣っていることはなく，1人を除いてすべてが若年者と同じ範囲内の味覚の識別閾値を示した．

したがって，加齢と関連した味覚の変化は，視覚や聴覚などの一般的に認められる他の感覚よりも劇的には起こらない．BMSの患者では，甘味に対する味覚は衰えるが，酸味と苦味に対しては敏感になるとの報告もある(Grushka and Sessle, 1988)．さらに，水による洗口後でも持続的な味覚感を知覚する能力が存在することより，味覚感の持続的な変化には中枢由来の可能性がもたれている．

表 2-3 口腔灼熱症に対する原因．

義歯
  印象面
  研磨面
  咬合面
  義歯に付着したプラーク
  残留モノマー
全身性
  更年期
  糖尿病
  欠乏状態
    鉄
    ビタミン B_{12}
    葉酸
    ビタミン B_2
    ビタミン B_6
    脂肪
    タンパク質
口腔乾燥症
心因性障害
癌恐怖症
その他
  抗生物質
  含嗽剤
  食道の逆流
  粘膜神経分布の変化

(Tourne and Fricton, 1992. より)

味覚感と同様に，嗅覚も食物摂取において重要な役割を演じている．高齢者では嗅覚の広範囲な個体差が認められるが，コンプリートデンチャー患者において，年齢との間に，弱いが明確な負の相関が存在する(Griep, et al, 1996)．さらに，嗅覚の閾値

表 2-4 唾液腺機能低下と口腔乾燥症の原因.

水分喪失
　水分摂取の障害
　皮膚を通じての水分の喪失
　血液の喪失
　嘔吐
　下痢
　腎臓での水分喪失
タンパク質－カロリー栄養失調
唾液腺の損傷
　頭部や頸部への放射線治療
　自己免疫疾患(例：シェーグレン症候群)
　HIV
　加齢(？)
神経伝達の干渉
　薬物療法／薬
　自律神経系機能異常
　中枢神経系に影響する状況
　(例：アルツハイマー病)
　心因性障害(例：うつ，不安)
　外傷
　咀嚼機能の低下

(Sreebny, 1996. より)

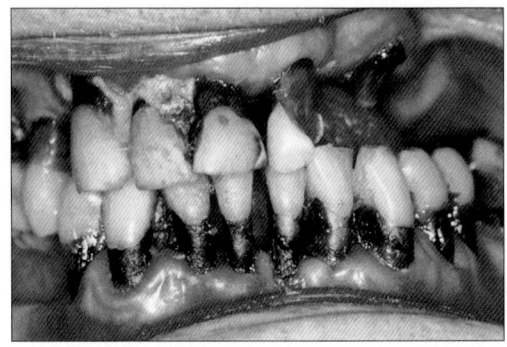

図 2-8 顎顔面領域の放射線治療後6か月間で，広範囲な根面齲蝕が進行した.

は，口腔衛生状態が悪いと上昇する傾向にある．
嗅覚や味覚における加齢変化はそれほど重要ではないが，食物のきめや硬さの変化は食生活の楽しみに影響すると考えられる．食物がおいしくなくなったという高齢者の不平の原因は，施設の食事と，以前に自分自身で調理していたものとの間に違いがあるためと考えられる．義歯を装着していると味覚感が衰える傾向にあるという不平は，義歯の研磨面が口腔内の触覚を緩和したり，熱いあるいは冷たいという食物の感覚から粘膜を"保護"しているためと考えられる．唾液流量の減少は，味覚に対してマイナスの効果をもたらすが，これは食物中の調味料が溶けにくくなるためであろう．

唾　液

　口腔の健康と快適さを維持するためには，十分な量の唾液が必要である．唾液は可撤性の義歯装着者では口腔粘膜を機械的刺激や感染から守り，コンプリートデンチャーでは維持力の発揮にとってとくに重要である．唾液には，齲蝕領域の表層の再石灰化にとって必須であるカルシウム，リン酸，フッ化物などの無機物が含まれている．さらに唾液には，重要な消化酵素であるアミラーゼや，味覚に必要な分子を溶解する他の酵素が含まれている．
　非刺激時の正常な唾液流量は，$0.38 \pm 0.21 ml/min$ である．唾液の分泌障害あるいは口腔乾燥症は，非刺激時の唾液流量が

0.12ml/min 以下の場合に疑われる．非刺激時における全唾液のうち，70％は舌下腺から，16％は耳下腺から，8％は粘膜腺からの由来である(Dawes, 1996)．刺激時の正常な唾液流量は，4.3±2.1ml/min であり，唾液流量が0.60ml/min 以下の場合に口腔乾燥症が疑われる．刺激時における全唾液のうち，50～65％は耳下腺からの由来である．

組織学的研究によれば，唾液腺の実質組織は加齢に伴い脂肪性の結合組織で徐々に置き換えられていくと報告されている．この結果，非刺激時の唾液流量は中程度に減少すると考えられる．しかし，機能時あるいは刺激時の唾液流量が加齢とともに減少するという報告はない(Percival, et al, 1994)．一方，高齢者は若年者に比べてより多くの薬を使用し，より多くの疾患を有している．高齢者の患者で比較的頻繁に訴えのある口腔乾燥は，加齢の過程によるのではなく，むしろこれらの因子が原因となっている可能性もある．

唾液分泌の機能低下に関する原因

唾液分泌の機能低下あるいは口腔乾燥症には3つの主な原因がある：つまり，脱水，唾液腺の損傷，唾液分泌に関連する神経伝達の干渉である(Sreebny, 1996)．高齢者では，不十分な水分摂取，真性糖尿病による腎臓からの水分喪失，タンパク質－カロリー栄養失調に関連して，脱水は頻繁に認められる(表2-4)．このように，唾液流量の減少，食欲不振，タンパク質－カロリー栄養失調との間には確かな関連性が認められる(Dormenval, et al, 1995)．唾液流量の減少は，不十分な水分摂取，栄養不良の結果と考えられているが，逆に口腔乾燥は口腔の快適性や咀嚼機能とは負の相関にあるため，タンパク質－カロリー栄養失調の発現に関与していると考えられる．

高齢者における唾液腺機能低下のもう1つの一般的な原因は，口腔乾燥を誘発する薬，つまり抗高血圧剤，利尿剤，向精神薬，精神病治療薬などの摂取である．1日に投与される薬の数と口腔乾燥の罹患率との間には，直接的な関連性が認められる．通常は口腔乾燥を誘発する薬の投与を中止すれば，唾液の流量は正常なレベルにまで回復する．

口腔癌治療の一貫として顎顔面領域の放射線治療後に，唾液分泌の著明な不可逆性の減少が通常認められる(図2-8)．口腔乾燥症に加え粘膜炎も頻繁に発現するため，義歯の装着時には痛みが伴い非常に難しいものとなる．

唾液の分泌は正常な咀嚼機能中に刺激を受ける．咀嚼機能の低下は，唾液腺の萎縮，唾液合成能と分泌能の低下を導くであろう(Sreebny, 1996)．これは，歯の欠損によって咀嚼器官の機能低下が生じると，口腔乾燥や唾液分泌の減少が引き起こされることを示している．したがって，適切な咀嚼機能は，高齢者における適度な栄養供給，唾液分泌の維持，さらに生活全体の質にとって重要である．

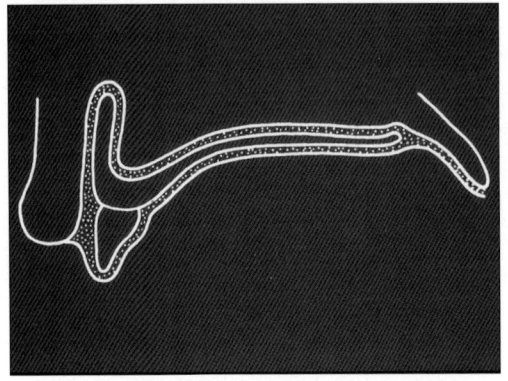

図 2-9 唾液層がすべての義歯表面を被覆している．唾液層内の負の圧が義歯の維持を確実にしている（Brill, et al, 1973. より引用）．

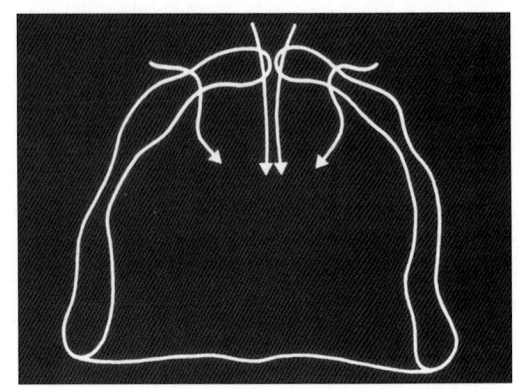

図 2-10 空隙内へ持続的に唾液や空気が侵入した状態に義歯がおかれると，負の圧は均衡化する（Brill, et al, 1973. より引用）．

唾液分泌の機能低下に関する意義

　唾液分泌の低下した患者は，口腔の快適度，健康，機能に対する唾液の役割を知るうえで，重要な参考となる．唾液分泌の機能低下は，蔓延型齲蝕，カンジダ症，嚥下障害，粘膜の不快感などを引き起こす．コンプリートデンチャー装着者では，唾液は義歯の維持にとって重要な役割をもっている(Brill, et al, 1973)．重要な物理的因子は，粘着，異なる分子間（唾液－アクリリック・レジン，唾液－口腔粘膜）の親和力，これに類似の結合力や親和力などである．粘着力は唾液による義歯と粘膜表面のぬれに影響し，一方の結合力は唾液層を確実に保持する役割を有する．義歯が口腔内に装着され唾液が義歯をぬらすと，唾液層がすべての義歯表面を被覆し，唾液層と大気の間で圧の相違が生じる（図 2-9, 10）．義歯が組織からはずれようとすると，唾液層内で負の圧が生じ，義歯の維持が効果的に行われる．義歯が持続的に引っ張られると，義歯内面に生じた空隙にまず唾液が，続いて空気が侵入する．負の圧は均衡化し義歯の維持はもはや失われる．好ましい維持力を得るための要因は，適切に延長された辺縁封鎖（すなわち義歯粘膜面の緊密な接触）と薄い唾液層である．しかし，唾液分泌能の低下した患者では，義歯の維持は，筋肉によって義歯を安定させるしかなく，患者の技量に完全に依存している．口腔乾燥を伴う義歯装着者は，維持力不足に加えて，しばしば口腔粘膜の灼熱感やかゆみ，さらに食物が義歯研磨面に粘着しやすいという不満を訴える．

神経筋機構

加齢とともに筋力の喪失が認められる．骨格筋の加齢変化に関する研究では，45歳を過ぎると筋の大きさと力が減少し，筋緊張の開始と解放のスピードが低下し，作動時の筋活力が低下することなどが示されている(Young, 1992)．さらに，ゆっくりと進行する筋の神経終末の減少は加齢過程の特徴であり，その結果収縮時間が長くなり，よりゆっくりとした筋の収縮が首尾一貫して認められる．

筋の密度と大きさは，筋が発揮しうる最大力の重要な決定因子である．断層撮影(CT)の進歩により人間の筋群の断面像を得ることが可能になり，最近では年齢や歯列の状態による顎筋の変化に関する研究にも応用されるようになった(Newton, et al, 1993)．咬筋や内側翼突筋では，筋の密度と大きさが20～90歳の間で約40％喪失することが明らかになった．通常は女性の方が男性よりも小さな筋を有していた．さらに，筋のX線上における濃度は加齢とともに低下し，これは筋線維の大きさが縮小していることを示している．天然歯が残存しているか否かの観点からすると，両筋の断面積は，研究対象となったすべての年齢層を通じて，有歯顎者と比較して無歯顎者では大きく減少していた．咬筋と内側翼突筋の大きさが増齢的に減少することは，これらの筋内部の機能運動単位数が減少していることを示しており，無歯顎患者ではこの現象がさらに強調されていた．最終的には機能的な咀嚼能力の低下と結びつく．固定性あるいは可撤性のパーシャルデンチャーのために支台歯として天然歯を保有しておくことは，咀嚼筋の機能を維持するためにおそらく重要なことなのであろう．

顎機能異常症

顎機能異常症は，咀嚼筋組織，顎関節および関連構造体における疾患であり，顎関節と咀嚼筋の内部や周囲における自発痛，圧痛，下顎の運動障害，さらに関節雑音などを伴った一連の症状として定義することができる．これらの疾患は，関節（骨関節症，リウマチ性関節炎，顆頭変位），関節円板（関節内障），あるいは筋（筋の機能亢進）などに具体的な障害を有している．

顎機能異常は正常機能からの逸脱を示すが，咀嚼器官における1つあるいはそれ以上の構成要素が変化や障害を受け，これが原因とも結果ともなりうる(Helkimo, 1974)．咀嚼器官の障害や機能不全は，以下にあげる臨床上記録される症状が1つあるいは複数認められた場合に明確となる：

- 下顎の運動制限
- 開口時の下顎の偏位（2mm以上）
- 咀嚼筋の触診時における痛み
- 顎関節の触診時における痛み
- 下顎の運動時痛

顎機能異常は，以下にあげる既往歴に関する症状が1つあるいは複数認められた場合にも可能性を疑うべきである：

表 2-5　顎機能異常と関連しうる病因.

骨関節症
　関節への機械的負荷
　　極度な咀嚼機能力
　　小臼歯／大臼歯の咬合支持が障害
　　ブラキシズム
　関節構造
　　遺伝
　　年齢
　　適応力
リウマチ性関節炎
　遺伝的素因
　細菌性作用
　免疫機構
　ストレス
関節の変位や顎内障
　咬合の不調和
　急性の外傷
　慢性の外傷
筋の過緊張
　咬合の不調和
　感情的なストレス
　外傷

(De Kanter, 1990. より)

- 顎関節の雑音
- 筋あるいは顎関節における痛みの既往
- 開口障害の既往
- 咀嚼時あるいは嚥下時の痛み
- 顎関節のロック症状
- 顎関節の脱臼

病因論

　1つの特異的な病因が顎機能異常を引き起こすという科学的な根拠は認められず，むしろ複数の要素が原因となっている．つまり，以下に主要な病因となりうる5つの概念をあげる：

1．歯の喪失や過蓋咬合の結果引き起こされる下顎頭の機械的な変位
2．疼痛を伴う筋のスパスムや筋の過緊張を引き起こす筋の機能亢進
3．異常機能活動，筋スパスム，疼痛などの原因とされる，関節内における下顎頭の位置と咬頭嵌合位との間に認められる機能的不調和
4．口腔習癖に関連した緊張により発現する咀嚼筋のスパスム
5．心身症つまり身体的，感情的，精神的要因が原因となる肉体的症状

　これらの要因はしばしば重なり合い同時に発現する．病因を考察するうえで単純化を図るために，関与する因子を疾病素因(心理的，構造的)，発現因子(外傷，異常習癖，過重負担)，永続因子(筋肉の緊張，社会的感情的問題)に分類することが提唱されている(De Boever and Carlsson, 1996)．顎機能異常の病因として関連しうるものを表 2-5 に要約した．
　骨関節症は主に非炎症性の疾患であり，関節軟組織の変性と剥離，骨の改造がその特徴である．骨関節症は通常は片側性にクレピテーションを伴いながら発現し，加齢

とともに頻度が増す．

　顎関節に苦痛をもたらすリウマチ性の関節炎は，通常は両側性に認められるが，概して体の他の関節が最初に影響を受ける．経過は，顎関節，時には関節突起全体の破壊を引き起こす炎症が特徴で，結果的に咬合の変化をもたらす．年齢とリウマチ性関節炎との間には特別な関連性は認められない．

　関節円板の転位は主に前方か内側であり，開口時に下顎頭と円板の関係が正常に戻る場合と戻らない場合とがある．特徴的な症状は痛みと開口障害である．この症状に対する治療として保存療法が選択されるべきであり，臨床状況が安定し症状が軽減するまでは，補綴治療はなされるべきではない．

　筋の過緊張は，ブラキシズムのように咀嚼筋活動が増加し持続した状態を指し，しばしば歯の咬耗を引き起こす．この症状は咬合の不調和によるものではなく，感情的なストレスとかかわっている可能性が高いことは，一般的に認められていることである．したがって，ブラキシズムは咬合療法で治療されるべきではなく，むしろ補綴治療は咬耗した歯を修復する際に適応となるであろう．高齢化がすすむと下顎あるいは舌の動きに協調性を欠く症状を有することがあるが，このような症例では，持続的な咬合接触によって義歯装着時の疼痛が誘発され，下顎の義歯が舌によって移動しやすくなるため，可撤性の義歯による治療が極端に困難となる．

罹患率（発症頻度）

　顎機能異常は成人ではよく認められ，罹患率は33〜86％であるとの報告がいくつかの研究でなされている(Carlsson, 1984)．ある研究では，このような機能異常を有する患者人口は加齢とともに減少し，さらに社会的，個人的な特徴が疾病素因の主要因となっていることを明らかにしている(Helöe, et al, 1977)．わずかな残存歯を有する人の方が，大部分の天然歯を有する人よりも顎機能異常の症状，徴候が多く認められるとの報告もある(Carlsson, 1976)．

　自立した高齢者における顎機能異常の症状や徴候の発症頻度に関する研究では，症状の強さが歯列，咬合，補綴物などの状況と比較検討された(Budtz-Jørgensen, et al, 1985)．この研究では，関節雑音は非常に高頻度で認められ，運動制限と触診による圧痛は，上下顎に天然歯を有する人よりもコンプリートデンチャー装着者においてより多く観察された(図 2-11)．一般的には顎機能異常の症状の強さは，弱いか中程度であるが，ごく少数の患者で咀嚼器官の機能と関連した複雑な訴えを有していた．有歯顎患者とコンプリートデンチャー装着者の両者ともかなりの頻度で咬合不正が認められたが，臨床症状の強さと咬合不正との間に相関はみられなかった．つまりこの研究は，高齢者の間では顎機能異常の病因は複雑であり，咬合状態の重要性はわずかで，痛みや不快感と相関が低いことを示唆している．

　長期施設入所者における研究では，顎機

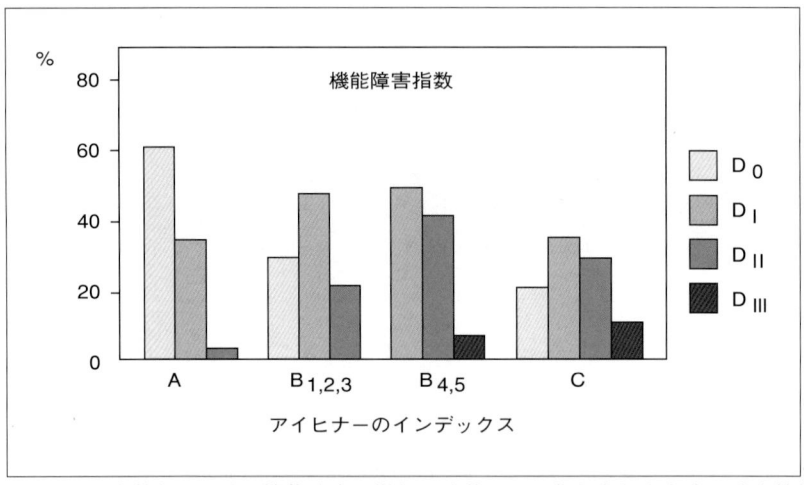

図 2-11 高齢者における機能障害の徴候や症状．A：大臼歯と小臼歯の咬合接触（4つの支持域）．B_1：3つの支持域．B_2：2つの支持域．B_3：1つの支持域．$B_{4,5}$：前歯部分の接触のみ．C：天然歯での接触なし（Budtz-Jørgensen, et al, 1985.より）．

能異常に関する1つ以上の臨床徴候を有しているのは，わずか20％のみであることが明らかとなった．入所者の訴えと，彼らの残存歯や義歯の状態，顎機能異常の臨床徴候との間には，明確な相関は認められなかった（MacEntee, et al, 1987）．この研究では，要介護高齢者において，関節雑音を除けば顎機能異常の訴えや臨床徴候はまれであることが示された．

高齢者における顎機能異常の変化に関して，最近9年間にわたり観察した長期的研究では，報告された症状の頻度は加齢とともに減少するケースが大多数であったが，一方，何名かの患者では症状の強さが観察期間中に増していることが明らかとなった（Nordström and Eriksen, 1994）．顎機能異常の強い症状は高齢者においては比較的稀であり，歯列状態の障害と直接的には関連していないと思われるが，遊離端歯牙欠損や不適合義歯は高度な咀嚼障害を引き起こし，結果的に口腔機能や快適性に妥協を要することになるであろう．

臼歯欠損に対する修復処置

短縮歯列（SDA）とは最後方歯が失われて歯列が短縮された状態であり，結果的に大

臼歯部の咬合支持が喪失している．この状況は高齢者においてしばしば認められるが，これは大臼歯が齲蝕や歯周疾患による影響をもっとも強く受けており，そのため経済的あるいは技術的な原因によって，多くの場合抜歯されているという事実の結果である．一般的には，短縮歯列は以下にあげる方法で対処することが可能である（Käyser, 1989）：

- 現状の維持
- 可撤性パーシャルデンチャーかカンチレバー方式の固定性パーシャルデンチャーによる修復処置
- 遠心支台歯の矯正的移動かインプラント装着による遠心側支持装置の利用

研究結果によって裏付けされた臨床所見（Witter, et al, 1994a, 1994b）では，機能的・社会的要求を満足するのに必要な最小限の歯数は，個人間でさまざまであり，残存歯，咬合，適応力，年齢などの局所的・全身的要因に依存しているとの結論がだされた．

SDA被験者の口腔機能を，完全歯列を有する被験者と比較した6年間にわたる研究では，SDAは永続性のある咬合の安定性を有し，この状況での可撤性パーシャルデンチャーの装着は，安定性に影響を及ぼさないことが明らかとなった．顎間スペースに関するわずかな変化は，SDAとなった抜歯後短期間のうちに引き起こされたが，その後数年間ではごくわずかしか認められなかった．

同じ患者グループによる別の研究では，患者の口腔内快適性の認識に関してばかりでなく，顎機能異常症状の発現についても追跡調査が行われた．この研究における口腔内の快適性とは，咀嚼器官からの痛みや苦痛がなく，咀嚼機能や歯列の外観が許容できるものと定義されている．研究結果が示すには，SDAは6年間の観察期間中に顎機能異常の徴候や症状を引き起こすことはなかった．SDAの患者は完全歯列の被験者よりも，ブラキシズムの習癖をより高頻度に報告することはなかった．さらに彼らは，顕著な咬耗，つまり咀嚼や咬合力の吸収に対し，より少ない歯で対応していることをうかがわせるような徴候を示すことはなかった．最終的には，下顎の可撤性パーシャルデンチャーを装着するSDAの患者は，義歯を装着しない患者と比較して，より好ましい口腔内快適性を認識しているわけではなく，実際は，義歯装着者は非装着者よりも顎機能異常の徴候や症状を多数示すことがあった．

顎関節と関連した咬合および歯列支持の役割は過去において過大評価されており，臼歯支持の喪失は，顎関節の疾患を予防するために常に修復されねばならないという定説を導いてきた．臼歯の喪失は，顎関節の骨関節症に対する寄与因子の可能性はあるが，顎機能異常の徴候や症状との明確な相関は認められない．高齢者においても，臼歯喪失に対する適応能力は高いと考えられる．

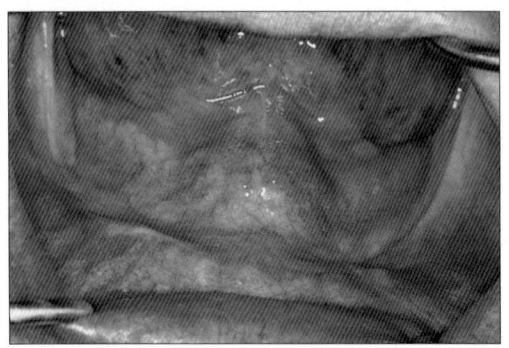

図 2-12 長年にわたりコンプリートデンチャーを装着していた結果，極度な欠損部顎堤の吸収が認められる．

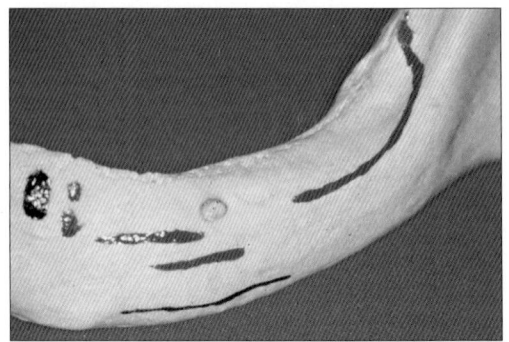

図 2-13 萎縮した下顎．オトガイ孔やオトガイ筋，頰筋の付着部が欠損部顎堤の頂部と近接していることに注目．

欠損部顎堤の吸収

　抜歯後の欠損部顎堤の吸収は，慢性的，進行的で不可逆的な骨の改造現象である（Atwood and Coy, 1971）．咀嚼時，非咀嚼時の力は，歯根膜を介してではなく，歯槽堤を被覆する粘膜に対する圧を通じて歯槽骨に伝達されるが，骨組織へのこれらの機能的刺激が変化することによって歯槽骨改造が引き起こされる．吸収の進行は不可逆性であるが，吸収の割合は多くの要因に影響され，しばしば補綴修復や口腔機能に対して極度な障害をもたらす．

　顎骨では，骨格の他の部分と同様に，特別な機構に基づく破骨細胞と骨芽細胞の作用によって骨改造が行われる．つまり，破骨細胞が骨の吸収に，一方，骨芽細胞が骨の形成に関与する．破骨細胞と骨芽細胞の両者の活動性は加齢に伴い減少する．したがって，欠損部顎堤の吸収の度合いは，加齢よりもむしろ歯牙喪失時期に依存する．改造の過程は，下顎の頰側や唇側部分のような薄い皮質骨を伴う部位でとくに重要である．吸収の結果，上顎では幅が減少し，下顎では増加する（図 2-12, 13）．

　抜歯後最初の 1 年間における，欠損部顎堤の高さの減少は，正中矢状面において上顎では 2〜3 mm，下顎では 4〜5 mm である（Tallgren, 1972）．初期の治癒に続いて，改造の過程が持続するが，ゆっくりとした度合いで進行する．下顎と上顎とでは吸収に対する比率は約 4：1 であり，この比率はその後の数年間は一定のままである．下顎における 1 年間の吸収の割合は，コンプリートデンチャーや可撤性パーシャルデンチャー装着者では，約 0.2mm である．しかし，個人間でかなりの変動が認められ；抜歯に伴い欠損部顎堤の著明な吸収が認められる患者では，その後も持続的に顕著な吸収を示す．

性別や年齢と関連した骨の状況

in vivo や組織形態的な生検に基づくいくつかの研究において，人間の骨格や顎骨における骨石灰化の局所量が，性別や年齢と関連させて検索された(von Wowern, 1986). in vivo の一般的な方法は，X線撮影，光子吸収測定，あるいはCTなどにより骨の無機質含有量を評価することである．また組織形態的な方法を用いて，骨石灰化の量や骨改造過程が評価された．

健康で有歯顎の若年者では，下顎における平均的な皮質骨の幅と骨の無機質含有量は，一般的には女性の方が男性よりも少ない．加齢に伴い，下顎では他の骨格部分と同様に持続的な骨の吸収が起こる．しかし，この加齢に関連した骨の喪失は，女性の方が男性よりも著しい(Ortman, et al, 1989)．高齢者の被験者では，他の骨と同様に下顎の皮質骨において，骨の吸収活動と関連して骨の形成活動は衰える．さらに，下顎の皮質部分の多孔性は加齢とともに増加するが，これは性別とはとくに関連性は認められない．

欠損部顎堤の吸収に対する病因

欠損部顎堤の吸収に対する病因はよく理解されていない．欠損部顎堤の吸収程度は，解剖，代謝，さらに機械的な決定因子などが複合した結果である(Atwood and Coy, 1971)(表 2-6)．たとえば，下顎における極度な欠損部顎堤の吸収は，下顎角の小さ

表 2-6　欠損部顎堤吸収に対する病因.

　局所
　　歯根膜の喪失
　　骨の外科的露出
　　無歯顎期間の長さ
　　欠損部顎堤に対する過重負担
　　　小さな下顎角と咬合力の上昇
　　　ブラキシズム
　　　不安定な咬合状態
　　　前方での機能亢進症
　　　昼間と夜間の義歯装着
　全身的
　　性別に関連した骨粗鬆症
　　年齢に関連した骨粗鬆症
　　栄養不良に関連した骨粗鬆症
　　　カルシウム欠乏
　　　ビタミンD欠乏

なケースによく認められるが，これは，顎骨の組織上に負荷される咬合力の強さと関係しているためである．もし角度が小さいと，咬合力は角度が大きい場合に発揮される力の3倍を超えるであろう．歯が喪失した歯槽堤への過重負担によって，局所の骨の喪失は加速されるであろう．これはちょうど，口腔内に下顎の前歯のみが残存している場合，上顎前歯部の骨吸収が顕著に認められるのと同様の現象である(Kelly, 1972)(図 2-14)．咬合力は上顎の義歯を介して上顎前歯部に向けられる．さらに吸収は，義歯を昼間と夜間ともに使用している

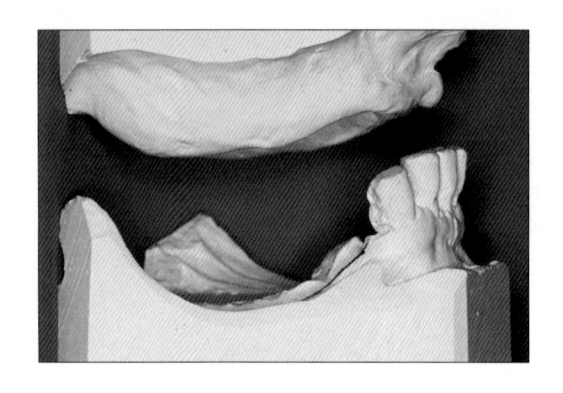

図 2-14 咬合力が集中したことによって上顎前歯部は極度に吸収している．

患者の方が，昼間のみ装着しているものよりも顕著である．下顎の吸収が上顎の4倍速いという理由の1つとして，下顎の義歯と床下組織との接触面積は上顎に比べて1/3であり，単位面積あたりの平均的な荷重が結果的に3倍高いことが考察される．

骨粗鬆症は，特定の骨の無機質含有量が，同性の成人における平均的な含有量の2SD以下である症状と定義されてきた(Nordin, 1987)．この定義によれば，健康な高齢女性の71%は顎骨の骨粗鬆症を有している(von Wowern, et al, 1988)；これらの患者で他の骨の骨粗鬆症性骨折を伴う場合，とくに重篤な顎骨の骨粗鬆症を有する(von Wowern and Kollerup, 1992)．さらには，骨粗鬆症性骨折の既往のある女性は，無歯顎の上顎においてより急速な吸収を示すことも明らかとなった．若年および高齢の無歯顎女性では，下顎骨の無機質含有量と欠損部顎堤の吸収との間に負の相関が存在することも示された．これらの結果は，骨粗鬆症と欠損部顎堤の吸収との関連性を明確にする根拠となっている．しかし，他の研究では，この点については明確な結論を避けている(Klemetti, 1993)．

欠損部顎堤の吸収に対する予防処置

欠損部顎堤の吸収に対して可能な予防処置には，エストロゲン療法，食餌／栄養に対する指導，歯の管理，顎骨へのインプラント埋入などが含まれる．

エストロゲン療法は，更年期の女性において骨量を保存するのにもっとも効果的な手段である(Faine, 1995)．骨の吸収に対する最大限の抑制効果を得るために，ホルモン置換療法は無期限に持続されるべきである．これは，治療が中断されると骨密度は急速に低下するからである．しかし副作用の可能性から，このような治療は高齢女性における欠損部顎堤の吸収を予防する目的だけで推奨されるべきではない．骨粗鬆性骨折を予防するためにホルモン置換療法を選択した女性に対してあてはまることであ

り，この場合に欠損部顎堤形態を維持できるという二次的な効果がもたらされる．

骨粗鬆症の予防に対するカルシウム摂取の主な役割は，汗，尿，便を通じた毎日の喪失を補充し，その結果，骨からカルシウムが流出するのを防止する．即時義歯装着者では，カルシウムとビタミンDの補充は，欠損部顎堤の抜歯後吸収の速度を減少させる効果のあることが示されている(Wical and Brussee, 1979)．高齢者における骨量，密度の喪失傾向は，カルシウムやビタミンD療法によって抑制することはできない．しかし，骨粗鬆症の危険を予防するために，全年齢層の女性に対して，高いカルシウム摂取量を維持し，規則的な体重管理の運動を実行させ，さらに更年期にホルモン置換療法を考慮に入れるように奨励することが重要である(Faine, 1995)．このような予防措置は，欠損部顎堤の保存に有効に働く可能性が高い．高齢者における塩酸産生能の低下と制酸剤の頻繁な使用は，カルシウムの吸収を低下させ，負のカルシウムバランスの素因をつくることになるであろう．

コンプリートデンチャーによる治療に伴う，欠損部顎堤の吸収を予防する簡単な方法は，義歯の支持効果と同時に近接した骨を保存する目的で，戦略的に残存する歯根を維持することである．欠損部顎堤の吸収に関して，通法によるコンプリートデンチャーと，犬歯部での支持を有する下顎のオーバーデンチャーによる治療とを比較した研究では，垂直的な骨の喪失は，通法によるコンプリートデンチャー装着患者では平均5mmであったのに比較して，オーバーデンチャー装着者では平均0.6mmであった(Crum and Rooney, 1978)．埋伏した，あるいは粘膜に被覆された歯根の維持は，欠損部顎堤の吸収予防に有効とされるもう1つの方法であるが，(von Wowern and Winther, 1981)このような歯根はかなりの頻度で感染している．

固定性あるいは可撤性の補綴装置に対する支台としてのオッセオインテグレーティド・インプラントの利用は，無歯顎患者の補綴的リハビリテーションにおける有効で安全な手段である．さらに，欠損部顎堤の吸収の速度は，通法によるコンプリートデンチャーが用いられた場合よりも，それほど重要な問題とならない(Sennerby, et al, 1988)．さらに，下顎の無機質の密度は，このテクニックによって維持されるか，あるいはむしろ改善されるという研究も認められる(von Wowern, et al, 1990)．

結　論

咀嚼器官の加齢に伴う変化については，あまり多くは知られておらず，実際に発現し確認されている変化からは，比較的限定された範囲での結論しか得られていない．したがって，咀嚼器官が加齢によって機能性をどこまで喪失するかに関しては，不明な点が多い．主要な危険因子は不可逆性の齲蝕や歯周疾患であり，これらが管理されなければ，歯の喪失，欠損部顎堤の吸収，咬合状態の不安定，さらに咀嚼能の障害がもたらされる．補綴治療に伴い，咀嚼器官

の良好な機能が維持されることが可能である．しかし，補綴治療の多くが，口腔組織の保全にとって負の効果を有している可能性もある．

高齢者において，全身の健康状態が障害をうけると，口腔衛生の不良，唾液流出量の減少，口腔全体の不快感など口腔健康に反映される．このため，患者の主訴は咀嚼や義歯装着に関連することが多く認められる．有歯顎の患者では，主な臨床的問題点は，齲蝕，歯の崩壊，歯の動揺，歯肉出血などである．義歯装着者における問題点は，貧弱な咀嚼機能，義歯の不快感，義歯床下の食物残渣，頻繁な発音障害に関することである．したがって，全身健康状態に障害を有する高齢者における口腔の健康に関する問題点は，通常は複雑で広範囲にわたり，解決が困難である．

参考文献

Arvidson, K., Friberg, U. (1980) Human taste: response and taste bud number in fungiform papillae. Science 209:807–808.

Atwood, D.S., Coy, W.A. (1971) Clinical, cephalometric and densitometric study of reduction of the residual ridges. J. Prosthet. Dent. 26:280–295.

Baum, B.J. (1981) Research on aging and oral health: an assessment of current status and future needs. Spec. Care Dentist. 1:156–164.

Brill, N., Tryde, G., Hvolby, I.L. (1973) Impressions for complete dentures. Copenhagen: Odontology Faculty Press.

Budtz-Jørgensen, E., Luan, W.M., Holm-Pedersen, P., Fejerskov, O. (1985) Mandibular dysfunction related to dental, occlusal and prosthetic conditions in a selected elderly population. Gerodontics 1:28–33.

Carlsson, G.E. (1976) Symptoms of mandibular dysfunction in complete denture wearers. J. Dent. 4:265–270.

Carlsson, G.E. (1984) Epidemiological studies of signs and symptoms of temporomandibular joint–pain-dysfunction. A literature review. Aust. Prosthodont. Soc. Bull. 14:7–12.

Crum, R.J., Rooney, G.E. (1978) Alveolar bone loss in overdentures: A 5-year study. J. Prosthet. Dent. 40:610–613.

Dahl, B.L., Carlsson, G.E., Ekfeldt, A. (1993) Occlusal wear of teeth and restorative materials. A review of classification, etiology, mechanisms of wear, and some aspects of restorative procedures. Acta Odontol. Scand. 51:299–311.

Dawes, C. (1996) Factors influencing salivary flow rate and composition. In Saliva and Oral Health, eds. Edgar, W.M., O'Mullane, D.M. pp. 27–41. London: British Dental Association.

De Boever, J.A., Carlsson, G.E. (1996) Temporomandibular disorders and the need for prosthetic treatment. In Prosthodontics: Principles and Management Strategies, eds. Öwall, B., Käyser, A.F., Carlsson, G.E. pp. 97–110. London: Mosby-Wolfe.

De Kanter, R.J.A.M. (1990) Prevalence and etiology of craniomandibular dysfunction. An epidemiological study of the Dutch adult population. Dissertation. University of Nijmegen.

Domine, L., Holz, J. (1991) Sénescence de l'organe pulpo-dentinaire humain. Rev. Mens. Suisse Odontostomatol. 101:725–733.

Dormenval, V., Budtz-Jørgensen, E., Mojon, P., Bruyère, A., Rapin, C.-H. (1995) Nutrition, general health status and oral health status in hospitalised elders. Gerodontology 12:73–80.

Easterby-Smith, V., Besford, J., Heath, M.R. (1994) The effect of age on the recognition thresholds of three sweeteners: sucrose, saccharin and aspartame. Gerodontology 11:39–45.

Faine, M.P. (1995) Dietary habits related to preservation of oral and skeletal bone mass in women. J. Prosthet. Dent. 73:65–72.

Griep, M.I., Collys, K., Mets, T.F., Slop, D., Laska, M., Massart, D.L. (1996) Sensory detection of food odour in relation to dental status, gender and age. Gerodontology 13:56–62.

Grushka, M., Sessle, B. (1988) Taste dysfunction in burning mouth syndrome. Gerodontics 4:256–258.

Helkimo, M. (1974) Studies on function and dysfunction of the masticatory system. Swed. Dent. J. 67:101–121.

Helöe, B., Helöe, L.A., Heiberg, A. (1977) Relationship between sociomedical factors and TMJ-symptoms in Norwegians with myofascial pain-dysfunction syndrome. Community Dent. Oral Epidemiol. 5:207–212.

Holm-Pedersen, P., Agerbæk, N. Theilade, E. (1975) Experimental gingivitis in young and elderly individuals. J. Clin. Periodontol. 2:14–24.

Isidor, F., Budtz-Jørgensen, E. (1990) Periodontal conditions following treatment with distally extending cantilever bridges or removable partial dentures in elderly patients. A 5-year study. J. Periodontol. 61:21–26.

Käyser, A.F. (1989) The shortened dental arch: A therapeutic concept in reduced dentitions and certain high-risk groups. Int. J. Periodont. Rest. Dent. 9:427–450.

Kelly, E. (1972) Changes caused by a mandibular removable partial denture opposing a maxillary complete denture. J. Prosthet. Dent. 27:140–150.

Klemetti, E. (1993) Edentulous jaws and skeletal mineral status. Thesis. Kuopio University Printing Office, Finland.

Landt, H., Fransson, B. (1975) Oral ability to recognize forms and oral muscular coordination ability in dentulous young and elderly adults. J. Oral Rehabil. 2:125–138.

Lindhe, J., Nyman, S. (1975) The effect of plaque control and surgical pocket elimination on the establishment and maintenance of periodontal health. A longitudinal study of periodontal therapy in cases of advanced disease. J. Clin. Periodontol. 2:67–79.

Loza, J.C., Carpio, L.C., Dziak, R. (1996) Osteoporosis and its relationship to oral bone loss. Curr. Opin. Periodontol. 3:27–33.

MacEntee, M.I., Weiss, R., Morrison, B.J., Waxler-Morrison, N.E. (1987) Mandibular dysfunction in an institutionalized and predominantly elderly population. J. Oral Rehabil. 14:523–529.

Müller, F., Link, I., Fuhr, K., Utz, K.H. (1995) Studies on adaptation to complete dentures. Part II: Oral stereognosis and tactile sensibility. J. Oral Rehabil. 22:759–767.

Newton, J.P., Yemm, R., Abel, R.W., Menhinick S. (1993) Changes in human jaw muscles with age and dental state. Gerodontology 10:16–22.

Nordin, B.E.C. (1987) The definition and diagnosis of osteoporosis. Calcif. Tissue Int. 40:57–58.

Nordström, G., Eriksen, S. (1994) Longitudinal changes in craniomandibular dysfunction in an elderly population in northern Sweden. Acta Odontol. Scand. 52:271–279.

Ortman, L.F., Hausmann, E., Dunford, R.G. (1989) Skeletal osteopenia and residual ridge resorption. J. Prosthet. Dent. 61:321–325.

Papapanou, P.N., Wennström, J.L., Gröndahl, K.A. (1989) A 10-year retrospective study of periodontal disease progression. J. Clin. Periodontol. 16:403–411.

Percival, R.S., Challacombe, S.J., Marsh, P.D. (1994) Flow rates of resting whole and stimulated parotid saliva in relation to age and gender. J. Dent. Res. 73:1416–1420.

Persson, R.E., Persson, G.R., Robinovitch, M. (1994) Periodontal conditions in medically compromised elderly subjects: Assessments of treatment needs. Spec. Care Dentist. 14:9–14.

Sennerby, L., Carlsson, G.E., Bergman, B., Warfvinge, J. (1988) Mandibular bone resorption in patients treated with tissue integrated prostheses and in complete denture wearers. Acta Odontol. Scand. 46:135–140.

Sreebny, L.M. (1996) Xerostomia: diagnosis, management and clinical complications. In Saliva and Oral Health, eds. Edgar, W.M., O'Mullane, D.M. pp. 43–66. London: British Dental Association.

Tallgren, A. (1972) The continuing reduction of the residual alveolar ridges in complete denture wearers: a mixed longitudinal study covering 25 years. J. Prosthet. Dent. 27:120–137.

Tammiala-Salonen, T., Hiidenkari, T., Parvinen, T. (1993) Burning mouth in a Finnish adult population. Community Dent. Oral Epidemiol. 21:67–71.

Tourne, L.P.M., Fricton, J.R. (1992) Burning mouth syndrome. Critical review and proposed clinical management. Oral Surg. Oral Med. Oral Pathol. 74:158–167.

Van Aken, A.A.M., van Waas, M.A.J., Kalk, W., van Rossum, G.M.J.M. (1991) Differences in oral stereognosis between complete denture wearers. Int. J. Prosthodont. 4:75–79.

von Wowern, N. (1986) Bone mass of mandibles. In vitro and in vivo analyses. Thesis. Laegeforeningens Forlag Denmark.

von Wowern, N., Winther, S. (1981) Submergence of roots for alveolar ridge preservation. Int. J. Oral Surg. 10:247–250.

von Wowern, N., Storm, T.L., Olgaard, K. (1988) Bone mineral content by photon absorptiometry of the mandible compared with that of the foramen and lumbar spine. Calcif. Tissue Int. 42:157–161.

von Wowern, N., Harder, F., Hjørting-Hansen, E., Gotfredsen, K. (1990) ITI implants with overdentures: A prevention of bone loss in edentulous mandibles. Int. J. Oral Maxillofac. Implants 5:135–139.

von Wowern, N., Kollerup, G. (1992) Symptomatic osteoporosis—a risk factor for residual ridge reduction of the jaws. J. Prosthet. Dent. 67:656–660.

Vrotsos, J.A., Vrahopoulos, T.P. (1996) Effects of systemic diseases on the periodontium. Curr. Opin. Periodontol. 3:19–26.

Whitehead, M.C. (1988) Neuroanatomy of the gustatory system. Gerodontics 4:239–243.

Wical, K.E., Brussee, P. (1979) Effects of a calcium and vitamin D supplement on alveolar ridge resorption in immediate denture patients. J. Prosthet. Dent. 41:4–9.

Witter, D.J., de Haan, A.F.J., Käyser, A.F., van Rossum, G.M.J.M. (1994) A 6-year follow-up study of oral function in shortened dental arches. Part I: Occlusal stability. J. Oral Rehabil. 21:113–125.

Witter, D.J., de Haan, A.F.J., Käyser, A.F., van Rossum, G.M.J.M. (1994b) A 6-year follow-up study of oral function in shortened dental arches. Part II: Craniomandibular dysfunction and oral comfort. J. Oral Rehabil. 21:353–366.

Wolff, A., Ship, J.A., Tylenda, C.A., Fox, P.C., Baum, B.J. (1991) Oral mucosal appearance is unchanged in healthy, different-aged persons. Oral Surg. Oral Med. Oral Pathol. 71:569–572.

Young, A. (1992) Voluntary muscle: Strength and power. In Oxford Textbook of Geriatric Medicine, eds. Evans, J.G., Williams, T.F. pp 597–601. Oxford: Oxford University Press.

Zander, H.A., Hürzeler, B. (1958) Continuous cementum apposition. J. Dent. Res. 37:1035–1044.

3 咀嚼機能と栄養

　適切な栄養は口腔組織の健康と保全に不可欠であり，健康な口腔組織が存在してこそ高齢者の補綴処置の成功が約束される．歯科臨床にあっては，健全な天然歯列の保持は歯列が食品を咀嚼時に口腔に取り込み，咀嚼された食塊を嚥下し，さらに下部消化管へ送り込む機能において最重要の前提条件であることからみて，きわめて重要である．歯列の部分欠損，または全部欠損患者では欠損修復処置が咀嚼機能を保持，さらに回復する点できわめて重要である．しかし，単に咀嚼機能だけではなく，高齢者においては他の種々の因子が栄養摂取に重要な役割を果たす．さらに，多くの加齢医学上の変化と疾病は患者の栄養学上，さらには社会経済的側面に影響される．食習慣は食品の嗜好・選択に大きく影響される．

　ある意味で，水分は高齢者にとって必須，かつ最重要の栄養成分であるといえる（Massler, 1979）．体内での水分摂取のバランスが崩れ，摂取と放出が等しくなると脱水状態が生じる．その結果，患者は情動が鈍り，疲れやすく，皮膚，眼球，口腔粘膜などでは乾燥を生じ，容易に傷つきやすくなる．このような状態では，食欲，咀嚼機能は減退し，口腔領域の順調な働きが損なわれる．このような患者で義歯による治療が成功しない場合，それは技術的な失敗というよりは上記の口腔内状況が起因している．高齢患者においては，補綴処置を開始する以前に個別患者の咀嚼機能を正確に認識することが不可欠である．しかし，上記に加え，補綴医は高齢患者について彼らの栄養状態を容易に評価できることが必須で，今後増加する高齢患者に食物摂取のアドバイスができることも求められる．事実，食物摂取指導を適切に行うことは栄養低下に対応する点から，単に義歯を製作する以上に効果的な方法である．一方，補綴処置は咀嚼機能を回復し，口腔領域の順調な働きを保ち，患者のQOLを回復するため必要である．

表 *3-1*　咀嚼能力評価用質問用紙.

　　一般的観察，質問
　　　　食事に時間がとてもかかる
　　　　飲み込むのが困難
　　　　咀嚼できない食品がある
　　　　特別に調理した食品を食べる
　　　　食事はうまくできますか
　　個別的質問
　　　　生ニンジン，ピーナッツ，肉を食べるのに困難を感じますか
　　　　どんな種類の食品が食べにくいですか
　　栄養，口腔感覚について
　　　　栄養状態は適切ですか
　　　　食事は楽しいですか
　　　　好みのものを食べていますか
　　　　最近，食欲の不振を感じますか
　　　　歯や義歯の具合によって，うまく食事できないことがありますか
　　　　唾液がでないため，うまく食事できないことがありますか

(Slagter, 1992；Witter, et al, 1994；and Dormenval, et al, 1999. より)

咀嚼機能

　すでに述べたように，高齢者における補綴処置を実行する適応症の1つに咀嚼機能を改善するという目的があげられる．これを評価するにはまず，「噛める，噛めない」という個人的な咀嚼機能の評価がある．次いで，咀嚼能率という評価があり，これはある一定の大きさの食品を一定の寸法に粉砕するのに必要な咀嚼回数，または咀嚼時間で表す．また，咀嚼値とは一定の咀嚼回数，または咀嚼時間における粉砕された食塊の寸法と分布をいう(Bates, et al, 1976；Carlsson, 1984)．最後に咬合力の測定がある．咬合・咀嚼力の測定，さらに咀嚼筋筋電図による咀嚼中，さらに最大咬合力発現時の筋活動が測定されている(Lindquist, et al, 1986；Haraldson and Ingervall, 1979；Bakke, et al, 1990)．

噛めるか，噛めないのか

　咀嚼能力についての個人の主観的，心理学的な評価は通例，「噛めるか，噛めないのか」を質問用紙などで患者自身による回答を調査し，好みの食品，義歯への満足度などが分析される(Slagter, 1992；Witter, et al, 1994；Dormenval, et al, 1998)(表 *3-1*)．短縮歯列(SDA)の患者群では，ごく少数を除いてこの主観的な咀嚼能力について不満は認められず，非対称的なSDA患者では

残存歯の多い側での片側咀嚼が主体で，咬合支持点が多数残っている側で行われていた(Witter, et al, 1994)．これは，欠損歯列患者では，低下した咀嚼機能を咬合できる歯が多く残っている側で代償して咀嚼していることを示している．これらの患者では咀嚼に時間がかかり，普通よりも大きな食塊を嚥下しているようである．

　SDA患者において，パーシャルデンチャーを装着したことによって咀嚼状況を改善できたという証左はない．逆に患者はしばしば義歯への不満を示し，食事のときに義歯が使用されているとは限らないのが現状である．主観的な咀嚼能力の回復に関していえば，高齢化とともに，残存歯数の減少と咀嚼能力の低下がほぼ直線的に進行する(Agerberg and Carlsson, 1981)．階層化された回帰分析を適用・解析すると，咀嚼能力という従属変数の変化をもっとも的確に説明可能な独立変数としては，残存歯数があげられる．かくして，高齢者の咀嚼能力の低下，障害と有床義歯とは関連が深く，一方，残存歯数が20歯以上の患者では咀嚼に関する問題はほとんどない．無歯顎患者においては，口腔状態と義歯の質は患者の咀嚼能力とはある程度の関連しかみられない(Slagter, 1992)．しかしながら，この状況はコンプリートデンチャー装着患者に2～3本インプラントを植立し，義歯の支持，維持を改善すると大きく変化が現われ，咀嚼能力は向上する(Kiyak, et al, 1990)．養護施設における入所者の残存歯状態と咀嚼能力の関係についてみると，多くの入所者がみずからの咀嚼能力が劣っていると認め，軟性食品しか食べられないと述べている(Ekelund, 1989)．コンプリートデンチャーを装着するという因子以外に直接，間接的に咀嚼能力を損なう因子としては食欲減退，口腔乾燥症があげられる(Dormenval, et al, 1998)．

咀嚼能率および咀嚼値

　咀嚼能率および咀嚼値を評価する方法として，食品咀嚼後の各メッシュサイズの篩によって分別することが行われる(図3-1)．この場合，試験食品としては人工的なものとしてゼラチン，また，各種の試験食品としてアーモンド，ニンジン，リンゴなどが使われる．咀嚼値はこれを推定する方法として試験食品を一定の咀嚼時間・回数の間に咀嚼し，これらを5.6，4.0，2.0mmの各篩を通過させて残留したものの重量パーセントによって規定される．各篩のメッシュによって小さく粉砕された試験食品を流水下で洗い流し，篩に残留した試験食品の重量を測定する(Helkimo, et al, 1978)．咀嚼能率を算定するには同様な篩の系列を用いるが，たとえば，一定の寸法に規定されたゼラチンなどが試験食品として用いられる．咀嚼後，試験食品はプラスチック容器に吐きだされ，上記と同様に篩分法によって測定される(Gunne, 1983)．各篩上に残った咀嚼後の試験食品は水性染料に通され，ゼラチンが染色される．このようにすると，染料中の染料濃度はゼラチンに吸収され減少する．この染料濃度の減少は粉砕

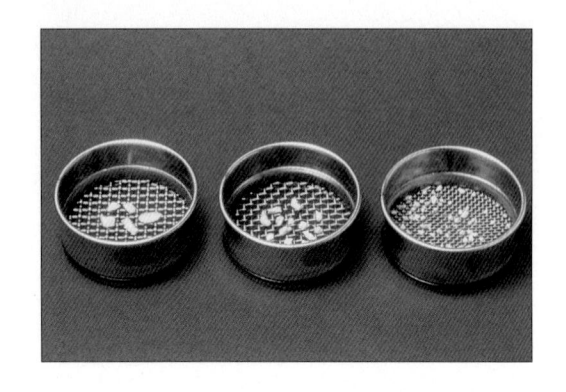

図 *3-1* 篩分法に用いる咀嚼能率測定用の篩.

されたゼラチンの表面積の増加に比例する（つまり，ゼラチンが小さく粉砕されていればいるほど表面積は増加し，染料濃度は低下，すなわち良好な咀嚼能率が得られていたこととなる）．咀嚼機能の評価法には与えられた一定の試験食品をすべて咀嚼し，嚥下するまでの時間について測定する方法や，嚥下にいたる咀嚼ストロークを測定する方法がある．運動学的な測定法によって，咀嚼中の下顎運動を測定する技法も報告されている（Tallgren, et al, 1989）．最後に咀嚼時の咀嚼筋の機能を咀嚼筋筋電図によって測定し，これから等尺性の咬合力を評価し，閉口筋の包括的な機能状態を評価する方法も報告されている（Tallgren, et al, 1986; Tryde, et al, 1989; Bakke, et al, 1990）．

咬合力に影響する男女差，年齢差，咬合状態について

　一般に，咀嚼筋収縮時に生じる最大咬合力の値は女性に比べて男性では20％程度大きく，女性では35歳，男性では45歳にそのピークがある（Helkimo, et al, 1977; Bakke, et al, 1990）．そして，加齢とともにしだいに減少していく．咬合力は咬合接触点数，咬頭嵌合位における咬合の安定性にも依存して，条件がよければ増加する．高齢者で短縮歯列（SDA）の個体では，正常歯列者に比べて50％程度に減少する（Holm, 1994）．義歯装着者では，同様に50％をやや上まわる値となる（Slagter, 1992）．

　咀嚼中に発現する咬合力値としては，0.3〜7.2kgが測定されている．しかし，この値は咀嚼される食品の性状や他の因子によって大きくばらつく（Bates, et al, 1976）．平均的な咀嚼中の咬合力は0.2〜2kgであるが，咀嚼サイクルの最終段階では大きな値が得られる．コンプリートデンチャー装着者の咀嚼中の筋力は正常歯列者の1/3である（Slagter, 1992）．一般に咬合力の減少にもっとも関連しているのは歯の欠損であり，加齢変化はほとんど影響しない．

口腔内の状況

1950年代における咀嚼機能に関する研究によって，歯列が乱れると咀嚼機能も失調すること，そして義歯は一般的に天然正常歯列に比べ咀嚼値，咀嚼能率ともに劣っていることが示された(Bates, et al, 1976)．さらに，個々の被検者の歯列状態にまったく関係なく，嚥下にいたる咀嚼ストローク数は独立しており，これは欠損歯列患者では咬合接触機能の低下を補うのに長時間咀嚼するのではなく，大きな食塊を嚥下するという傾向のあることを示したものといえる．一方，これとは反対に最近の研究では，咀嚼機能の劣る患者では，機能を補償するために嚥下までの咀嚼ストロークが増大するという報告もある(Helkimo, et al, 1983；Gunne, 1985；Holm, 1994)．咀嚼時の下顎運動を若年者(平均年齢26歳)と高齢者(同80歳)とで測定，比較すると全咀嚼サイクルの咀嚼時間(デュアレーション)に差異は認められなかった(Karlsson and Carlsson, 1990)．しかし，咀嚼速度と咀嚼時の下顎の垂直移動距離は明らかに若年者よりも高齢者で小さかった．以上からみて，中枢神経系の咀嚼パターンを司る分野は加齢によって影響されないことがわかる．

篩分法による咀嚼試験において(図3-1)，若年有歯顎の被検者32名で試験食品としてニンジンを用い，歯列状態と試料の粉砕状態の関係をみた(Luke and Lukas, 1985)．試料の粉砕状態と犬歯よりも後方歯の総数，犬歯よりも後方歯列の咬合接触部位数などの歯列の状況との間には密接な関連がみられた．優れた咬合接触関係を有する被検者では，咀嚼能率は咬合接触関係が劣悪な被検者に比べて約40％高かった．同様に，コンプリートデンチャー装着者における観察でも，義歯人工歯咬合面の頬舌径を1.0mm削去させると，咀嚼能率は削去前に比べ20％以上減少することが示された(Lambrecht, 1965)．これに関して述べると，通常コンプリートデンチャーでは臼歯部の頬舌径を狭くし，咀嚼時の咬合力が床下の支持組織顎堤へ減衰して伝達することが推奨されるが，これは一方で，上述のような上下の歯列間に食塊を定位する患者の能力を損ねている側面もあるといえる．

他の研究では，アーモンドが試験食品として用いられ，咀嚼能率と歯列状態の関連が報告された(Helkimo, et al, 1978)．咬合接触を営む上下一組みの咬合単位というべき接触点が10部位，歯数で20歯よりも少ないものは，それよりも多いものに比べきわめて明らかに低い咀嚼能率を示した．したがって，巷間信じられている，「20歯あれば，または上下顎とも両側第二小臼歯間の歯が残存していれば，咀嚼には適切である」という考えは以上の研究からは導きだせない．

高齢者7名において，固定性ブリッジ，可撤性パーシャルデンチャーが咀嚼機能回復にどれほど影響するかが研究されている(Holm, 1994)．被検者はすべて下顎両側第二小臼歯以後が欠損しており，上顎は天然歯列，または固定性ブリッジで修復された状態であった(図3-2)．補綴的な処置として，両側性の延長ブリッジをアタッチメントにて可撤性とできるもの(図3-3)，およ

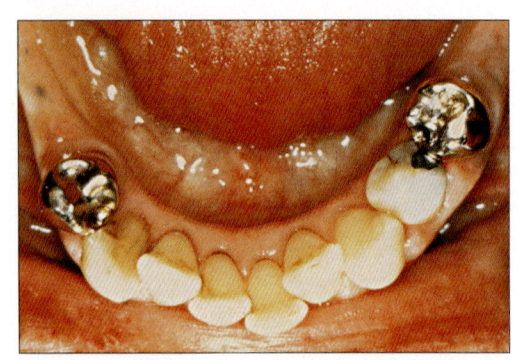

図 3-2　下顎残存歯列の状態．両側大臼歯と右側第二小臼歯は欠損．上顎歯はすべて残存している．

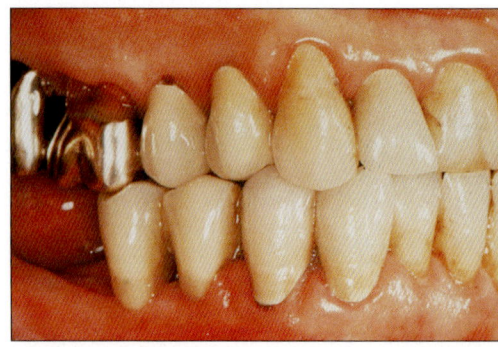

図 3-3　上顎右側第一大臼歯，第二小臼歯と咬合接触を構成できるように，アタッチメント応用の遊離端ブリッジを装着した．

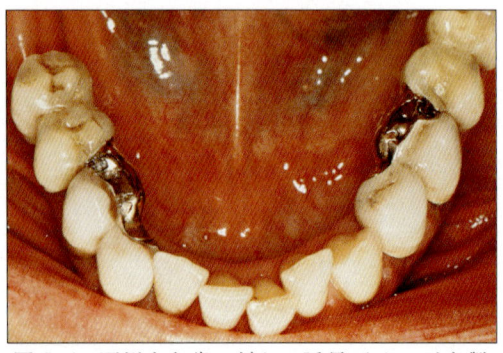

図 3-4　両側小臼歯に対し，延長ブリッジを製作した．

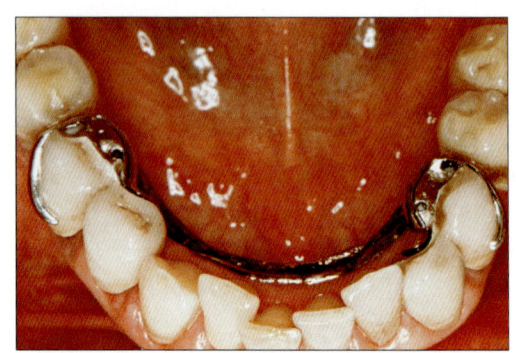

図 3-5　同様な欠損状況で両側性遊離端義歯を装着した（3-2～5 は Betty Holm, Copenhagen の症例より）．

び両側可撤性パーシャルデンチャーを観察対象とした（図 3-5）．どちらの義歯においても，人工歯は両側に小臼歯を 2 歯分排列した．研究方法として筋電図学的な測定を行い，咬頭嵌合位における最大咬合力の値，咀嚼中の筋電図記録から，咀嚼機能を総咀嚼時間，嚥下閾値にいたる時間，この閾値にいたる咀嚼ストローク数を測定し，さらに，咀嚼試験を行って試験食品の粉砕度合いをみた．観察に際し，すべての評価項目について，装着前，装着 1 週間後，3 か月後の時点で診査した．結果からみると，いずれのタイプの補綴装置でも被験者の咀嚼能力を閉口筋の活動から評価すると，天然歯列を有する患者と同様のレベルにまで回復した．さらに，咀嚼機能は嚥下にいたる

図3-6 7名のSDA患者における総咀嚼時間. BT：補綴処置前，CB1とCB2はそれぞれカンチレバー・ブリッジ装着後1週間後，3か月後の値を，RPD1とRPD2はそれぞれパーシャルデンチャー装着後1週間後，3か月後の値を示す(Betty Holm, Copenhagen. より).

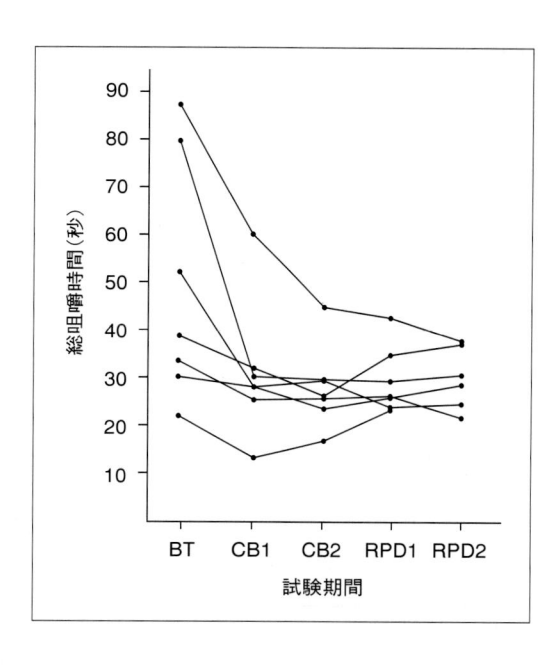

咀嚼サイクルの総時間の短縮，および咀嚼ストローク数の減少からみて著しく改善されたことがわかる(図3-6)．試験食品の粉砕状況も補綴装置装着後に，著しい改善がみられた．延長ブリッジとパーシャルデンチャーの間には，以上の測定項目の評価について明確な差異は認められなかった．咀嚼機能の回復について，同様の傾向が両側性遊離端義歯を装着した患者群と上顎コンプリートデンチャーを装着した患者群との間で観察された(Gunne, 1985)．

一方，コンプリートデンチャー装着患者において義歯の出来・不出来が咀嚼機能と咀嚼能率の回復に影響するという研究もある．新規にコンプリートデンチャーを装着された患者についてみると，装着後18か月にいたるまで，咀嚼機能の改善はほとんど，あるいはまったく認められなかった(Gunne, et al, 1982)．この研究の続報では状態不良の旧義歯から維持，安定に優れ，咬合平衡も正しい新義歯が装着されると，患者の食塊振り分け能力，咀嚼状態全般が改善されることがわかった(Gunne, 1985)．別の研究では，新規にコンプリートデンチャーを製作する際の咀嚼能力回復状況を若年層と高齢者層の患者群で，アーモンドを試験食品として篩分法で観察した(Lindquist, et al, 1986)．治療前，咀嚼能率は両グループ間

で差異はなく，咀嚼時間，咀嚼ストローク数，全咀嚼時間中の嚥下回数などに差はなかった．しかし，義歯装着後，高齢患者では若年患者に比べて咀嚼能率が低下した．これは高齢者における新義歯への適応の低さを示したものである．

以下の2つの研究では，上顎コンプリートデンチャー，下顎両側性遊離端義歯装着患者群について，下顎義歯を固定性の延長ブリッジに置換する前後で観察が行われた(Laurell and Lundgren, 1985；Carlson, et al, 1992)．いずれの観察においても，患者は主観評価で咀嚼能力が改善したとしている．咀嚼能率も，初回の嚥下に先立つ咀嚼ストローク数が減少，咀嚼終了までの咀嚼サイクル数は義歯変換後に減少した．コンプリートデンチャー装着患者ではオッセオインテグレーテッド・インプラントによる義歯装着後に画期的な咀嚼能力・能率の改善がみられる(Lindquist and Carlsson, 1982)．

必要な歯数の健全天然歯を残存させることが，良好な咀嚼能力を保つうえで最重要である．短縮歯列(SDA)患者では固定性，可撤性の義歯を装着して咀嚼機能を回復する．しかし，この場合，補綴処置には長期的に残存歯に対する否定的な側面もあることを忘れてはならず，実際上必要があり患者が効果的な口腔清掃を実施できるかぎりにおいて，行われるべきである．無歯顎者に対するインプラント義歯治療は，コンプリートデンチャー装着に伴う初期的な適応の困難さを考慮した場合，とくに高齢者において咀嚼機能を回復するには実に適切な治療法である．

高齢者の栄養と食習慣

人生の後半において，栄養の因子は多くの疾病罹患に直接かかわり，大きな影響を有する．高齢化に伴い，栄養欠乏による危険も増加している(Lipschitz, 1992)．これは高齢化に伴い，食品摂取が減少し，一方で消耗性の疾患が存在することによっている．このようにして，栄養摂取の異常や低栄養状態は高齢者の行動の自立性，運動性を損ね，さらには死にいたらしめることもあり，結果的に保険財源を消費することとなる(Horowitz, 1989)．社会からの孤立，健康状態の変化，経済的な制約，そして多くの通院・入院など種々の理由によって，高齢者はとくに栄養異常に陥りやすい(Duthie, et al, 1983)．しかしこれに加え，口腔内の歯列や，補綴装置の状態も栄養異常に関係する．患者個々人に適した補綴治療計画を立て，術後の経過予測を行うには潜在的，ないしは顕在的な栄養異常状態を考慮することが重要である．この評価を行う際の手段としては，栄養状態の評価を食品からのエネルギー摂取，栄養素，摂取食品点数の推計によって実行する．

栄養評価

高齢者の栄養評価を行うには個々人の身体の組成を評価し，まず，太りぎみか，明らかに痩せすぎかをみる．さらに生化学的，血液学的評価値によって栄養状態を評価し，栄養学的な異常をみいだす．

人体計測学的評価

　人の身長は加齢とともに減少するが，これは脊椎の短縮化によるもの，骨密度の低下(骨粗鬆症)，さらには脊椎の彎曲増加などがその原因となっている．体重の増加は男性では35～54歳で，女性では55～65歳で顕著となる．その後の15～20年間で体重の増減は安定し，次いでしだいに減少する．BMI指数(肥満指数)による評価では，体重(kg)を身長(m)の2乗で除した値を指数としている．BMI指数21以下の場合，エネルギー摂取が低下した状態を示す(Woo, et al, 1994)．上腕三頭筋部(TSF)の厚み測定はノギスを用い，中腕の厚さ計測(MAC)は骨格筋量，脂肪量の推定にそれぞれ用いられる．TSF値は加齢に伴い65～75歳の女性で14％増加，男性では8％減少する．TSF値の正常最低値は女性で22mm，男性では12mmである．TSF値が女性で11mm以下，男性で5mm以下となった場合，重度の脂肪代謝欠如が疑われる．MACの正常最低値は女性で29.7mm，男性では28.7mmである．MAC値が女性で23.1mm，男性で23.4mm以下の場合，重度のタンパク代謝欠如が暗示される．上述の測定値は栄養低下状態を完全に証拠付けるものではなく，たとえば被検者の皮膚の弾性，皮膚の被厚変位性，保湿状態などの生理的な条件に影響される．人類計測学的な手法によって栄養状態を経時的に評価することができる．たとえば自発的でない自然な体重減少が全体重の10％以上，比較的短期間(3～6か月間)に生じた場合は低栄養状態が示唆され，より詳細な原因究明のために検査が必要とされる(Vogt, et al, 1995)．

血清アルブミン

　血清アルブミン濃度の測定は高齢者における健康状態の評価に臨床的な意義がある．低血清アルブミン状態は健康状態と関連している．しかし，これが栄養状態と強く関連するか，疾病と関連するかはいまだ論争中で確定していない．血清アルブミン値が35g/l以上は栄養状態良好，30～34g/lの場合，中等度の低栄養状態，30g/l以下の場合，高度の低栄養状態であると判定される(Woo, et al, 1994)．高齢者における低血清アルブミン傾向は栄養の低下による場合，疾病による場合，または単に加齢変化による場合などがある(Rall, et al, 1995)．

　血清タンパク濃度の測定によってタンパク代謝の状態が評価できる．血清タンパク濃度とは肝臓でのタンパク合成と分泌量の合計であり，肝臓の血流中また血管外組織中の分布，さらには分解量をも含む．したがって，血漿中のタンパク量は単にタンパク質についての栄養状態を示すのではなく，肝疾患，感染症などの病態生理的な因子，さらには他の栄養素の影響なども受ける．血清中アルブミンの半減期は18日であり，30g/l以下の濃度では慢性の高度栄養低下が示唆される．

　このように栄養，疾病，外傷，炎症などすべてが血清アルブミン値に大きな影響を及ぼす．疾病状態の個人について，タンパク質とエネルギーの損失の影響を明らかにすることは困難である．最近の研究によれば，栄養状態を評価するいくつかの異なる

人類学的計測項目(BMI, TSF, MAC)と上記の関係との間には良好な相関があると示されているが，血清アルブミン値レベルでの相関関係は示されていない(Dormenval, et al, 1995)．しかし，低血清アルブミン値は一般的に患者の予後不良を示し，疾病の重篤化と死の危険を暗示している．

タンパク質のエネルギー摂取に関する低栄養状態は，高齢患者において病院から退院後の病態と死への可能性と関連しているが，このような状態は栄養的な改善を行うことによって簡単に軽減することは興味深い(Delmi, et al, 1990)．これは低血清アルブミン状態は多因子性であると思われ，この状態が適切な食餌中栄養素によって持続的に改善することを示している．

その他の解析法

その他の解析法は栄養療法の効果判定や低栄養，栄養失調状態を判別するのに用いられ，血中窒化尿素，クレアチニン，ヘモグロビン，ヘマトクリット，鉄，鉄結合総能力，Na, K，プレアルブミン，コレステロールなどの値が評価される場合がある．

高齢者の栄養状態評価に用いられるアンケート様式が考案されている(Vogt, et al, 1995)(表3-2)．このアンケートは健康管理責任者によって入院・外来患者の双方に適用可能である．このアンケートを用いて栄養上の問題点が示唆された場合，より高度な医学的・栄養学的検査を食生活全般にわたって実行するようになる．

高齢者の口腔内の健康状態評価に関連した口腔内所見が知られている(Duthie, et al, 1983)．歯肉からの重度の出血はアスコルビン酸の欠乏を示し，口角炎はリボフラビンの欠乏による場合がある．舌炎や口角炎は一般にナイアシン欠乏症(ペラグラ)やビタミンB_{12}欠乏症の患者に多くみられ，両者ともカンジダ感染症と関連が深い．ペラグラや重症貧血は口腔内所見が発端となって診断されることが多い．

食餌療法の重要性

人生の後半における多くの疾病に関与するものとして，栄養摂取状況はきわめて大きく影響する．高齢者の健康に関する問題について，その1/3～1/2が直接的または間接的に栄養問題と関連があると推定されている(Kendall, et al, 1991)．これは加齢に関連した食品摂取低下に消耗性疾患，社会からの孤立，不安定な健康状態，収入制限，複数の病院への通院などとも関連している．口腔内状況，義歯補綴の状況が不良である場合には，やはり栄養摂取と食物摂取に悪影響を及ぼす．栄養は健康，体重の維持，積極的な生活習慣にとって重要である．しかしながら，長期にわたる不適切な食習慣は糖尿病，大腸癌，骨粗鬆症，動脈硬化症など多くの疾患と機能障害をもたらす．

口角炎，義歯性口内炎，舌炎，顎堤の吸収など口腔内の病変は栄養状態の欠陥や不適切な食物摂取と関連している可能性がある．ある場合には栄養素が，体内に摂取されたフッ素の齲蝕に対する抑制作用のように，明確な働きを示す．栄養素が一部欠け

表 3-2　高齢者の栄養状態を評価するための質問用紙.

	はい
病気なので食事の種類，量を変えている	2
1日2食以上はほとんど食べない	3
果物，野菜，乳製品をほとんど食べない	2
1日ビール3杯以上，またはワインなどを飲む	2
歯や口の中に問題があり，十分に食べられない	2
食べたいものを買う金をいつも持っていない	4
食事はほとんど一人でする	1
1日3種類以上の薬剤を指示に従って内服，または，そのつどもらって内服している	1
望んだわけではないが，最近6か月以内に体重の増減が5kg近くあった	2
自分で買物，料理，そして，一人で食事をすることもできない	2
合計	

スコア合計
0-2：栄養状態良好
3-5：中等度の栄養障害の危険
6以上：高度の栄養障害の危険

(Vogt, et al, 1995)

たことによって口腔軟組織に病変をもたらす因子ともなりうる(Baxter, 1983)(表 3-3).

栄養状態の評価と食餌療法

　Euronut　SENECA(ヨーロッパ共同体：ECの協同事業)によって高齢者における栄養状態評価が行われ，食餌摂取状態，人類学的人体計測，社会的評価，患者の主観評価，生化学的評価などが調査された(Van Stavern, et al, 1995)．食餌に関し，たとえばそれぞれの国別に3日間の食事内容と食事頻度に関する資料が収集されている．このような記録を聴取するには通常，経験豊富な調査者がこれを行い，個々人の食事についてその様式，量について調査する．つまり，栄養素の摂取について記録後の解析にはコンピュータを使用し，食餌についてカロリー，タンパク質，ビタミン類(A，C，B_{12})，チアミン，リボフラビン，ナイアシン，葉酸，鉄などの含有量を評価する．
　社会医学的な数種の因子，たとえば家屋，生活状況，経済的状況，孤独生活，自覚的な健康観などは食餌と栄養に影響すると思われる(Nordström, 1990)．身体活動性，ア

表 3-3 口腔領域にみられる栄養欠乏症の徴候．

栄養素	口腔内徴候
ビタミンA	唾液流量の減少，口腔粘膜乾燥，ケラチン化，味覚低下
ビタミンK	外科手術後の血液凝固遅延，歯肉からの出血
ナイアシン	舌葉状乳頭の消失による舌赤色，疼痛化．舌，口腔粘膜の灼熱感
リボフラビン	口角炎，舌の赤色，滑沢化
葉酸	赤色平滑舌，歯肉炎症の可能性．舌，頬粘膜のただれ
ビタミンC	粘膜弱体化，治癒時間の遅延
水	口腔粘膜からの脱水，口腔乾燥症を惹起，その結果，根面齲蝕粘膜組織の弱体化，灼熱感，義歯装着困難

(Baxter, 1983. より)

ルコール摂取，喫煙など健康保持に関与する因子は栄養摂取にとってマイナス要因として働く(Appollonio, et al, 1997)．

患者個々人の栄養状態，食欲，咀嚼能力などについて，患者の考え方が食餌および栄養摂取の低下に影響する場合がある．健康高齢者では栄養低下状態を示すものは，わずかにすぎない(5～8％)．しかし，養護施設入所者では高率となり(30～40％)，これは在宅の場合，入院の場合も同様である(Guigoz, et al, 1994)．低栄養状態になると，まず握力の低下，うつ状態，感染症への抵抗力の低下，治療効果の減退などが生じる，このため栄養状態を即座・簡易に評価することが重要となる．このような評価を行うことによって低栄養状態を早期に発見し，これを改善することが可能となる．この目的のために，簡易栄養評価テスト(MNA)がGuigoz(1994)によって考案された．このテストは簡単な測定項目と質問から成り，20分以内に実施することができる(図 3-7)．評価項目は以下のとおりである：

● 人類学的測定項目；体重，身長，体重の減少．
● 身体全般，神経生理学的事項
● 食餌について，食事回数，食品，飲み物の摂取，咀嚼能力
● 患者の主観的健康評価と栄養状態

次いで，栄養状態の指標となる血清アルブミン値，炭素反応性タンパク質値，コレステロール値，リンパ球数などが測定される．

上記の生物学的指標の評価を除き，この検査法におけるスコア値は最大で30点である．24点以上の場合栄養学的に健康であることが示され，17～23.5点のものは栄養欠

NESTLÉ NUTRITION SERVICES

Nestlé

簡易栄養状態評価表：MNA

氏名：　　性別：　　調査日：

年齢：　　体重：　　kg　　身長：　　cm　　ＩＤ番号：

スクリーニングの欄を適切な数値で埋める．その数値を加算し，11以下の場合，栄養欠乏スコア欄へ移行すること

スクリーニング

A　過去３か月間に食欲不振，消化器系の問題，咀嚼・嚥下の問題などで食物摂取が低下しましたか
0＝強度の食欲低下
1＝中等度の食欲低下
2＝食欲低下なし　□

B　先月体重の減少がありましたか
0＝３kg以上の減少
1＝不明
2＝１～３kgの体重減少
3＝体重減少なし　□

C　運動能力
0＝寝たきり，車椅子常時使用
1＝ベッド・車椅子から降りられるが，それ以上は動けない
2＝自由に出歩ける　□

D　精神的なストレスや急性疾患を過去３か月間に経験しましたか
0＝はい，1＝いいえ　□

E　神経・精神的問題の有無
0＝強度痴呆，うつ状態
1＝中等度の痴呆
2＝精神的問題なし　□

F　BMI指数：(体重；kg)／(身長)^2
0＝BMI：19>
1=19<BMI<21
2=21<BMI<23
3=BMI<23 スクリーニング値　□

小計最大：14ポイント　□□

12ポイントまたはそれ以上：正常，危険なし，これ以上の検査必要なし
11ポイントまたはそれ以下：栄養欠乏の疑いあり，検査続行

評価

G　独立して生活（養護施設入所・入院などなし）
0＝いいえ，1＝はい　□

H　1日に３種以上の処方薬内服
0＝はい，1＝いいえ　□

I　どこか圧痛，皮膚の潰瘍あり
0＝あり，1＝なし　□

J　日に何回食事しますか
0＝１回
1＝２回
3＝３回　□

K　タンパク質摂取状態を表す指標
・１日に少なくとも１品の乳製品を摂取（ミルク，チーズ，ヨーグルト）　はい□　いいえ□
・１週に豆類と卵を２品以上摂取　はい□　いいえ□
・肉類，魚肉，家禽肉のいずれか，毎日摂取　はい□　いいえ□
0.0＝0または，はい１つ
0.5＝はい，２つ
1.0＝はい，３つ　□□

L　１日２品以上の果物，野菜を摂取
0＝いいえ，1＝はい　□

M　水分を１日どのくらい摂取しますか（水，ジュース，コーヒー，茶，牛乳など含む）
0.0＝３カップ以下
0.5＝３～５カップ
1.0＝５カップ以上　□□

N　食事の状況
0＝介護者なしでは食事不可能
1＝多少困難であるが自分で食事可能
2＝トラブルなく自分で食事可能　□

O　栄養状況自己評価
0＝栄養状態不良と思う
1＝栄養状態はわからない
2＝栄養状態は問題ない　□

P　同年齢の他人と比べ自分の健康状態をどう思うか
0.0＝よいとは思わない
0.5＝わからない
1.0＝よいと思う
2.0＝かなりよいと思う　□□

Q　中腕の側周値Cm（MAC）
0.0＝MAC<21
0.5=21<MAC<22
1.0=MAC>22　□□

R　ふくらはぎの側周値Cm（ＣＣ）
0＝ＣＣ<31，　1＝ＣＣ>31　□

評価：合算（最大：16ポイント）　□□□

スクリーニング値　□□

全合計値（最大：30ポイント）　□□□

栄養欠乏状態スコア

17～23.5ポイント：栄養欠乏状態の危険性あり　□

17ポイント以下：栄養低下　□

08.98 USA

Ref.: Guigoz Y, Vellas B and Garry PJ. 1994. Mini Nutritional Assessment: A practical assessment tool for grading the nutritional state of elderly patients. *Facts and Research in Gerontology.* Supplement #2:15-59.
Rubenstein LZ, Harker J, Guigoz Y and Vellas B. Comprehensive Geriatric Assessment (CGA) and the MNA: An Overview of CGA, Nutritional Assessment, and Development of a Shortened Version of the MNA. In: "Mini Nutritional Assessment (MNA): Research and Practice in the Elderly". Vellas B, Garry PJ and Guigoz Y., editors. Nestlé Nutrition Workshop Series. Clinical & Performance Programme, vol. 1. Karger, Bâle, in press.

図 3-7　栄養障害評価用，簡易栄養評価表（MNA）．

陥が示唆される．17点以下の場合は低栄養状態である．緊密な関連がMNAスコアと血清アルブミン，プレアルブミン値との間，さらにはBMI指数との間にみられる．事実，MNA法によって低栄養と判別される患者では血清アルブミン値の低下もみられ，これは一般的な低健康状態を示すとともに，とくに高齢入院患者における致死率とも関連している．

MNA法を使用した栄養状態評価は，健康管理者としての歯科医師によって容易に実行され，病院や長期養護施設に入所するに際し，低栄養状態・栄養不良状態の危険性を口腔内の健康とともに明らかとし，咀嚼能力の欠如を評価するのに適している．口腔領域の健康回復と早期の栄養学的な改善を行うことは，患者の栄養学的条件を向上させるだけでなく欠損補綴処置の予後にも大きな意義がある．

高齢者の栄養学的状態

高齢者，とくに後期高齢者の栄養状態評価については規準となるデータが少なく，困難なことが多い．さらに，加齢変化の結果，生化学的な諸データが変化していて，これが個別の栄養素の欠如に近似することもある．

70歳以上の自宅生活高齢者における結果を人類学的測定項目，生化学的・臨床的評価項目について検討し，推奨される食餌法などと比較すると，大方の被検者では適切な栄養状態が示されている(Nordström, 1990；Rissanen, et al, 1996)．高齢者の栄養摂取にはいくつかの因子が関連する．女性は男性に比べ，体型は小さく，活動性も低いためカロリー摂取は低い．一方，男女差による体重差を除外すると，ビタミンDの摂取が規定1日摂取量に満たない場合が多かった(Nordström, 1990)．同じスウェーデンにおける調査では，平均的な摂取量は満足すべき状態であったが，多くの個体で低摂取状態がみられた．1/3の被検者でカロリー摂取とタンパク摂取が低下し，1/2の被検者でビタミンC摂取が低下し，男性の1/2，女性の3/4でビタミンDの低摂取状態がみられた．他方，60％の被検者で脂肪の過剰摂取が認められた．食餌習慣というものは比較的固定したもので，定年退職後も健康で生活している人の場合ほとんど変化しない．しかし，単身生活，低収入，教育程度の不十分など，社会医学的要素は不良な食餌習慣をもたらす(Davis, et al, 1985；Reid and Miles, 1997)．

高齢者において，いくつかの年齢グループ間における食餌習慣には変化がみられる(Sjögren, et al, 1994)．この調査において明らかとなったことは，1901～1902年の間に出生した70歳の個体よりも1911～1912年の間に出生した70歳の個体の方が，カロリー摂取においても栄養素摂取においても上回っていた．男女ともにカロリーおよびほとんどの栄養素摂取は70～76歳の間で低下する．カロリー摂取は男性で23％，女性で20％減となり，76歳となるととくにタンパク質摂取が一日規定摂取量を大きく下回った．

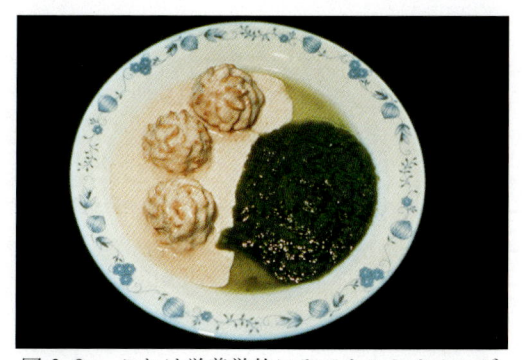

図 3-8a　これは栄養学的にみてカルシウム、ビタミンD、タンパク質など十分に考えられた無歯顎義歯非装着者用の献立の例である．しかし、食欲はそそらない．

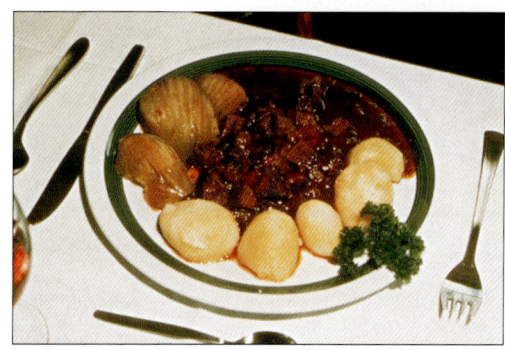

図 3-8b　こちらは適切な咀嚼機能を有する高齢者のための献立である．食欲をそそり、しかも栄養学的にも十分である．

　上記のような食餌習慣は一般健康状態と直接に関連するものではないが、高齢者の食の好みが他の年代の人々に比べて、とくに保守的であるとはいえないことを示し、高齢者の食習慣を調整・改善すべきであることを示唆している．地域居住高齢者の食餌習慣と栄養状態は必ずしも理想的な状態ではないが、多くの調査報告によれば病院入院患者、長期養護施設入所者においては高度の栄養障害が生じていることが明らかとされ、これは高齢患者の不健全・死にいたる可能性と連なる問題でもある(Mattson, et al, 1990；Fülop, et al, 1991；Geinoz, et al, 1993；Incalzi, et al, 1998)．栄養障害は高齢患者が病院退院後に体調不全・死にいたる可能性の増加などとおおいに関連しているが、このような問題は栄養状態を改善することによって、容易に解決できることが多い(Constans, et al, 1991)．

　養護施設入所者について、タンパク質・エネルギー摂取が低下しているかどうかについて必ず行うべき質問には低栄養状態が改善できるのか、またどのような因子が得られる結果に影響するのか、ということである(図 3-8a, b)．一般健康状態、物事の認知能力、ADL、坐薬投与、咀嚼・嚥下能力など多くの因子が低栄養状態に関与している．高齢者の栄養状態を正常化し、長期的な効果を確実とし、QOLを改善することについての確実な方策は存在しないが、良好な食生活とビタミンのような栄養補助剤の投与が有効であるといえる(Elmståhl, et al, 1987；Elmståhl and Steen, 1987)．

　食餌習慣と栄養状態に口腔状態がどのようにかかわっているかについては、本章の後半で述べる．

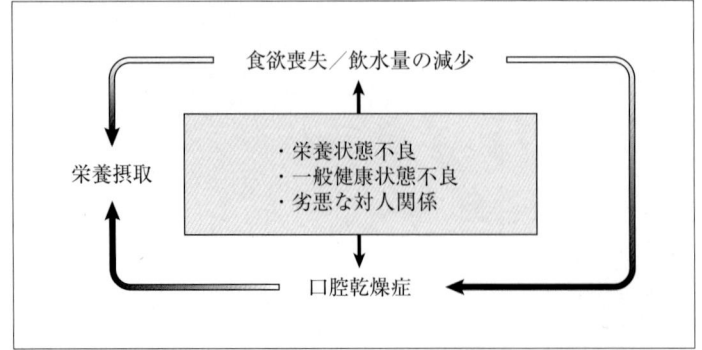

図3-9 上記のフローチャートは口腔の健康状態不良，口腔乾燥症，食欲減退などが栄養摂取にとっていかに有害に作用するか，また，悪循環がいかに生成するかを示し，これらが栄養摂取と一般健康状態にとって有害となることを示している．

栄養状態と咀嚼機能・欠損補綴処置の必要性

　高齢者の食餌と栄養状態には，つぎの4つの因子が関与する；（1）一般健康状態，（2）社会経済的状況，（3）食餌習慣，（4）口腔領域の健康状態(これには咀嚼機能が含まれる)．上記の因子は相互に関連していて，栄養障害の発生は一般的に複雑な様相を示す(図3-9)．1例をあげれば，外傷，手術，慢性疾患では体内の異化作用によって多くのビタミンの排出が増大し，同時に体内のタンパク質成分の消費が増加するため，血中アルブミン値は低下する．副腎皮質ステロイドのような薬品投与ではビタミンや他の薬剤の排出が増加する．アルコール過剰摂取は栄養素の腸内取り込みを減衰させる．栄養欠乏は憂うつ，不安のような精神的異常を引き起こすことがある．栄養欠乏症候群は看過されやすく，患者は単に高齢変化・感情低下であるとされやすい．これらからみて，一般に推奨されている栄養摂取の規準というものは有病高齢者においては不十分であることがしばしば存在する．咀嚼機能と口腔の健康によって，また，欠損補綴処置が栄養摂取に有効であるかどうかについて，そして食餌習慣にどれほど影響するかについてはつぎの項で述べる．

地域在住の高齢者

　高齢者にとって全身および口腔内の健康状態，さらに十分な咀嚼能力は彼らのQOLを保証するうえで重要である．高齢者の栄養学的，咀嚼能力上の問題について，それ

らがどの程度かかわっているかは，いくつかの研究によって検討されてはいるが決定的な結論はいまだ得られていない．Baxter(1984)による非入所高齢者に関する古典的な研究では，3群間の栄養摂取状態が比較されている．3群間の内訳は，コンプリートデンチャー装着者，上顎コンプリートデンチャー，下顎両側性パーシャルデンチャーが装着されていた部分欠損歯列者，さらに，最低20歯を有していた有歯顎者グループである．ある栄養素では，患者の年齢や口腔内の咀嚼状況に関係なく，規定摂取量と大きく異なっていた．亜鉛とカルシウムの摂取は咀嚼状況にかかわりなく全群で欠乏していた．マグネシウム，フッ素，葉酸の摂取は全般的に低く，ビタミンEとタンパク質の摂取は全般的に高かった．

最近の研究結果によれば，食物摂取と咀嚼に関与する咬合状態の間には，ある程度の関連があるとされている．30歳以上の8,000人を対象としたフィンランドにおける研究では，根菜，蔬菜，果物，肉などの咀嚼しにくい食材が，多くの残存歯を有する人々や適切な義歯治療を済ませた人々では容易に咀嚼できることが報告されている(Ranta, et al, 1988)．以上の所見は，食餌が適切であるかどうか34名の無歯顎患者と38名の有歯顎者について行われた(Greksa, et al, 1995)．平均年齢(70歳)，身長，体重，性別，国籍，戦争体験の有無，職業，2群間の教育程度の差異などの因子については差異がなかった．しかし，年間収入は無歯顎者群でやや低かった．ビタミン類とミネラル類の必要摂取量についてみると，全般的に有歯顎者の方が無歯顎者よりも高かった．ビタミンA，Cの摂取は有歯顎者でとくに高かった．無歯顎者群では咀嚼に関する問題が報告され，一方，有歯顎者群ではビタミン，ミネラル摂取がより多いことが示された．一般的には上記の2群間には食餌習慣の差異はみられない．しかし，無歯顎者では適切な食習慣が欠けてくる．同時にコンプリートデンチャー装着者はパーシャルデンチャー装着者に比べてタンパク質摂取が低いことが報告されている(Griep, et al, 1996)．

ノルウェーのある3つの集落在住の75歳の高齢者について調査したところ，残存歯数が坐高，BMI指数，筋力，歩速と関連していることが示された(Österberg, et al, 1995)．以上の関連は喫煙の有無，地域差(町，村)を考慮しても依然として存在する．同様の関連性が機能残存歯数の減少と認知性の低下，視力，聴力，肺活量，筋力，骨ミネラル量の低下，また一方では，個人の健康評価の低下などを伴う(Österberg, et al, 1990)．これらの研究者は，以上の結論として口腔領域の失調が全身健康状態に直接的な悪影響を及ぼしているとは断言していないが，歯の状態は高齢者の健康機能状態の指標となると指摘した．

スウェーデン，マルメで68歳の男性を対象に行われた他の研究では，一般健康状態と生活習慣が残存歯数に及ぼす影響が調べられた(Norlén, et al, 1996)．その結果，自身の健康管理の足りない人，しばしば医院に通う人，糖尿病の人，口腔乾燥症の人などでは，残存歯数が減少している結果が示

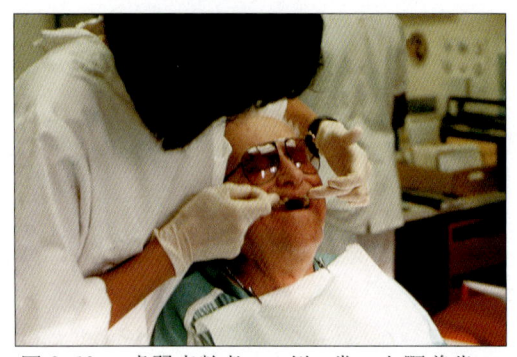

図 3-10a 虚弱高齢者の1例，常に上顎義歯の不調を訴えている．

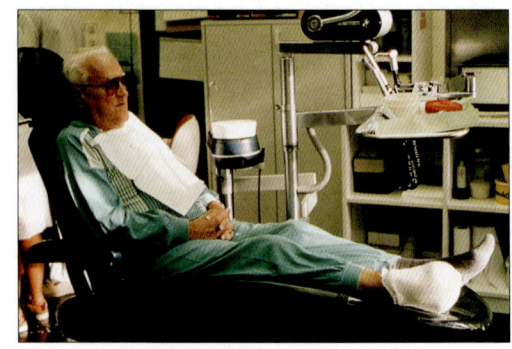

図 3-10b 重篤な糖尿病の結果，患者は右足の切断を余儀なくされた．このこともまた，義歯の調子を始終気にかける因子となっている．

された（図 3-10a, b）．

しかし，彼らの食餌摂取における栄養学的均質性は残存歯数とも，全部欠損であるかどうかとも，関連がなかった．一方で，喫煙習慣，コーヒー，アルコールの多飲習慣が残存歯数の減少と関連があることが示された．

スウェーデンにおける，平均年齢74.6歳の高齢者を対象としたもう1つの調査によれば，主観的な咀嚼能力の程度は残存歯の少なさ，食品の咀嚼しにくさと大いに関連することが示された(Nordström, 1990)．この研究から明らかとされたことは，高齢患者に対しては生活状態と咀嚼状態について問診することも重要であるが，口腔内の残存歯の状態，その状態で予想される咀嚼能力を評価し，適切な食餌療法を実施することも重要であることであった．

最後に示すのは，スウェーデンで行われた全国レベルの調査で，咀嚼の主観的評価と年齢の関連についてみたものである．16～34歳のグループでは咀嚼に関する問題点をあげたものは2％にすぎなかったが，85歳以上のグループではこれが44％に達した(Österberg, et al, 1996)．咀嚼能力の低下は歯の欠損と関連するが，同時に社会経済的な条件，全身状態の衰え，上述の全身健康状態などと大きな関連を示した．

最近のイタリア，ブレシア地方の70～75歳の高齢者についてコホート研究で，残存歯の状態と食餌摂取の間の関連が調査された(Appollonio, et al, 1997)．この研究ではデータの収集は10人の熟練医師によって，対象とされた1,189人のほぼ91％について調査された．次いで，対象者のうち調査後の6.5年内に死亡したものの名前が調べられた．残存歯の状態によって，被験者は3グループに分けられた；Aは良好な残存歯列で義歯なし．Bは義歯装着者．Cは残存歯状態不良で，義歯非装着者．栄養素とし

て種々のビタミン類，タンパク質，カロリー摂取量，ミネラル類，葉酸について調べられた．以上についての摂取量はグループA，Bに対し，Cがきわめて低いことがわかった．Cグループの女性はA，Bグループの女性に比べて高い死亡率を示した．結論として，機能的に不調な残存歯列状態であることは地域在住の高齢者にとって食物摂取に極度の悪影響を及ぼすこと，義歯を使用することによってこの状態が効果的に改善され，より満足のいく状態となることが示された．以上の所見のほかにも同様な見解が2つ示されており，独居高齢者では残存歯数が減少すると食餌の栄養の質が低下することが知られている(Papas, et al, 1998a, 1998b)．

長期養護施設入所者における問題点

すでに述べたように栄養状態の欠如は長期養護施設入所者，入院患者などの高齢者においてとくに問題となる．一般的な医学上の問題に加え，劣悪な口腔清掃，口腔乾燥症，咀嚼不全などの問題は虚弱高齢者に一般的にみられ，事実，病的な体重減少の前兆となることが多い(Sullivan, et al, 1993)．栄養の欠如は不適切な食餌による場合，疾病によって食欲が低下した場合，入所状態に起因する場合，残存歯，補綴治療に起因する場合，薬物療法に起因する口腔乾燥症による場合など，多くの原因が考えられる．葉酸摂取量が低下した入所者で痴呆のもの

の場合，発作の危険，体重の減少，BMI値の低下，そして多くはその患者が適切な食習慣を維持していないという事実が関連している(Ebly, et al, 1998)．

口腔の健康状態と栄養状態の関連を長期入所者324名について調査した報告が1例あげられる(Mojon, et al, 1999)．患者の一般健康状態は機能指数とBarthel指数(5章に示す)によって，栄養状態はBMI指数，血清アルブミン値によって評価された．口腔診査は口腔状態の健康，咬合接触状態，義歯の機能状態について行われた．上記の研究の結果はAppollonioらの1997年の結果にきわめて近いものとなった．事実，無歯顎者で義歯非装着のもの，義歯が不調のものでは義歯が好調のものに比べ確実にBMI値が低下していた．有歯顎者では咬合接触部位が6部位よりも少ないものでは，それ以上に多いものに比べて血清アルブミン値がきわめて低かった．半ば自立した高齢者よりも要介護者に残存歯の状態が不良のものが多くみられることから，残存歯の不良状態よりもむしろ体調の健全度の方が栄養状態の成否を決めているようである．要介護者においても残存歯の状況が不良な場合，血清アルブミン値，BMI値は低下していた．これは口腔健康状態の低下が高齢者の栄養吸収に大きく影響することを示唆している．一方，唾液流量の低下は高齢者の咀嚼機能と栄養にマイナスの影響を及ぼす．

最近の研究では，人類学的な計測法によって血清アルブミン値，また，食欲の低下，刺激唾液の分泌低下，咀嚼機能の低下

の双方ともタンパク質，カロリーの摂取の低下と関連することがわかった(Dusek, et al, 1996；Dormenval, et al, 1995, 1999)．刺激唾液量ならびに血清アルブミン値と，標準的なビスケット使用の咀嚼試験で嚥下にいたる咀嚼運動数，ならびに皮膚の厚さ把握度の間には負の相関関係が認められた．

最後に，唾液については口腔乾燥症の訴えと唾液流量の減少に関連があることが示された．口腔乾燥症を訴える患者では咀嚼困難や，野菜のような歯ごたえのある食品，パンのような乾燥食品，ピーナッツバターのような粘性食品を避ける傾向のあることが示された(Loesche, et al, 1995)．口腔乾燥症は事実，長期入所施設の高齢者にとって大きな問題であり，口腔の健康に関するトラブル，咀嚼，会話，人間関係の維持にとってマイナス因子となる(Locker, 1995)．

入院高齢者間での自己評価による咀嚼能力，栄養状態，補綴処置の状態と唾液流量の関連についての最近の研究では，咀嚼不全は残存歯の不良状態，補綴処置の状況および自然唾液，刺激唾液双方の流量減少と関連していた(Dormenval, et al, 1999)．

補綴処置，予防的口腔衛生処置

栄養状態の改善処置および残存歯，補綴処置の問題は，ともに患者個人のQOLを改善するための高齢者医療の重要不可欠な一部を構成している．この共同的な医療行為は虚弱高齢者において，より重要さを増す．

修復，補綴処置の実行は，これらの処置が患者のQOLを高め，健康に資するという仮定のもとに実行される(Heyink and Shaub, 1986)．一般的にしばしば必要な処置は，実際からみて緊急的なものであり，残根の抜歯，装着されている有床義歯の修理などである(Vigild, 1989)．

咀嚼機能，快適さ，自己イメージ，対外的相互関係などの低下のような社会歯科学的指標を用いると，虚弱高齢者の74％が単純な歯科処置によって状況が改善されたことを示した(Fiske, et al, 1990)．この改善の内容についてみると自己イメージ，対外的相互関係などは十分であったが，快適さや咀嚼機能については十分な結果は得られなかった．調査対象の1/3は術前も，そして術後も咀嚼機能の回復は不十分であった．

コンプリートデンチャー装着患者について，補綴処置によって患者の栄養素の吸収がどれほど改善されたかを研究したものは2，3にすぎない．23名の新規コンプリートデンチャー装着患者について，4日間の食餌記録をもとにある程度の栄養の改善がなされたという研究が行われた(Baxter, 1981)．義歯装着後にカロリー摂取量，炭水化物，脂肪，ナトリウム，鉄，コレステロールは男女ともに，燐，サイアミン，ナイアシンは女性のみに，ビタミンCと葉酸は男性において増大した．患者の多くは一日規定摂取量に満たない食餌内容であった．

もう1つの研究は，長期養護施設入所者に関してエネルギーと栄養素の摂取を補綴

処置の前後で調べたものである(Elmståhl, et al, 1988). ビタミンD, サイアミン, ピリドキシンなどの平均摂取量は規定摂取量に比べて補綴処置の前後とも低かった. しかし, 補綴処置を受けたグループのうち, あるものでは数は少ないが食餌習慣に顕著な改善がみられ, 硬いパンや肉を多く食べられるようになった.

最後に示すのは無歯顎患者2群について, 3年間にわたって食餌中の栄養素を調査した研究である. 1群は下顎にインプラント支持の義歯を装着し(n=41), 他の群は通常のコンプリートデンチャーを装着した(n=30)(Sebring, et al, 1995). カロリー摂取や栄養素摂取については2群間で差異はなかった. 双方の40%以上で食物繊維とカルシウムの単独または両方の摂食低下がみられ, 25～50%でビタミンA, E, D, B_6, そしてマグネシウムの摂食低下がみられた.

以上からわかるように, これらの研究からは広範な補綴処置を行った後でもカロリー摂取量や栄養素摂取には目立った改善がされないことが示された. したがって, 無歯顎高齢者における補綴処置は栄養状態を改善するという意味からみて第一義的なものであるとはいえない. 栄養状態の改善は, むしろ食餌習慣の改善や補助栄養食品の供給によって効果的に行われる(Elmståhl and Steen, 1987;Elmståhl, et al, 1987).

栄養状態の欠如は高齢者, とくに多少とも介護が必要であり, 長期養護施設や老人病院に入所, 入院している人々には大きな問題である. 栄養状態の欠如は個別の独立した問題ではなく, 一般健康状態の不健全, 社会経済的な環境と大きく関連している. このような状態は食欲の低下と飲水量の減少を招く. 高齢者において脱水状態はきわめて一般的である. これは, 高齢になるにつれ水を飲みたいという気持ちが低下することも一部には原因となるが, 高齢者のなかには病的に代謝が変化し, 脱水しやすくなる場合もある(Lipschitz, 1992). 脱水も咀嚼機能の低下も, ともに唾液分泌量の低下を招く. こうした悪循環が生じ, 栄養状態の悪化が結果として生じる(Dusek, et al, 1996;Fisher and Ship, 1997). これまでに引用した文献からみて, 歯の欠損や不適合な義歯によって生じた咀嚼機能の不全は, 虚弱高齢者の栄養状態にとって危険因子となっていることの根拠が示されたといえる.

結 論

健康な高齢者における平均的なカロリー摂取と栄養素摂取は, 一般的には満足すべき状況であるといえる. しかし, カルシウムとビタミンC, Dについては低下しがちである. 咀嚼能率, 咀嚼能力は歯の状態に大きく依存している. ゆえに多数の歯の欠損がみられ, 不適合な有床義歯を装着し続けることによって咀嚼機能は損なわれた状態となる. しかしながら, この不調があることによって必ず栄養素摂取が損なわれるというわけではない. しかし, 食品の好みや食感に大きな影響を及ぼすであろうことが想像される.

虚弱, 要介護高齢者では状況はまったく

3 咀嚼機能と栄養

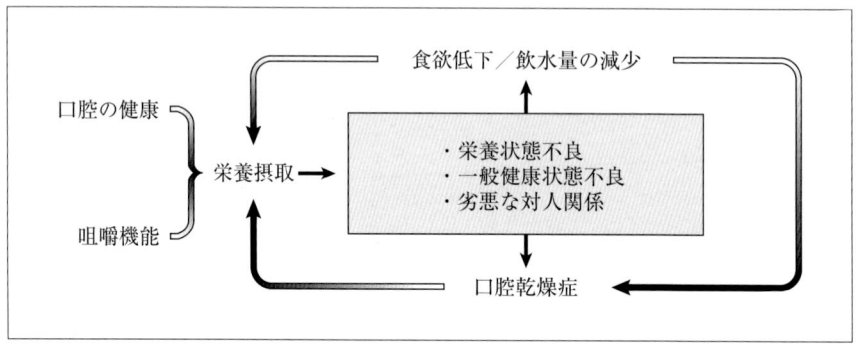

図 3-11 一般健康状態不良高齢者における口腔の健康と咀嚼機能との関連性.

異なる．それは，彼らの多くでタンパク質を中心としたカロリー摂取状況が不良であることから推察される．この理由は食餌の摂取低下や一般健康状態の低下に由来していて，これらによって栄養素の腸管での吸収低下，同化・異化といった代謝作用障害，食慾不振を生じる．虚弱高齢者はしばしば全身疾患の存在によって一般的な規定量を超えたカロリー，タンパク質，ビタミン，水分摂取を必要とすることが多い．栄養状態を保持，時には改善するために患者の食餌習慣を修正する必要も生じる．このような高齢者に対する再教育は食餌習慣が固定されたものであり，変化させると食慾が低下するなどの理由で実施がきわめて困難である．

咀嚼機能の改善が栄養摂取にとって効果的であるとの証拠はほとんどないが，歯の欠損や，不適合な義歯の使用は患者の食餌習慣改善について障害となることは確かである（図3-11）．摂食前に食品を切り刻んでおくことは咀嚼の助けとなり，好き嫌いをなくせる．しかし，この行為は食慾を低下させるだけでなく，個人のQOL向上に何ら役立たない．したがって，虚弱高齢者において口腔の健康の保持，再建と必要十分な咀嚼機能とは健康保持にとって不可欠な事項であることは間違いないといえる．実際，口腔機能の保全と適切な咀嚼機能，栄養摂取は虚弱高齢者にとってQOLを保持するため必須事項となっている．

参考文献

Agerberg, G., Carlsson, G.E. (1981) Chewing ability in relation to dental and general health. Analyses of data obtained from a questionnaire. Acta Odontol. Scand. 39:147–153.

Appollonio, I., Carabellese, C., Frattola, A., Trabucchi, M. (1997) Influence of dental status on dietary intake and survival in community-dwelling elderly subjects. Age Ageing 26:445–455.

Bakke, M., Holm, B., Jensen, B.L., Michler, L., Möller, E. (1990) Unilateral, isometric bite force in 8 68-year-old women and men related to occlusal factors. Scand. J. Dent. Res. 98:149–158.

Bates, J.F., Stafford, G.D., Harrison, A. (1976) Masticatory function—a review of the literature: III. Masticatory performance and efficiency. J. Oral Rehabil. 3:57–67.

Baxter, J.C. (1981) Nutrition and the geriatric edentulous patient. Spec. Care Dentist 1:259–261.

Baxter, J.C. (1983) The importance of nutrition in prosthodontic treatment of the older patient. Quintessence Int. 2:185–191.

Baxter, J.C. (1984) The nutritional intake of geriatric patients with varied dentitions. J. Prosthet. Dent. 51:164–168.

Carlson, B.R., Carlsson, G.E., Helkimo, E., Yontchev, E. (1992) Masticatory function in patients with extensive fixed cantilever prostheses. J. Prosthet. Dent. 68:918–923.

Carlsson, G.E. (1984) Masticatory efficiency: the effect of age, the loss of teeth and prosthetic rehabilitation. Int. Dent. J. 34:93–97.

Constans, T., Bruyère, A., Rapin, C.-H., Mensi, N. (1991) Serum proteins as mortality index in the elderly patients. Am. J. Clin. Pathol. 96:554–555.

Davis, M.A., Randall, E., Forthofer, R.N., Lee, E.S., Margen, S. (1985) Living arrangements and dietary patterns of older adults in the United States. J. Gerontol. 40:434–442.

Delmi, M., Rapin, C.-H., Bengoa, J.M., Delmas P.D., Vasey, H., Bonjour J.P. (1990) Dietary supplementation in elderly patients with fractured neck of the femur. Lancet 335:1013–1016.

Dormenval, V., Budtz-Jørgensen, E., Mojon, P., Bruyère, A., Rapin, C.-H. (1995) Nutrition, general health status and oral health status in hospitalised elders. Gerodontology 12:73–80.

Dormenval, V., Budtz-Jørgensen, E., Mojon, P., Bruyère, A., Rapin C.-H. (1998) Associations between malnutrition, poor general health and oral dryness in hospitalised elders. Age Ageing 27:123–128.

Dormenval, V, Mojon, P, Budtz-Jørgensen, E. (1999) Associations between self-assessed masticatory ability, nutritional status, prosthetic status and salivary flow rate in hospitalized elders. Oral Dis. 5:32–38.

Dusek, M., Simmons, J., Buschang, P.H., Al-Hashimi, I. (1996) Masticatory function in patients with xerostomia. Gerodontology 23:3–6.

Duthie, E.H., Lloyd, P.M., Gambert, S.R. (1983) Nutrition and the elderly: implications for oral care. Spec. Care Dentist 3:201–206.

Ebly, E.M., Schaefer, J.P., Campbell, N.R.C., Hogan, D.B. (1998) Folate status, vascular disease and cognition in elderly Canadians. Age Ageing 27:485–491.

Ekelund, R. (1989) Dental state and subjective chewing ability of institutionalized elderly people. Community Dent. Oral Epidemiol. 17:24–27.

Elmståhl, S., Blabolil, V., Fex, G., Kuller, R., Steen, B. (1987) Hospital nutrition in geriatric long-term care medicine. I. Effects of a changed meal environment. Compr. Gerontol. 1A:29–33.

Elmståhl, S., Steen, B. (1987) Hospital nutrition in geriatric long-term care medicine. II. Effects of dietary supplements. Age Ageing 16:73–80.

Elmståhl, S., Birkhed, D., Christiansson, U., Steen, B. (1988) Intake of energy and nutrients before and after dental treatment in geriatric long-stay patients. Gerodontics 4:6–12.

Fisher, D., Ship, J.A. (1997) The effect of dehydration on parotid salivary gland function. Spec. Care Dentistry 17:58–64.

Fiske, J., Gelbier, S., Watson, R.M. (1990) The benefit of dental care to an elderly population assessed using a socio-dental measure of oral handicap. Br. Dent. J. 168:153–156.

Fülop, T., Herrmann, F., Rapin, C.-H. (1991) Prognostic role of serum albumin and pre-albumin levels in elderly patients at admission to a geriatric hospital. Arch. Gerontol. Geriatr. 12:31–39.

Geinoz, G., Rapin, C.-H., Rizzoli, R., Kraemer, R., Buchs, B., Slosman, D., et al. (1993) Relationship between bone mineral density and dietary intakes in the elderly. Osteoporos. Int. 3:242–248.

Greksa, L.P., Parraga, I.M., Clark, C.A. (1995) The dietary adequacy of edentulous older adults. J. Prosthet. Dent. 73:142–145.

Griep, M.I., Verleye, G., Franck, A.H., Collys, K., Mets, T.F., Massart D.L. (1996) Variation in nutrient intake with dental status, age and odour perception. Eur. J. Clin. Nutr. 50:816–825.

Guigoz, Y., Vellas, B., Garry, P.J. (1994) Mini nutritional assessment: a practical assessment tool for grading the nutritional state of elderly patients. In The Mini Nutritional Assessment, Facts and Research in Gerontology (Supplement 1). Paris: Serdi.

Gunne, H.S.J., Bergman, B., Enbom, L., Högström, J. (1982) Masticatory efficiency of complete denture patients. A clinical examination of potential changes at the transition from old to new dentures. Acta Odontol. Scand. 40:289–297.

Gunne, H.S.J. (1983) Masticatory efficiency. A new method for determination of the breakdown of masticated test material. Acta Odontol. Scand. 41:271–276.

Gunne, H.S.J. (1985) Masticatory efficiency and dental state. Acta Odontol. Scand. 43:139–146.

Haraldson, T., Ingervall, B. (1979) Muscle function during chewing and swallowing in patients with osseointegrated oral implant bridges. Acta Odontol. Scand. 37:207–216.

Helkimo, E., Carlsson, G.E., Helkimo, M. (1977) Bite force and state of dentition. Acta Odontol. Scand. 35:297–303.

Helkimo, E., Carlsson, G.E., Helkimo, M. (1978) Chewing efficiency and state of dentition. A methodologic study. Acta Odontol. Scand. 36:33–41.

Helkimo, E., Heath, M.R., Jiffry, M.T.M. (1983) Factors contributing to mastication: an investigation using four different test foods. J. Oral Rehabil. 10:431–432.

Heyink, J.W., Shaub, R.M.H. (1986) Denture problems and the quality of life in a Dutch elderly population. Community Dent. Oral Epidemiol. 14:193–194.

Holm, B. (1994) Jaw muscle activity and masticatory ability before and after treatment with cantilever fixed or removable partial dentures. Thesis. University of Copenhagen.

Horowitz, A. (1989) Nutrition in the Elderly. Oxford: Oxford University Press.

Incalzi, R.A., Capparella, O., Gemma, A., Landi, F., Pagano, F., Cipriani, L., Carbonin P. (1998) Inadequate caloric intake: a risk factor for mortality of geriatric patients in the acute-care hospital. Age Ageing 27:303–310.

Karlsson, S., Carlsson, G.E. (1990) Characteristics of mandibular masticatory movement in young and elderly dentate subjects. J. Dent. Res. 69:473–476.

Kendall, K.E., Wisocki, P.A., Pers, D.B. (1991) Nutritional factors in aging. In Handbook of Clinical Behavior Therapy with the Elderly Client, ed. Wisocki, P.A. pp. 73–95. New York: Plenum Press.

Kiyak, H.A., Beach, B.H., Worthington, P. (1990) The psychological impact of osseointegrated dental implants. Int. J. Oral Maxillofac. Implants 5:61–69.

Lambrecht, J.R. (1965) The influence of occlusal contact area on chewing performance. J. Prosthet. Dent. 15:444–450.

Laurell, L., Lundgren, D. (1985) Chewing ability in patients restored with cross-arch fixed partial dentures. J. Prosthet. Dent. 54:720–725.

Lindquist, L.W., Carlsson, G.E. (1982) Changes in masticatory function in complete denture wearers after insertion of bridges on osseointegrated implants in the lower jaw. Adv. Biomat. 4:151–155.

Lindquist, L.W., Carlsson, G.E., Hedegård, B. (1986) Changes in bite force and chewing efficiency after denture treatment in edentulous patients with denture adaptation difficulties. J. Oral Rehabil. 13:21–29.

Lipschitz, D.A. (1992) Nutrition and ageing. In Textbook of Geriatric Medicine, eds. Evans, J.G., Williams, T.F. pp. 119–127. Oxford: Oxford University Press.

Locker, D. (1995) Xerostomia in older adults: a longitudinal study. Gerodontology 12:18–25.

Loesche, W.J., Bromberg, J., Terpenning, M.S., Bretz, W.A., Dominguez, B.L., Grossman, N.S., Langmore, S.E. (1995) Xerostomia, xerogenic medications and food avoidances in selected geriatric groups. J. Am. Geriatr. Soc. 43:401–407.

Luke, D.A., Lucas, P.W. (1985) Chewing efficiency in relation to occlusal and other variations in the natural human dentition. Br. Dent. J. 159:401–403.

Massler, M. (1979) Geriatric nutrition II: Dehydration in the elderly. J. Prosthet. Dent. 42:489–491.

Mattson, U., Heyden, G., Landahl, S. (1990) Comparison of oral and general health development among institutionalised elderly people. Community Dent. Oral Epidemiol. 18:219–222.

Mojon, P., Budtz-Jørgensen, E., Rapin, C.-H. (1999) Relationship between oral health and nutrition in very old people. Age Ageing. In press.

Nordström, G. (1990) The impact of socio-medical factors and oral status on dietary intake in the eighth decade of life. Aging 2:371–385.

Norlén, P., Johansson, I., Birkhed, D. (1996) Impact of medical and life-style factors on number of teeth in 68-year-old men in southern Sweden. Acta Odontol. Scand. 54:66–74.

Österberg, T., Mellström, D., Sundh, W. (1990) Dental health and functional ageing. A study of 70-year-old people. Community Dent. Oral Epidemiol. 18:313–318.

Österberg, T., Era, P., Gause-Nilsson, I., Steen, B. (1995) Dental state and functional capacity in 75-year-olds in three Nordic localities. J. Oral Rehabil. 22:653–660.

Österberg, T., Carlsson, G.E., Tsuga, K., Sundh, V., Steen, B. (1996) Associations between self-assessed masticatory ability and some general health factors in a Swedish population. Gerodontology 13:110–117.

Papas, A.S., Palmer, C.A., Rounds, M.C., Russell, R.M. (1998a) The effects of denture status on nutrition. Spec. Care Dentist 18:17–25.

Papas, A.S., Joshi, A., Giunta, J.L., Palmer, C.A. (1998b) Relationships among education, dentate status, and diet in adults. Spec. Care Dentist 18: 26–32.

Rall, L.C., Roubenoff, R., Harris, T.B. (1995) Albumin as a marker of nutritional and health status. In Nutritional Assessment of Elderly Populations, ed. Rosenberg, I.H. pp. 1–17. New York: Raven Press.

Ranta, K., Tuominen, R., Paunio, I., Seppänen, R. (1988) Dental status and intake of food items among an adult Finnish population. Gerodontics 4:32–35.

Reid, D.L., Miles, J.E. (1977) Food habits and nutrient intakes in non-institutionalized senior citizens. Can. J. Public Health 68:154–158.

Rissanen, P.M., Laakkonen, E.I., Suntioinen, S., Penttilä, I.M., Uusitupa, M.I. (1996) The nutritional status of Finnish home-living elderly people and the relationship between energy intake and chronic diseases. Age Ageing 25:133–138.

Sebring, N., Guckes, A.D., Li, S.-H., McCarthy, G.R. (1995) Nutritional adequacy of reported intake of edentulous subjects treated with new conventional or implant-supported mandibular dentures. J. Prosthet. Dent. 74:358–363.

Sjögren, A., Österberg, T., Steen, B. (1994) Intake of energy, nutrients and food items in a ten-year cohort comparison and in a six-year longitudinal perspective: a population study of 70- and 76-year-old Swedish people. Age Ageing 23:108–112.

Slagter, A.P. (1992) Mastication, food consistency and dental state. Thesis. University of Utrecht.

Sullivan, D.H., Martin, W., Flaxman, N., Hagen, J.E. (1993) Oral health problems and involuntary weight loss in a population of frail elderly. J. Am. Geriatr. Soc. 41:725–731.

Tallgren, A., Tryde, G., Mizutani, H. (1986) Changes in jaw relations and activity of masticatory muscles in patients with immediate complete upper dentures. J. Oral Rehabil. 13:311–324.

Tallgren, A., Mizutani, H., Tryde, G. (1989) A two-year kinesiographic study of mandibular movement patterns in denture wearers. J. Prosthet. Dent. 62:594–600.

Tryde, G., Tallgren, A., Mizutani, H. (1989) A 2-year electromyographic study of patients with an immediate complete upper and a partial lower denture. J. Oral Rehabil. 16:193–201.

Van Stavern, W.A., van der Wielen, R.P.J., Dissen, H., Burema, J. (1995) Serum albumin and dietary protein in the Euronut SENECA project. In Nutritional Assessment of Elderly Populations, ed. Rosenberg, I.H. pp. 18–29. New York: Raven Press.

Vigild, M. (1989) A model for oral health for elderly persons in nursing homes with an estimate of the resources needed. Acta Odontol. Scand. 47: 199–204.

Vogt, E.J., Bell S.J., Blackburn, G.L. (1995) Nutrition assessment of the elderly. In Geriatric Nutrition: A Comprehensive Review, eds. Morley, J.E., Glick, Z., Rubenstein, L.Z. pp. 51–62. New York: Raven Press.

Witter, D.J., De Haan, A.F.J., Käyser, A.F., Van Rossum, G.M.J.M. (1994) A 6-year follow-up study of oral function in shortened dental arches. Part II: Craniomandibular dysfunction and oral comfort. J. Oral Rehabil. 21:353–366.

Woo, J., Ho, S.C., Mak, Y.T., Law, L.K., Cheung, A. (1994) Nutritional status of elderly patients during recovery from chest infection and the role of nutritional supplementation assessed by a prospective randomised single-blind trial. Age Ageing 23: 40–48.

4 高齢患者の補綴治療計画

　過去10～15年の間に修復，補綴処置の臨床は大きく変化してきた．欠損歯すべてを修復すべきであるという機械論的なドグマは，より生物学的な方向性を有する原則に置き換えられてきた．今日，補綴処置の主要な追求目標は，現存する天然歯によって構成される咬合接触をいかに生涯にわたって温存するかということに尽きる．補綴処置はすべて残存組織の犠牲のうえに立脚しているものであるから，固定性，可撤性の種々の補綴装置の適応は現状の機能，審美性が障害されていて，これを改善しうるときにのみ行われるべきである．さらにいえば，補綴処置は患者固有の問題を解決するように，欠損の原因をできれば絶ち切れることが望ましい(Kalk, et al, 1993)．補綴処置の適応症を考察し，処置法を決定する場合，専門医の見解，患者の要求，さらには社会経済的なバックグラウンドの3点が鍵となる．

　本章の目的は補綴処置が適応症となる状況を具体的に検討し，高齢患者において歯列の部分欠損，全部欠損に対しどのような処置法が選択できるかを検討する．要介護または有病高齢者の処置方針については第5章で述べる．

処置の第1目標

　部分歯列欠損患者に対する第1の目標は以下のとおりである：
(1)可能であれば残存歯によって安定的な咬合接触を構成する．
(2)咬合支持を残存歯で回復するか，修復処置によって回復する．
(3)生物学的な原則を適用し，直接的な補綴処置を可及的に減少させ，長期にわたりマイナスの作用が生じないようにする．
(4)快適で外観の回復も良好な，しかも単純な処置内容を適用する．

表 4-1　高齢部分歯列欠損患者の治療方針.

　　　残存天然歯による咬合接触を確保する
　　　　　治療上重要な天然歯
　　　　　治療上重要な残根
　　　天然歯と粘膜負担義歯人工歯の咬合接触を避ける，機能的に正しい咬合高径の設定
　　　生物学的な原則を適用
　　　　　残存歯の生活性を温存
　　　　　残存歯の歯質を温存
　　　　　歯周組織を温存
　　　　　残根・インプラントによって欠損部顎堤を温存
　　　問題解決型の手法で治療にあたること
　　　　　患者の当然の要求を尊重する
　　　　　単純な補綴方法を適用
　　　　　患者の支払い能力を熟慮する

(5) 治療費が高額にならず，適切な額であるような治療計画を選ぶ(表 4-1).

　欠損歯列患者の治療処置の第1目標は外観，咀嚼機能，そして快適さの回復である.

　高齢者の大部分は既存の義歯から新規の義歯にはなかなか慣れにくいため，この処置はきわめて慎重に行われなければならない. 少数残存歯やインプラント上のオーバーデンチャーはこの点，患者に受け入れられやすいという特長を有している.

治療の必要性と要求の同一化

　オーバートリートメント(過剰治療)を避けるためには原因から問題を解決する姿勢(POS)が重要である. 高齢者において部分欠損歯列の補綴処置を行う理由は咀嚼システムの機能不全によるか，咀嚼能力の低下によるか，外観や発音上の問題によるか，機能障害を予防する必要によるか，など種々のものがある.

　顎機能障害の徴候として主要なものは，(1)顎関節，咀嚼筋の疼痛，(2)関節音，(3)開口量の制限である. 多くの高齢者で軽度または中等度の咀嚼系障害がみられる. しかし，これらと歯の欠損の拡大とには直接の関係はほとんどない.

　後方歯を補綴する主要な理由は：

● 咀嚼能力の低下
● 咀嚼系における明らかな機能障害の発生
● 顔面高の明らかな低下

治療の必要性と要求の同一化

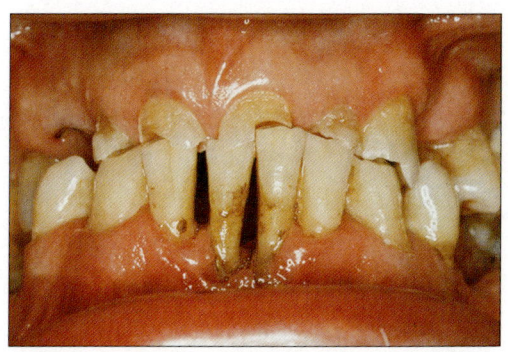

図 4-1a　81歳男性．短縮歯列患者で，上顎前歯は高度に摩耗しているが，臼歯の補綴は必要ない．

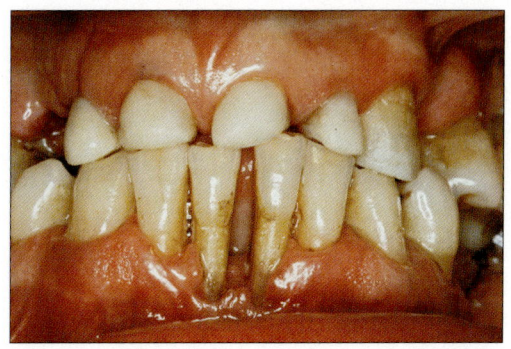

図 4-1b　上顎前歯をコンポジット・レジンで修復し，暫間的に咬合高径・顔面高を回復した．

などである．

　不十分な咀嚼機能の発生は，咬合接触面積の減少や咀嚼中の不適当な生理的条件によって，咀嚼筋の萎縮が生じることによる場合が考えられる(Garret, et al, 1996)．高齢患者の補綴処置では咀嚼筋の萎縮が多少とも生じ，これが改善しないため通常は部分的な咀嚼機能の回復のみが可能となることを銘記すべきである．咀嚼機能不全は高齢，一般健康状態の不良，独居，収入低下といった因子とも関連がある(Österberg, et al, 1996；Ow, et al, 1997)．

　高齢者で咬合支持部位が2か所以下である進行した短縮歯列のものでは，顎機能障害の徴候，症状が出現する危険性が増大する．しかし，欠損の進行と咬合の変化が緩慢に生じると機能的な適応が生じやすい(Kalk, et al, 1993)．しかし，一方では咬合の不安定性が抜歯や不良補綴装置の装着などによって突然に生じる場合，適応能力は生じにくい．このようなことから高齢者の臼歯の欠損修復については，顎機能障害の明確な症状がない場合，機能的なトラブルを予防するという観点からのみ修復処置を行うのは機械的にすぎるといえよう．そうではなく，経過を十分観察し，症状が現われてから処置を行うのがよい．

　臼歯の欠損は高度の前歯咬耗，咬合高径や顔面高の低下を生じる因子となる(Dahl, et al, 1993)．このような状態は顎機能障害を随伴することがある，しかし，通常，問題となるのはこれ以上の咬耗を抑制することによって咬合高径の低下を防止し，審美障害の主訴に対応することである(図 4-1a, b)．欠損していた臼歯を修復することで前歯の咀嚼機能パターンが変化すると期待するのは現実的ではない．このような患者での治療計画では，これ以上の咬耗を防止することに処置の重点をおくべきである．実質欠損を補綴するために行われる固定性・

表 4-2　高齢者の歯周病危険因子.

　　口腔清掃の実施不足
　　最近のアタッチメント・ロス
　　残存歯の欠損
　　歯周病に関するスコア値が高い
　　義歯装着(設計, 装着習慣)
　　アスコルビン酸, 低摂取
　　喫　煙
　　心臓冠動脈疾患

(Beck and Slade ; 1996 ; Budtz-Jørgensen, 1996a ; Ekelund and Burt, 1994. より)

可撤性のより広範な処置では修復補綴装置設計,製作上の器械的な誤差が常に存在する.

　高齢患者においてはコンプリートデンチャーによる補綴処置が求められ,多くは旧義歯に替えて新義歯を製作することとなる:その理由としては,旧義歯の破折,顎堤の吸収による適合不良,対合歯による義歯人工歯の高度の摩耗などがあげられる.補綴処置はこの場合,咬合高径を回復し,顔面高を保持するのが主目的となる.コンプリートデンチャーの治療における1つの大きな問題は,通法による場合,根面上またはインプラント上のオーバーデンチャーによる場合のいずれの場合も,補綴学的な治療の必要性と患者が義歯に期待する内容との間に生じるズレがあげられる.この場合,既存の旧義歯を利用して,補綴治療上必要な変化を患者が受け入れられるかどうかを評価しながら治療にあたることが重要である.コンプリートデンチャーによる新規の補綴処置は患者の精神状態に問題があったり,旧義歯に大きな問題が認められない場合,また,診断用の義歯を受け入れてもらえないような場合には実施してはならない(Budtz-Jørgensen, 1996a).

危険因子の確認

　部分欠損歯列患者における危険因子としては歯周疾患の進行,齲蝕活動性,欠損部顎堤の吸収,機能的な問題があげられる.

歯周組織の状態

　高齢者で老境にいたっても天然歯列を保持しているものでは,歯周組織が健全であるに越したことはない.10年間にわたる多因子解析の結果明らかとなったのは,歯の欠損の予兆となる因子として,もちろんすでに残存歯が減少していることはあげられるが,高度な歯周病因子の存在,患者の口腔健康に関する意識の低さ,抜去すべき歯の存在,喫煙習慣,ビタミンCの低摂取などの因子があげられる(Ekelund and Burt, 1994)(表4-2).さらには,高齢患者で歯周ポケットのアタッチメント消失が18か月持続したものは,つぎの18か月間においても,とくに進行したポケット部位でアタッチメントの消失が起こる(Beck, et al. 1994).つまり,はじめの18か月間にアタッチメント消失を起こしていた歯は,つぎの期間にほとんど抜歯されることがわかった.

危険因子の確認

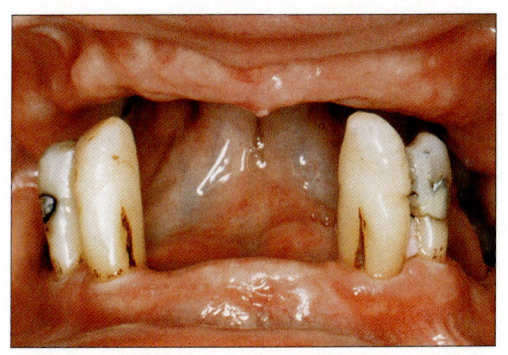

図 4-2a 保存療法，歯周外科療法および適切な口腔清掃によって歯周疾患の進行が停止した患者．

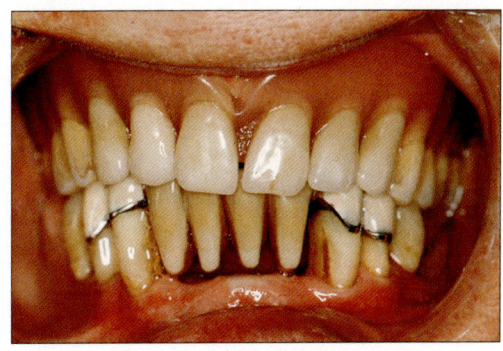

図 4-2b 咬合と下顎残存歯の安定は10ユニットの固定性義歯によって保証されている．

　高齢者では保存的，歯周外科的な療法によって，また専門的な清掃法によって，歯周疾患の進行を防止することが可能となる場合がある(Budtz-Jørgensen and Isidor, 1990 ; Isidor and Budtz-Jørgensen, 1990)(*図 4-2a, b*)．このような方法によって，長期に予後良好な修復補綴装置の前提条件として重要な歯周組織の健康が保たれることとなる．

齲　蝕

　根面齲蝕の危険性は患者個々人で異なるが，基本的には加齢と歯周疾患の結果，歯肉退縮が生じたものでこれが原因となっている(*表 4-3*)．根面齲蝕のもう一方の危険因子は高度のストレプトコッカス・ミュータンスが唾液中に存在することで，最近生じた根面または歯冠齲蝕，可撤性義歯の装着，唾液流量の減少などが他の危険因子である(Keltjens, et al, 1993)．高齢患者において根面齲蝕の発生は歯周疾患の発生よりも一般的に大きな問題である．

欠損部顎堤の吸収

　欠損部顎堤吸収の進行に関する問題は，基本的には無歯顎患者で不適切なコンプリートデンチャーを装着した場合に問題となる．部分欠損歯列では顎堤の吸収によってパーシャルデンチャーで構成された咬合接触が変化し，不安定な状態を生じる．全部欠損，部分欠損患者双方とも，主な顎堤吸収の危険因子は従前の顎骨欠損量，咀嚼時の過剰な咬合圧の負荷，ブラキシズムなどである(Klemetti, 1996)．

表 4-3 高齢者における齲蝕危険因子．

年齢
養護施設入所
喫煙習慣
炭水化物過剰摂取
ブラッシング回数不足
口腔内細菌数増加(酵母菌，ストレプトッカス・ミュータンス，乳酸桿菌)
口腔乾燥症
口腔清掃不良
歯周病の発生
歯肉の退縮
残存歯の欠損
歯冠部・歯根部齲蝕の既往
義歯装着(設計，装着習慣)

(Galan and Lynch, 1993；Närhi, et al, 1994；Lundgren, et al, 1997；Budtz-Jørgensen, et al, 1996. より)

表 4-4 高齢部分歯列欠損患者における機能上の危険因子．

欠損部顎堤の吸収
過去の吸収状況
咬合ストレスの過剰
骨密度の低下
広範な歯の欠損
不適合な義歯
ブラキシズム
咬耗
ストレス

(Kalk, et al, 1993；Klemetti, 1996；Dahl, et al, 1993；Nordström and Eriksson, 1994. より)

咀嚼系の機能

高齢の部分欠損歯列患者における機能上の危険因子を表 4-4 に示した．これらのなかには，顎機能障害の症状を伴った，または無症状のブラキシズム，咬耗が含まれている．クラウンやブリッジで修復が必要となった場合，このような患者では咀嚼筋の機能亢進，パラファンクションによって修復装置の破折，変形のような症状がでやすい (Dahl, et al, 1993)．さらには，限られた咬合面間クリアランスしか存在しないことが多く，固定性修復装置の脱落の可能性が問題とされる．

顎機能障害を生じた患者，咬合高径が低下した患者について上下顎顎間関係を修正する必要が生じる場合がある．最終的な補綴処置に着手する前に咬合の臨床的診査，咀嚼筋診査，TMD 診査を行う．患者がTMD，咀嚼筋に顕著な症状を有する場合，オクルーザル・スプリントを装着し，咬合の安定を図る一方，これまでの病的な神経筋機構反射に介入，阻止することが必要である．これによって下顎位は筋肉と顎関節にとってもっとも適切な状態に落ち着く．

患者の症状がほとんど消失したならば咬合高径を再評価し，咬合調整を行うこともある．咬合高径が大きく減少していても明らかな症状を示さず，原因が咬耗によるか歯の欠損の結果である場合には，審美的な

危険因子の確認

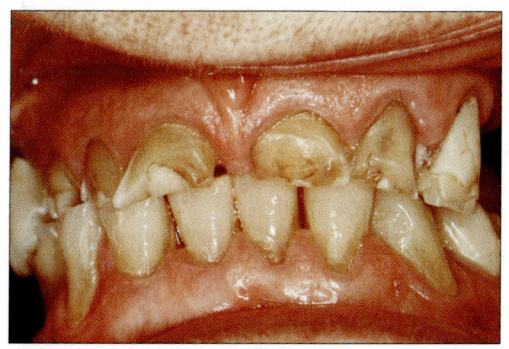

図 4-3a　68歳女性，前歯部は摩耗と齲蝕治療の結果，高度の崩壊を生じた．

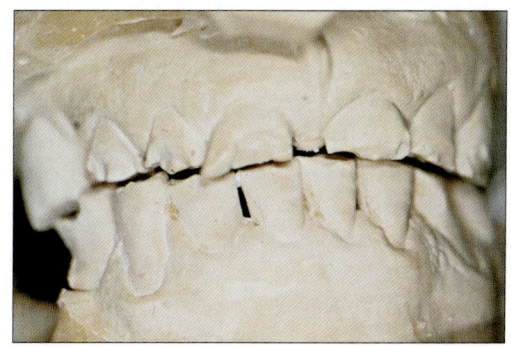

図 4-3b　治療計画策定のため研究模型を作製した．外観の回復は患者が固定性ブリッジ処置に耐えられないと判断されたので，即時オーバーデンチャーによる処置を行うこととした．咬合高径は補綴装置の装着スペース分1 mm挙上した．

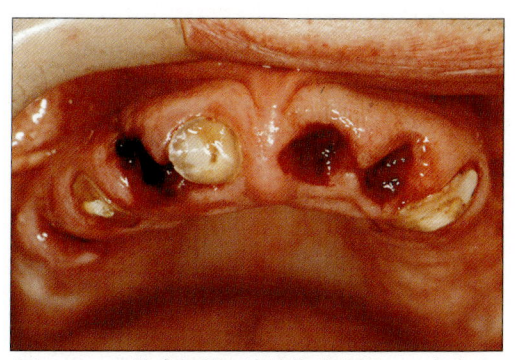

図 4-3c　口腔内処置，連続抜歯を行い，犬歯と中切歯をオーバーデンチャーの支台歯として形成した．

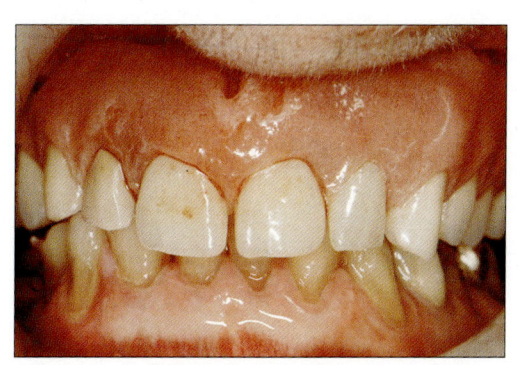

図 4-3d　義歯装着時の正面観，オーバーデンチャーによって外観は回復され，残存歯を保存したことで顎堤と咬合の安定が温存された．

修復のために咬合高径を増加させることも必要となることがある（Budtz-Jørgensen, 1986）．この場合，患者が新規の下顎位を受け入れられるかどうか3か月間ほどオクルーザル・スプリントを装着し，適応を確認して処置に移る．オーバーデンチャーによる処置の場合には，通常上記のようにスプリント療法を行う必要はない．咬合高径の調整はオーバーデンチャーの咬合面で直接行えるためである．とくに目だった咀嚼系の症状がみられない場合は，既存の咬合関係の修正を，診断用のスプリントをあらかじめ使用しないで直接最終義歯で行える場合がある（図 4-3a～d）．

最終補綴装置による咬合関係の確立のため既存の咬合関係を修正することがある．

表 4-5 コンプリートデンチャーによる処置が失敗した場合，生起する危険因子．

- 咀嚼に関する問題
    - 欠損部顎堤の吸収
    - 咀嚼筋の廃用萎縮
- 限局性の疼痛発生
- 口腔灼熱感の発生
    - 義歯設計の誤り
    - 全身的な原因
    - 義歯材料に対するアレルギー反応
    - 心理的・不特定な疼痛
- 使用中の義歯への不満足
    - 神経質な人格
    - 義歯に期待少ない
    - 義歯が不出来
- 唾液流量が減少

(Van Waas 1990a, 1990b；Sreebny and Valdini, 1988. より)

しかし，咬合治療は顎機能障害を訴える患者には稀にしか適用されない．この場合には可逆的な方法が好んで適用され，カウンセリング，筋機能療法，顎間スプリントなどによる処置が用いられる．高齢患者において咬合高径を補綴的な要求で高める必要がある場合，しばしばオーバーデンチャー様式のパーシャルデンチャーが好んで適用される．この場合，残存歯はコンポジット・レジンで修復される(Budtz-Jørgensen, 1986)．

コンプリートデンチャー装着患者における危険因子

通常，高齢患者でコンプリートデンチャーに十分満足している場合には，義歯に問題があるとか，咀嚼筋や顎関節に明らかな問題があるとか，義歯床下の顎堤に問題があるというような理由で補綴処置をみずから希望することはない．このような患者は現在の義歯に満足しており，たとえ高度の顎堤吸収や咬合高径の低下があり，咬合関係が不調でも，維持・安定が不良であっても装着している．このような場合に補綴処置を行う目標は，患者の主訴や要求よりも顎堤吸収の進行がこれ以上続行しないようにすること，そして咀嚼筋の廃用萎縮を未然に防止することにある．患者はこれまでの義歯に固執して，新義歯を治療の結果として受け入れようとしないという危険因子がある．コンプリートデンチャーにかかわる治療結果のうち，マイナスのものについて表 4-5 にまとめた．

患者が義歯に十分慣れていて，義歯の適合も比較的良好な場合，リライニング，リベースも妥当な治療オプションである．しかし，この場合，咬合調整を行うために義歯を咬合器に装着する必要がある．この操作は義歯が床下組織の吸収変化によって不安定になった場合に行う必要がある．これは，印象採得を行うときには正確な咬合関係を考慮することが困難だからである．患者は慣れ親しんだ同一の義歯を多年にわたり使用することが多く，義歯の現状に慣れている．補綴処置の目的はさらに組織障害

危険因子の確認

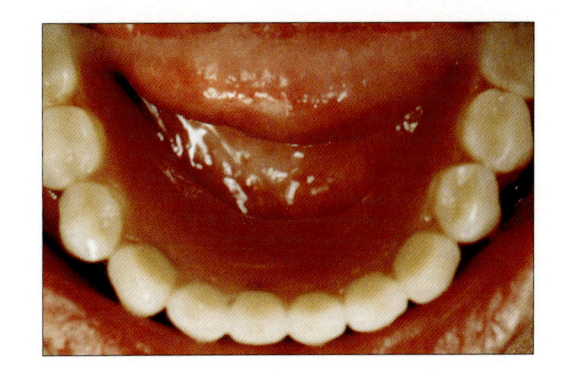

図 4-4 舌後退症の患者．下顎義歯の維持にとってマイナス因子となる．

が生じることのないように，また，新義歯にスムーズに移行できるように義歯機能と外観を回復することである．現在使用中の義歯を診断用に用い，患者はどの程度の変化に対応できるかをみる．これにはティッシュ・コンデイショナーを用い，暫間的に下顎義歯のリライニングを行い咬合高径の回復，咬合接触の回復，維持安定の回復が図られる（第9章参照）．患者は暫間義歯を少なくとも2〜4週間使用する．この操作によって，患者が暫間義歯に良好な反応を示した場合，この義歯をリベースしたりコピーしたり，または新義歯設計の標準外形として役立てる．

新義歯への慣れは複雑な過程をとる．この処置の結果を予想することは困難である（Van Waas, 1990a, 1990b）．高齢者となってから残存歯を失いそうな場合，通法によるコンプリートデンチャーでは十分な効果が得られない場合には，インプラント支持のオーバーデンチャーの適用が優れた選択となる．このような患者は，オーバーデンチャーの適用で大きな効果を得る．事実，インプラント処置は，比較的健康な患者にも，虚弱になりつつある患者にも，また，介護の必要な患者にも適用できるのである（Mericske-Stern, 1994）．

コンプリートデンチャー装着者のうち，あるものでは舌の位置が後退位にある．通常，安静位においては舌尖は下顎前歯の舌側に接触し，舌側面は義歯の舌側床縁，人工歯舌面に接触している．舌側の辺縁封鎖が構成され，舌筋によって義歯は顎堤上に安定させられる．舌が後退位にあると舌側面は義歯床縁との接触を失い，口腔底の位置は通常降下する（図 4-4）．

この状態では義歯の維持は生じないで，患者が会話したり，食事する場合，義歯は推進する．この結果，食塊は義歯の粘膜面に入り込む．この危険があるかどうか臨床診査において診断することは重要である．舌の位置を正常に戻すには患者を指導して修正できる場合がある．問題は使用中の義歯にあるのではなく，患者自体にあるため，この指導は新義歯製作以前に始めるのがよい．

義歯装着患者でハイリスク・グループの

ものは灼熱感，疼痛感を訴えるグループである(口腔灼熱感症候群)．これは不安，うつ状態，脅迫観念，敵意などの精神的不調と関連している(Rojo, et al, 1994)．義歯補綴にかかわる口腔内，補綴的な疫学因子としては以下の諸点があげられる：

- 咬合高径の増加(通常)
- 咬合関係の不安定状況
- 舌スペースの減少
- 臼歯部で咬合平面が高く設定
- 義歯床縁の過長
- アレルギー(稀)
- 口腔乾燥症

これまでに行われた補綴処置がずっと不調であった高齢患者について補綴処置を新たに開始するに先だって，注意深く問診，診査を行うことは重要である．たとえば，中枢神経系疾患，精神疾患を有する患者では健康な患者よりも頻繁にリコールを行う必要がある(Carr, et al, 1993)．そして，有病者，投薬治療患者では義歯装着後の調整に通常よりも余計にチェアタイムをとっておくのがよい．

患者がそのバックグラウンドに精神障害を有している場合，補綴的にみて使用中の義歯には何ら問題がない場合，また暫間的に修正した使用中の義歯を装着できない場合などには，新規の義歯製作は難航することが予想される．インプラント植立に伴う補綴前外科処置は患者の精神神経的な状態が解明され，患者の周囲の人によって義歯が評価されてはじめて行うべきである．この意味から，補綴前の外科処置は解剖的な条件が不良な場合にのみ行うべきであり，精神的に問題がある患者では行ってはならない．高齢患者で，解剖的な条件が通法によるコンプリートデンチャーでは予後困難が予想される場合，一般的にみて，インプラント支持のオーバーデンチャーがもっともよい解決法となる．

一般健康状態，個人の収入，行動

一般健康状態は，医学的にみて虚弱な高齢者の補綴処置を行う場合に最大の影響因子である．ほぼ健康状態にある高齢者の補綴処置を行うに際し，一般健康状態は処置の成否に関し考慮しなければならない．自立した生活を営んでいる65歳以上の高齢者においてよくみられる系統疾患としては，関節炎(44％)，高血圧(31％)，心臓血管系疾患(25％)，糖尿病(7％)，その他(87％)がある(MacEntee, 1994)．

動脈硬化症

これは高齢者の死亡原因の大きな原因となっている．臨床的な徴候として種々のものがあり，狭心症，心筋梗塞，高血圧，心臓充血性疾患などがあり，高齢化とともに病態は増悪する．Kilmartin(1994)によってこの種の患者の歯科治療について総論的評価が行われた．動脈硬化性脳疾患の患者では運動動作性が低下し，しばしば朦朧とした状態になっている．このような患者の

治療は困難で長期化するので，複雑な処置は避けた方がよい．このような患者では可撤性の義歯を受け入れにくいので，可能なかぎり自身の残存歯を保存するよう努める．動脈硬化性心臓血管障害の徴候のある患者では，患者の主治医と十分な情報交換を行って患者の体調の良好なときをみて，はじめて処置を行う．処置の実施時には患者にストレスをかけないよう体調のよいときを見計らい，十分なペイン・コントロールを実施し，アドレナリン含有剤，たとえば歯肉圧排用コードなどの使用にも十分配慮する．多くの高齢患者で無自覚性の動脈硬化がみられることから，高齢者の治療に際しては多くの場合，上記の配慮を行うのがよい．高血圧の治療薬には利尿剤と血圧降下剤が用いられるが，これらの薬剤は副作用として唾液流量を減少させることがあり，体内でのアドレナリン産生を抑制するため，鎮静療法が必要になることがある．また，アドレナリン含有の局所麻酔剤や歯肉圧排コードを使用しないことが必要である．

心内膜炎

感染性の心内膜炎は比較的稀な疾患であるが，高齢者ではしだいにこれの発病が増えてくる．これは以下の2つの発病因子によるところが大である：（1）心筋実質欠損の増加，この部位が感染部位となる．（2）免疫能力の低下．心内膜炎の明らかな既往がある患者の治療に際しては，抗生物質の予防的投与を行って菌血症の防止に配慮するとともに，口腔清掃を良好としておく．このような処置は明らかな心内膜炎の既往のある高齢者だけでなく，高齢者全般の処置に際し行うとよい．

呼吸器系障害

喘息や気管支炎の既往のある患者では気道の反応性が高く，胸部閉塞感を伴うびまん性の気道閉塞，ゼーゼーという呼吸音を伴う呼吸困難，咳などがみられる．このような患者を治療する際の治療姿勢は常に座位とし，仰臥位としてはならない．ウォーター・スプレーや義歯調整時のレジン粉末が患者に吸引されないように注意する．

糖尿病

糖尿病には2つのタイプがあり，インシュリン依存型のもの(IDDM)はほとんどの場合小児期，10代に起きる．インシュリン非依存型(NIDDM)のものは高齢者に生じる．高齢者の糖尿病は多くの場合，無自覚性であるのが特徴である．はじめ，患者は体力の減退，疲労，体重減少，口腔カンジダ症のような軽度の皮膚，粘膜病を生じる(Dorocka-Bobkowska, et al, 1996)．高齢者の糖尿病患者の多くが軽度から比較的重度のインシュリン非依存型糖尿病であり，これらの多くは食餌療法のみで軽快する．これらの患者は健康高齢者とほとんど同様の治療を行えるし，歯科治療は食物摂取を遮断するわけではないので低血糖状態を招く心配はない．インシュリン非依存型糖尿病の患者は適切な食餌療法を行えるよう，良好な咀嚼機能を有していることが望ましい．無歯顎患者ではこのためにインプラント義歯を装着し，咀嚼能力を高めるのが望

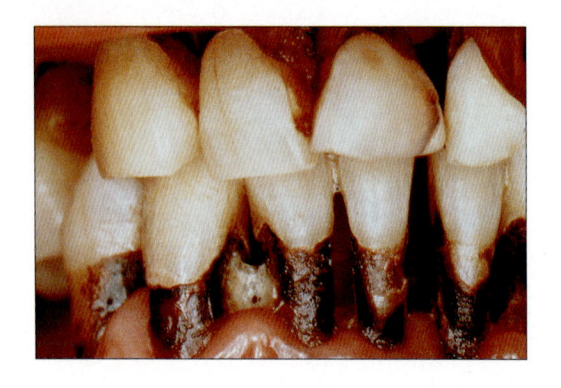

図 4-5 頭頸部の放射線治療を6か月にわたって受けた患者．適切な口腔清掃が行われず，根面齲蝕が広範囲に発生した．

ましい．オッセオインテグレーションを生じるインプラントの場合，糖尿病患者であっても禁忌症であることはなく，術後合併症も稀である(Smith, et al, 1992)．

関節炎

関節炎は高齢者においてもっとも発症頻度の高い疾患である．患者の多くは長期間にわたり，アスピリンやステロイド剤による薬物療法を受けているので，これらが歯科治療に影響し，何らかの副作用を及ぼす可能性がある．手先が不自由となってくるため口腔清掃が不十分となりやすい．このため，電動歯ブラシやクロルヘキシジン，フッ素剤含有の含嗽剤を使用する．患者は可撤性義歯の着脱に大きな困難があり，口腔清掃は義歯を装着したまま行う．

高度の関節炎患者に対し，人工関節置換手術が近年一般的に行われるようになってきた．基本的にこれは心臓内の人工弁と同様なものである；すなわち，口腔内に感染がある患者では菌血症に対応する予防的な処置を行い，関節の二次的な感染が生じないようにする．歯科医師はこのような患者の治療に際し，患者の主治整形外科医，内科医に抗生剤の予防投与が必要かどうかを聴くことが必要である．

癌

口腔咽頭領域の癌は通常，手術，放射線療法，化学療法による混合治療が行われる．顎骨の放射線壊死が予想されるため，予後不良と思われた歯は放射線療法に先立ち，あらかじめ抜歯しておく．抜歯を行うまえに補綴処置の全般的な治療計画を立てておき，義歯にとって鍵となる重要な残存歯の保存に努める．放射線治療によって生じる副作用として重篤なものは，口腔乾燥症，粘膜炎，汎発性齲蝕などである．放射線療法を開始するまえに患者に対し，このような副作用の発生する可能性について示し，口腔清掃の必要性を教示しておく(図4-5)．

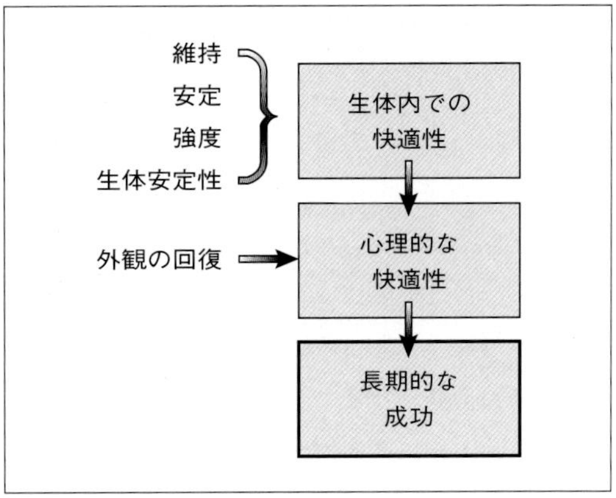

図 4-6 補綴治療が長期的に良好な予後を得るための基礎的要件.

結　論

今後，歯科医師は以前に比べて数多くの高齢患者を診療することは疑いの余地がない．健康高齢者の補綴治療の考え方はより若年層の患者の治療の場合と大差はない．しかしながら，このような患者であっても頻発する慢性病を発見し，適当と思われる治療期間中，短期的・長期的な経過中に生じる危険性をみいだすことは必要である．このようにして治療計画はより適切なものとなり，効果的な経過観察が生みだされる．

補綴処置法の選択

補綴処置に際しては以下の因子が検討されねばならない．

- 長期的に安定した成績が得られるか
- 直接的な処置内容
- 長期経過観察中の失敗，併発症状
- 対費用効果

基本的評価項目

これには補綴装置の維持，安定，良好な咀嚼機能の回復，使用材料の生体安定性などが長期にわたって保障されることが必要である（図 4-6）．適切な補綴装置の設計，材料の選択，処置の実施などは患者にとって機能的な快適さをもたらすものであり，同時に間接的には心理的な快適性ももたらす．外観の回復が適切であるとやはり心理的な快適性が生じる．高齢患者は義歯を装着した場合，しばしば義歯の機能的快適性と咀嚼機能の回復を重視しており，外観の回復にはそれほどの力点を置かない．機能と外観には境界はなく，可能なかぎり審美性をも含め機能的，心理的快適性まですべてを回復するように努める．

表 4-6 補綴処置の治療計画において熟慮すべき治療行為と長期的影響.

　　　　　直接的な因子
　　　　　　　歯冠形成
　　　　　　　歯内療法
　　　　　　　印象採得
　　　　　　　暫間補綴物
　　　　　　　咬合の問題
　　　　　長期的影響
　　　　　　　齲蝕
　　　　　　　歯周病の発生
　　　　　　　歯髄病変
　　　　　　　技法上の誤り
　　　　　　　　　維持力の欠如
　　　　　　　　　支台歯の破折
　　　　　　　　　義歯の破折
　　　　　　　外観についての不満
　　　　　　　メインテナンス

補綴処置の実施

　部分欠損患者の補綴処置には支台歯形成,歯内療法,印象採得,暫間被覆冠処置,咬合の修正などが含まれる(表 4-6).インプラント支持の固定性義歯や可撤性義歯に比べ,固定性義歯では処置に伴って発生する危険はより大きい.歯肉縁下の支台歯形成によって歯周結合組織には急性・一過性の傷害が起こる.しかし,根面に傷害が生じると根面は結合組織に変わり上皮によって被覆され,ここにアタッチメント・ロスが生じる危険がある.生活歯歯冠形成では適切な注水による冷却を行ったとしても歯髄傷害の危険がある.この傾向は慢性齲蝕や露出根面,咬耗などによって歯冠形成中の知覚が鈍麻していることから,とくに高齢者に生じやすい.

　形成限界を歯肉縁下とする場合,印象採得に際し歯肉圧排用のコードをしばしば用いる.通常はこの暫間的なコードによる圧排によってアタッチメント・ロスは生じない.コードを止血用のアドレナリンや塩化アルミニウム溶液に浸したり,エレクトロ・サージェリーを行う場合に危険性が生じる.

　歯内療法は抜歯を避けて歯の保存を図るため行われるが,高齢者では高齢化による歯髄変性があり,髄室も狭窄しており困難である.これは咬耗歯やかなり修復された歯に多く,歯内療法が技術的に困難で,治療時間もかかる.

　暫間補綴物のうち歯肉縁下にマージンが設定されたものでは適合不良であったり,長期間装着し続けると永続的な歯周炎症を引き起こすことがある.したがって,高齢患者では歯冠形成から修復装置装着までの期間を可及的に短縮し,暫間補綴の期間も短くすることが重要である.

　咬合関係を適切な診断に基づかずに変更してはならない.部分欠損歯列患者では修復される歯に最終修復物が装着されるまで,天然歯による咬合支持を温存するのが望ましい.残存歯2〜3歯のみで下顎位が支持されていて,これらを形成しなければならない場合には,咬合高径を保持するため暫間義歯を装着するのが望ましい.

長期経過観察中の失敗・併発症状

　長期的な補綴処置の予後は治療計画を立案する際に考慮しておくべきものであり，これには補綴装置の維持力の消失・破折，支台歯の破折などの機械的失敗，歯髄の病変，齲蝕，歯周病などの生物学的失敗，さらには，審美的な回復についての失敗などが含まれる（表4-6参照）．補綴装置装着後の予後観察にかかわる費用についても考慮しておく．

固定性義歯（ブリッジ）

　固定性義歯による処置によって口腔内の清掃状態は多少の悪影響を受けるだけである（Valderhaug, 1980）．歯肉縁下に修復物のマージンを設定した場合，患者が指導に反し口腔清掃を怠るとプラークの形成が増加し，歯肉炎症を生じ，アタッチメント・ロスを生じることがある．従来から適用されてきた補綴装置の失敗原因を検討すると，その原因として一般的なものは支台歯二次齲蝕と技術的な失敗がもっとも頻繁にみられるものであった（Glantz, et al, 1993）．虚弱高齢者ではクラウンのマージンに隣在した齲蝕の発生がとくに高率であった（Mojon, et al, 1995）．このため，高齢患者で全顎ブリッジ処置が行われる場合，装置全部を撤去し，すべて再補綴しなければならないことも生じる．したがって，高齢者では全顎の設計ではなく，小ブリッジを連ねる形態の方が失敗したときに被害が小さい．

　短縮歯列の患者で，臼歯の補綴を望むが，可撤性パーシャルデンチャーを受け入れない場合，いくつかの処置オプションがある．いくつかの経時的経過観察によれば，小臼歯部に1～2の延長ポンテイックをもつ全顎固定性ブリッジはきわめて良好な予後をもっている（Nyman and Lindhe, 1979, ; Nyman and Ericsson, 1982）．この観察の対象となった患者はそのほとんどで残存歯のアタッチメント・ロスがある患者であった．失敗率は通常の可撤性パーシャルデンチャーに比べて高くはなかった．

　他の研究では先の研究対象に比べ，歯周管理がそれほど良好でない患者について行われたが，総着後10～15年後に失敗率は15～30％という高率となることが示された（Karlsson, 1986；Randow, et al, 1986；Glantz, et al, 1993）．生物学的な失敗原因として齲蝕，歯髄病変がもっとも多かった，一方，機械的・構造的な失敗原因としては延長ポンティックに関連した内容，失活歯を最後方支台歯としたための問題が多かった．

　今日では，複雑で全歯列に及ぶ延長ブリッジの代替補綴処置として，インプラント応用の固定性義歯が現実のものとして適用されている．この方法によれば生物学的，機械的な失敗の様相は現在に比べ，将来その内容が軽度となるであろう．少なくとも，高齢患者で多くみられる齲蝕による失敗は，インプラントを臼歯の補綴処置法として選択すれば存在の余地がなくなる．しかしながら，天然歯，インプラントを問わず，これらを支台とする固定性全顎処置は治療費が高価で，複雑な処置法である．したがって，治療経費負担に問題があれば適用する

ことはまったく考えられない．

　高齢者の約20%で上顎はコンプリートデンチャー，下顎は前歯と小臼歯が1～2歯残存した状態がみられる(Eichner and Blume, 1987)．通常，上顎はコンプリートデンチャー，下顎はパーシャルデンチャーによって補綴を行う．しかし，特別な場合には小さな遊離端ブリッジによって補綴することもある．これは単純で，比較的治療費も廉価で，短時間に製作でき，高齢者にすぐに適応性が生じる(Budtz-Jørgensen, et al, 1985)．

　これに関し，経時的な結果が5年間，同一年齢，同様な残存歯状態を有する高齢患者について，27名は片側または両側性の遊離端ブリッジの患者群，26名は可撤性パーシャルデンチャーの患者群を対象とし，生物学的，機械的な失敗の発生が調査された(Budtz-Jørgensen and Isidor, 1990；Isidor and Budtz-Jørgensen, 1990)．患者にはすべて上顎コンプリートデンチャーを装着した．補綴処置に先立ち，必要な歯周処置を行い，観察期間中は口腔清掃と補綴処置について十分に管理が行われた．

　全般的には，口腔清掃状態は両グループとも良好であったが，パーシャルデンチャー・グループでは生物学的，機械的な問題点ともに，より高頻発することがわかった．遊離端ブリッジの97%が5年後の調査時点で使用されていたのに比べ，パーシャルデンチャーのうち38%が再補綴されたり，大きな修正を受けていた．両グループとも歯周組織は健全に保たれていたが，齲蝕の発生率はパーシャルデンチャー・グループで6倍以上となり，咬合関係のトラブルも同群にのみみられた．以上からみて，小型の遊離端ブリッジによる処置はパーシャルデンチャーよりも総合的にみて経済効果が高いといえる．この場合，支台歯はすべて健全生活歯であり，さらに，咬合条件は調整されたという前提条件であった．支台歯が失活歯となると，その破折の危険は大きくなる．

　1982年にBrånemarkインプラントシステムが導入されてから，部分欠損患者の補綴処置はこのオッセオインテグレーション法により的確に行えるようになった(Jemt, et al, 1989；van Steenberghe, 1989；Quirinen, et al, 1992；Nevins and Langer, 1993)．8～20年の装着期間に生じた生物学的失敗，すなわち，インプラント周囲炎による脱落は稀で，成功率は95%に達している．部分欠損歯列者のインプラント支持型ブリッジによる補綴において，技術的な失敗として前装部レジン・ポーセレンの脱落，アバットメント・フィクスチャーのスクリューの緩みなどが報告されている(Lekholm, et al, 1994)．このような失敗は装着5年後では10～15%にのぼるが，これに大きな意味はない．この処置法は高齢者にも十分適用可能であるが，施術に要する経費は大きく適用を困難としている．さらに，高齢者では残存歯の予後がしばしば予測がつきにくい．さらに，患者はブリッジの支台歯となる歯を形成しないでできるだけそのままにしてほしいというかもしれない．事実，可撤性義歯が装着され，継続的に不良な口腔清掃状態でしかも経済的に困

難な状況の患者では，短縮歯列の処置法としてインプラント義歯の適用は無制限には行えない(Bassi, et al, 1996)．

可撤性パーシャルデンチャー

臼歯の欠損(Ⅰ，Ⅱ級)補綴を可撤性パーシャルデンチャーで行うことは患者にとって，目立った歯冠形成も必要なく，低廉な治療費で実施できる処置法である．大きな中間欠損の場合，固定性ブリッジでは維持安定に問題があるような場合であっても，歯根膜支持型のパーシャルデンチャーにより的確な処置ができる．高齢者におけるパーシャルデンチャー処置の危険因子としては義歯の不適合，齲蝕，歯周疾患，および破折があげられる．臼歯の欠損補綴によって主に咀嚼能力が改善される．しかし，義歯装着がしばしば外観の回復にマイナスに働き，不満が高まり，装着しなくなってしまうことも生じる(Witter, et al, 1989；Cowan, et al, 1991)．このような義歯装着に関する不満を少なくするためには治療計画立案時に義歯のフレームワークの設計を単純化し，適合性を向上させ，咬合接触の回復状態をリコールのつどチェックするようなことが必要である．

パーシャルデンチャー装着によって生じるもっとも大きな問題はプラークの滞留である．通常は高齢者の歯周組織は良好な口腔清掃を行えば正常な状態に保つことが可能である(Bergman, et al, 1982；Isidor and Budtz-Jørgensen, 1990)．しかし，パーシャルデンチャー装着者における根面齲蝕の増大は大きな問題である(Stipho, et al, 1978；Wright, et al, 1992)．これの大きな理由に義歯装着者では唾液中のストレプトコッカス・ミュータンス，乳酸桿菌，酵母菌(yeast)などの濃度が増大することがあげられる(Beighton, et al, 1991)．

パーシャルデンチャーにおける他の危険因子には遊離端義歯床下の顎堤の吸収と義歯人工歯の咬耗があげられ，これは咬合の不調和を引き起こす(Budtz-Jørgensen and Isidor, 1990)．

上顎にコンプリートデンチャー，下顎に遊離端義歯を装着している患者では上顎前歯部顎堤に過重負担が生じ，いわゆる「コンビネーション・シンドローム」が起こりやすい(Kelly, 1972)．こうした生体反応性の合併症の発生は主に定期的な義歯リライニング，咬合調整，または遊離端義歯床下にインプラントを植立するなどの方法によって抑制できる(Keltjens, et al, 1993)．

最後に示すのは義歯装着に伴う口腔粘膜の炎症性変化の発生である．なかでも，義歯性口内炎の発生はもっとも頻度が高く，これは粘膜への機械的刺激と装着された義歯床粘膜面と粘膜の間で，細菌性のプラークが発生することによって生じる(Budtz-Jørgensen, 1974)．この口内炎は義歯床下床接触面積を減少させることによって軽減できるかもしれない．しかしこのようにすると，咀嚼時に発生する床下組織への咬合圧の分散は不利な状態となって顎堤粘膜，骨に伝達される(Fernandes and Glantz, 1998)．したがって，有床義歯装着によるマイナス作用を軽減する適切な方法は，咬合関係を安定な状態に保ち，義歯と口腔の

清掃を怠らないようにすることである．

　パーシャルデンチャーにおける大小連結装置の破折，レストの破折，クラスプの変形・破折などは比較的頻発する(Lechner, 1985 ; Lewis, 1978 ; Wetherell and Smales, 1980)．これからみて，通常のコバルトクロム合金使用のキャスト・パーシャルデンチャーの50％は装着後10年程度で使用されなくなる(Chandler and Brudvik, 1984 ; Kerschbaum, 1988)．義歯の破折を防止するには強固な大小連結装置を設計，拮抗鉤腕，咬合面レストの付与など，構造設計について配慮が必要である(Glantz and Stafford, 1980)．

　パーシャルデンチャーによる処置は単純，便法的であり，また可逆的，さらに患者にほとんど歯冠形成などが必要ないため，費用に対する処置効果が高いといえる(Fenton, 1994)．これは，とくに高齢患者において支台歯が固定性義歯に不適切である場合，後方遊離端欠損である場合，顎堤の実質欠損も補綴しなければならない場合に優れた処置法であるといえる．

　しかし，高齢者のパーシャルデンチャー装着患者の口腔環境は劣悪で，齲蝕発生の危険が高く，継続的な患者教育が歯科医師および公的ケアによって実施されなければならない(Drake and Beck, 1993)．義歯装着患者の場合，歯科医師も，患者側も定期的なメインテナンスに十分留意し，良好な口腔環境を保持しなければならない．

オーバーデンチャー

　残存歯によって支持されるオーバーデンチャーは，残存歯数が2～3歯となり，残存歯のアタッチメント・ロスが大きく，また，その歯列内配置が不利な場合，とくに適応となる．アタッチメント・ロスはみられるとはいえ，天然歯根が支持に加わることによって，残存歯からの義歯への支持もいくぶんかは期待できる．また，1～2本の歯が失われても義歯の修正は容易である．さらに加えて，義歯床下に残存歯を残すことで顎堤の吸収が効果的に防止され，咬合圧は適正に配分され，さらに歯根膜中の圧受容器による感覚フィードバックも期待できる(図 4-7a, b)(Crum and Loiselle, 1972 ; Crum and Rooney, 1978)．高齢患者の経済的状況は貧弱であることが多く，インプラント支持のコンプリートデンチャーは適用しにくい．残存歯を利用したオーバーデンチャーはこの代替法となるものである．

　単純な根面上または根面アタッチメント応用のオーバーデンチャーにおける生体側の危険因子としては，プラーク蓄積と不適当な義歯装着習慣の影響による齲蝕と歯周疾患があげられる(Ettinger, et al, 1984 ; Toolson and Smith, 1983 ; Budtz-Jørgensen, 1995)．単純な根面上の設計では，支台歯にはコーピングはなく，齲蝕治療は単純に行われる．また，歯周疾患が高度に進行したならば，支台歯を抜歯して義歯をアクリリック・レジンで修正すればよい．しかし，コーピング上にアタッチメントを有するオーバーデンチャーでは，患者が適切な口腔清掃を実施できないと経費対治療効果の問題が生じてくる．そこで，当初は単純な歯根面上のオーバーデンチャーを設計し，

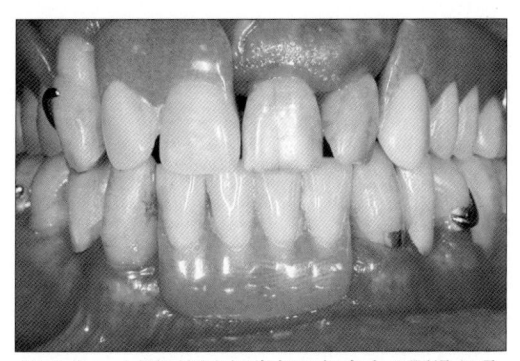

図 4-7a 上顎両側中切歯部に相当する顎堤が吸収した患者．同部は義歯床で補綴し，外観を回復した．

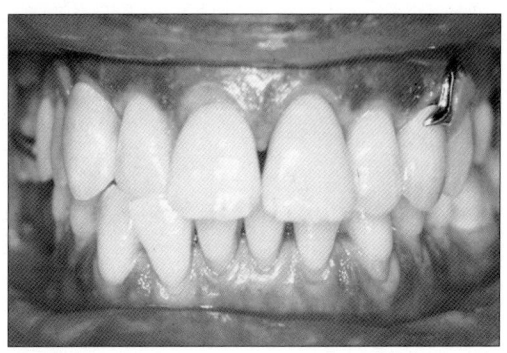

図 4-7b オーバーデンチャー内に歯根 $\underline{1}$, $\underline{3}$ を保存してある．これにより顎堤の吸収を避け，外観を十分回復した．

患者の口腔清掃の実施が十分と判断されたなら，後にアタッチメント利用の義歯に変換するのが賢明な方法であるといえる．

オーバーデンチャーでみられる技術的な失敗で多いのは義歯床の破折である．コンプリートデンチャーに対合する歯列で残存歯が2～3歯のような場合，または中切歯が2歯支台歯となった場合などに義歯破折の危険が大きい．両方の場合とも，咬合圧は義歯床下に均等に配分されていないので，義歯床は常に咬合圧による歪みをうけている．義歯床破折を防止するには床内に金属のプレートやスケルトンを入れ，補強するのがよい．しかし，義歯構造が強くなると破折は防止できるが，床下顎堤の吸収が床のロッキングの動きに伴って生じる危険がある．

コンプリートデンチャー

今日，従来型のコンプリートデンチャーは経済的，解剖学的理由，または一般健康状態の低下などの理由で，インプラント支持型の義歯が用いられない場合に適用されるようになってきた．コンプリートデンチャー装着に関する生体側の危険因子としては，欠損部顎堤の吸収，咬合の不安定，床下顎粘膜の病変，顎機能障害の発症などが考えられる．義歯床下組織と顎関節の状態改善は補綴処置のみでは対処困難で，高齢者の咀嚼器官に完全な機能不全を生じる危険がある．コンプリートデンチャー装着により生じるマイナス効果を回避するには，インプラントを適用する以外にはない．

通常型のコンプリートデンチャーにおいては，残根上のオーバーデンチャー，イン

プラント上の義歯の場合に比べて咀嚼時の筋力は相当に少なくてよいため，破折など技術的なトラブルは少ない．下顎に残存歯がある場合，上顎コンプリートデンチャー破折の頻度は，咬合接触部位が少なくその部位が不均等な場合にとくに増加する．下顎に2本のインプラント・フィクスチャーを植立すればこの上に構成されるコンプリートデンチャーの快適さは向上し，患者のQOLに意味あるものとなる．

生体側の変化として，外科処置後の骨量減少，機能力の集中，プラークの滞留によるインプラント周囲炎などが原因となって，インプラント周囲の骨量減少が生じる．喫煙はインプラント周囲炎の発生に大きな危険因子となる(Haas, et al, 1996)．

長期的経過観察によれば，インプラントの失敗や骨の消失は口腔清掃がほぼ保たれている患者では限定的であるが，上顎でやや高い発生頻度である(Jemt, et al, 1992)．さらには，生体側の失敗因子は加齢によって高率にはならない(Köndell, et al, 1998)．高齢患者にインプラント支持のオーバーデンチャーを装着した経過観察から得られた結果では(Mericske-Stern, 1994)：生体側の失敗率は下顎で5％，上顎で16～20％，であった．インプラント周囲の骨の正常性とインプラントの長さが，良好な予後を得るには重要である．以上の所見は最近行われた上顎のオーバーデンチャー支台のインプラントについての研究からも裏付けられている．156本のうち85本が平均装着期間2.8年後に失われた(Ekfeldt, et al, 1997)．

下顎では，生体側の失敗はインプラントの本数やボール・アタッチメント，バー型のアタッチメントなど，どのような場合にも起こりうる(Watson, et al, 1997；Gotfredsen, et al, 1993)．下顎正中に植立した単独インプラントにボール・アタッチメントを設置した義歯を装着した高齢患者における，5年間の経時的な観察によれば，インプラントの喪失はなく，患者の口腔感覚，機能の回復は優れたものがあった(Cordioli, et al, 1997)．このような単純な処置は虚弱状態になりつつある高齢患者，要介護の患者で毎日の口腔清掃を行ってあげなければならないような患者に最適な方法である．

インプラント支持のオーバーデンチャーにおいて生じる技術的な失敗としては義歯の破折，維持スクリューの緩み，バー・クリップの破折，ボール・アタッチメントの緩圧リングの変性などがあげられる(Ekfeldt, et al, 1997；Watson, et al, 1997)．このようなトラブルの発生はしばしば起こりうるもので，とくに上顎に生じやすい．実際問題として装着後の調整と修理についてみると，可撤性インプラント義歯は固定性の場合に比べ，調整で4倍，修理で2倍の頻度で実施する必要があった(Walton, et al, 1996, 1997；Watson, et al, 1997)．同様にボール・アタッチメントはバー・アタッチメント型に比べて多くの修理が必要であった．

治療計画における方針の決定

高齢者の補綴処置に関する治療計画にお

治療計画における方針の決定

表 4-7 補綴処置法と長期的予後の関連した因子.

患者側	術者側
教育程度	教育程度
個人的経験	技術
処置時の協力程度	個人的経験
介入度合い	集中度
治療経費負担能力	治療経費に対する考え方

いて，治療法の選択・予後は患者の状態，術者の能力，条件の評価など種々の因子によって決定される(表 4-7)．たとえば，高度な教育を受けた患者ではより高度で，審美的で快適性の高い処置法を選択する傾向にある．個人または家族がこれまでに受けた固定性・可撤性義歯についての経験は患者の現実の判断に重要である．患者の自分の歯を温存したいという気持ちと，適切な口腔清掃を実行できることは残存歯列の保全に重要である．最後に，患者の経済的な条件は処置法の選択にとって大きな制限因子となる．

実現可能な治療計画を呈示するとき，術者は患者の要求と口腔内と歯列の状態を熟慮する．しかし，しばしば他の条件が介入してくる(表 4-7)．たとえば，歯科医師の教育レベル・技術がしばしば選択を限定する．補綴学の経験が浅いものではより単純な処置法しか思い浮かばず，適合不良の場合，修正や再適合を図る．そして，術者は過去に成績のよかった"普通の"処置・技法を選択するのが通例である．歯科医師は臨床技法に卓越し，さらに向上を目指すことが重要である．しかし，高齢患者の治療においては，歯科補綴処置ばかりではなく，一個の人間存在としての患者をまず第1に考えることが何より重要である．これはとりわけ，臨床医は患者の経済的な状態を熟慮し，患者が出費可能である範囲で治療計画を呈示すべきことを意味する．さらにいえば，臨床医は生物学的な原則に基づかない高価で複雑な治療法を患者に絶対に提示すべきではない．

患者に関連する口腔清掃状態，治療への協力度，歯周組織の状態，欠損歯数，予想される補綴装置への適応力などは，いくつかの治療法を選択する場合の選択根拠となろう(表 4-8)．良好な口腔清掃状態であり，治療に積極的に参加する患者では上記の表に示す処置法の多くから選択ができる．しかし，指導を何度繰り返しても患者が口腔清掃を実施しない場合，とりあえず，補綴を行うという処置法が選択される．歯が欠

95

表 4-8 高齢部分歯列欠損患者の補綴治療計画において，歯周アタッチメント・ロス，歯の欠損，口腔清掃，有床義歯に対する患者の受容性．

	歯の欠損	歯周アタッチメント・ロス		受容性低下
		僅少	広範囲	
口腔清掃と治療への協力が良好	中等度	FPD RPD	FPD RPD IMPL/F	FPD
	高度	FPD	FPD/RPD IMPL/F/R オーバーデンチャー 移行義歯	FPD IMPL/F
口腔清掃と治療への協力が不良	中等度	FPD	RPD	処置行わず治療に積極性なし（接着ブリッジ）
	高度	RPD	オーバーデンチャー 移行義歯	処置行わず 移行義歯

FPD：固定性ブリッジ，RPD：可撤性パーシャルデンチャー，IMPL/F：インプラント支台のブリッジ，IMPL/R：インプラント支台のパーシャルデンチャー．

損したなら，装着されていたパーシャルデンチャーを改造して対応したり，口腔清掃状態が将来好転したなら，固定性ブリッジが製作できるかもしれない．同様に，協力が得られない場合はオーバーデンチャーを通常型のコンプリートデンチャーに変換したり，逆に，協力状況が改善した場合にはアタッチメントを設定したり，固定性補綴装置とパーシャルデンチャーによる設計に変更することも可能となる．口腔清掃を実施せず，義歯への適応も低いと思われる患者の場合は，残存歯の崩壊を避けるために欠損部の補綴を行わない方がよい．場合によっては，前歯1〜2歯欠損を接着ブリッジで補綴することもある．

包括的な口腔診査および治療計画の立案

これは以下の項目からなる．

1．患者の既往歴
2．主訴に関する解析
3．一般健康状態に関する解析
　有病状況，投薬内服状況
　治療への耐性（コンプライアンス），精神状態についての小テスト（MMS）
4．口腔領域の健康の記録
5．口腔内の所見
6．画像診断

7．咬合器上での解析
8．診断結果のまとめ
9．処置方針の勧告

　高齢者に対する口腔診査の手順は若年者の場合と基本的には同様である．しかし，高齢者では特別な病態の増加もあり，加齢とともに生じる精神的，社会的な変化について注意を払うことが必要である．結果として，高齢者の治療においては患者と医師の一般的な関係を修正しなければならない．

患者の既往歴

　高齢者に対しては常に親切に，また優しい態度で接しなければならない．患者の既往を聞きだすには，他のスタッフのいない，電話の呼びだし音などの聞こえない静かな部屋で聞き取りを行うのがよい．高齢者は新しい情報を取り入れるにはより時間を必要とし，また容易に気分散漫となる．このことは与える情報や行う質問が明確・単純な文章となっており，重要点については繰り返しが必要であることを示している．

　的確な意思の疎通を行ううえでもう1つ障害となるのは，加齢に伴う感覚器官の老化によって視覚，聴覚が衰えていくことである．視覚の変化には調節機能の減退，水晶体の白濁化(白内障)，瞳孔反射時間の遅延，光量不足時の視力低下などがある．また，色覚能力，視覚深度識別能の低下，明暗反応の低下などが生じる．

　高齢者の聴覚障害で頻発するのは老人性難聴で，高周波音と低音量の聴覚がしだいに減退する．低周波音は異常に大きな音量に認知されるということである．大きな声で会話するのは患者の多くにとって不愉快に感じられる．これらからみて，臨床医は室内に気になるような雑音が発生していない状況で，明確にゆっくりと会話を行わねばならない．患者の正面に座り，患者が術者の口唇の動きを見て取れるようにする．室内は適切に照明し，患者の顔面が直接照明されることは避ける．自宅での口腔管理指示書，治療計画書，治療予約など書面によるものは字体を大きく，活字体で記し，できれば紙面の色を変え，図やイラストを入れておく．治療日・時間は予約し，高齢患者を不安にさせないよう，予約変更は行わない方がよい．通常，高齢患者は予約時間に遅れることを嫌がり，予定時間よりも相当早く来院する．そのため担当医が遅れてくると患者は気分を害する．

　術者と患者の間の良好な意思の疎通，信頼関係の形成が大切である．問診は患者にとってみれば他の人間と接触，自身の健康と日常生活の問題点について会話を行う機会でもある．治療を開始する前に患者が抱えている問題について十分考慮することは重要である．

　心理的，器質的な精神障害が高齢者では生じやすい．20％の高齢者において認知性機能障害，慢性のうつ状態となっているとみられる．うつ状態の患者は無感動，悲嘆，体重減少，とまどい，物事の判断力低下，何にも満足できない，いらつきなどの症状を呈することが多い．このような患者には

表 4-9 臨床診査の一部として不可欠な医学的情報.

内科医に受診しているか
以前の入院経験
現在の内服薬の有無
アレルギーの有無
　心臓疾患, 心臓, 高血圧, リウマチ熱の既往
糖尿病
結核, 他の肺臓疾患
肝炎, 他の肝臓疾患
腎臓病
止血異常, 血液疾患

(Little and Fallace, 1993. より)

しばしば抗うつ剤が投与されていることが多く, この副作用として口腔乾燥症がみられる. これらの患者は補綴処置に対するモチベーションが低く, 新義歯には口腔条件からも心理的条件からも適応しにくい.

　患者の主訴, 患者の要求, 介護の状態に十分配慮し, 医科的・歯科的・補綴的既往について順序立てて診査情報を記録する. これには過去の疾患, 入院記録, 最近かかった疾患, 投薬治療の内容などが含まれる(表 4-9). 患者の内科主治医に連絡を取り, 一般健康状態, 現在の病状, 内服薬など必要な情報を入手する. 自立歩行可能な高齢患者についての研究ではその90%が少なくとも1種の内服薬を投与され, 多くのものでは2種以上の服用が行われていることが示された(Nolan and O'Malley, 1988).

一方, 入院が始まったばかりの高齢患者では5～10種にも及ぶ多種類の投薬が行われている(Dormenval, et al, 1995). 担当医は投薬されている薬物について起こりうる副作用について十分な知識を有していなければならない. 副作用としては口腔乾燥, 流涎, 出血, 高血圧アレルギー, 粘膜組織への反応, 精神障害, 免疫能力の低下など多種のものがみられ, 歯科・補綴治療に影響を生じるおそれがある. この点からみて, 高齢者の既往には常食している食餌の内容と臨床栄養学的な評価を行うことが不可欠である. 栄養学的な欠乏が疑われた場合は食餌の記録を作成する(第3章参照). 健康状態の悪化に伴う脱水または水分摂取の欠乏による脱水状態も口腔乾燥, 咀嚼機能の低下を招く. さらに, 脱水状態は高齢者における精神混濁の直接的な原因となることがある.

口腔外診査

　医科的・歯科的な既往歴記録のつぎに頭頸部について詳細な臨床診査を行う. これは順序正しく, 系統的に行う. 非対称性を示すすべての徴候, 腫脹, 皮膚色の変化, 舌の機能障害, 顎機能障害などについて解析する. つぎに触診によって頸部, 顎下部, 顔面について皮膚温, 皮膚の質感と弾力性, 内在する顔面骨の外形をみる. リンパ節の触診の場合, 大きさ, 触診時の疼痛の有無, 易動性について, 耳介周囲, 耳介後部, オトガイ下, 頸部リンパ節などを対象として

行う．事実，免疫系疾患のうちリンパ性白血病，多発性骨髄腫，また巨グロブリン血症（Waldenström）の場合はとくに高齢者への影響が大きい．さらに，三叉神経分枝の開口部に相当する皮膚上の点を触診し，癌腫，外傷，神経痛によってその感覚状況が変化する徴候を診査する．

顎機能障害は高齢者で頻繁にみられる（第3章参照）．この診査は顎関節，咀嚼筋について系統的に行う．これには，最大開口量，顎運動，顎関節音，咀嚼筋，顎関節の圧痛の有無が含まれる．自発痛，捻髪音，開口不能，開口時の下顎変位などは咀嚼筋の機能障害，顎関節内障，新生物，関節炎，外傷，強直症，または関節症の徴候となる．顎関節の診査に続いて側頭筋，内外翼突筋，咬筋の触診を行う．

コンプリートデンチャー装着患者については，口腔外からみた咬合高径の評価が重要である．生理学的な安静位はほとんどの場合，正しい咬合高径となる．下顎安静位において，小臼歯部の安静空隙量は2～4mmとなる．下顎安静位と上下顎顎間距離の測定は皮膚上の2点間（鼻点・オトガイ点）で測定する．安静空隙量が4mm以上となると咬合高径が低すぎた可能性が生じる；逆に2mm以下となると，咬合高径がおそらく高すぎた可能性が疑われる．しかし，咬合高径の設定によっては新たな下顎安静位が生まれ，新たな安静空隙が生じる．したがって，下顎安静位のみによって咬合高径を決定するのは信頼性に欠ける．そこで，外観の回復性，患者の位置感覚，口内感覚なども考慮して決定する．

口腔内診査

通常，この診査は口腔内と口腔周囲の軟組織診査から始める．高齢者の口腔粘膜の健康度はいくつかの局所的因子に影響されるため，この診査は重要である．因子は義歯，残存歯，喫煙，唾液，さらには，一般健康状態にも影響される（Lombardi and Budtz-Jørgensen, 1992）．

口唇

口唇の位置について非対称性となってはいないか，第Ⅶ脳神経の麻痺による障害がないかをみる．他の診査事項として，口唇の大きさ，浮腫，膿瘍，口角炎，次いで，形態としては義歯唇側床縁との関係，さらに色調について心臓血管障害による影響をみる．また，上皮表面について放射線性または急性の口唇炎の有無，単純性ヘルペス，扁平上皮癌，外傷，下疳，アジソン病やPeutz-Jeghers症候群による色素沈着などについても診査する．口角炎はしばしば栄養障害，重度の口腔感染症，また，咬合高径の設定が低いなどの症状を伴う．義歯装着者の場合，歯肉頬移行部，小帯部，唇側床縁の位置を検討することが重要である．

頬粘膜

下顎臼後結節部の粘膜に白板症，カンジダ性病変がないかどうか診査する．頬粘膜に角化症がないかみる．カンジダ症，扁平苔癬，アフタ性，ウイルス性，または外傷性の病変の有無，新生物の有無，白斑，異常色素沈着の有無を診査する．耳下腺開口

部の乳頭について自発性と触診時の唾液流出量を診査し，歯石沈着，感染，口腔乾燥などとの関連をみる．

硬口蓋

硬口蓋の色調を診査し，義歯性口内炎の有無，喫煙に関連し，白板症の有無，血腫の有無をみる．つぎに解剖形態について口蓋の深さ，口蓋隆起の有無，アーラインの位置をみる．義歯装着者では小唾液腺の多くが開口部を閉塞されるため点状出血を示し，炎症傾向となる．義歯性口内炎は，紅斑性の顆粒状あるいは粘膜の平滑化として発生する．

軟口蓋

軟口蓋では紫斑出血，血腫，びまん性炎症の有無を診査し，硬軟口蓋の境界位置を診査する．硬軟口蓋の境界決定は患者に「アー」と数秒間発声させると容易にわかる．この位置はコンプリートデンチャーの維持に必要な後縁封鎖に重要である．

口腔底

口腔底では白板，潰瘍，腫瘍の有無を診査する．両手指を用いて顎下腺領域の触診を行う．顎下腺の開口部の診査，ワルトン管，唾液流出量についてみる．触診で口腔底が全般的に緊張していることが示された場合，コンプリートデンチャーにとっては不利な条件となる．とくに舌の位置が後退している場合，条件はさらに悪い（図4-4）．残存歯舌側辺縁の位置と口腔底の間の距離を記録し，パーシャルデンチャーの大連結装置の設計に役立てる．

舌

舌の安静位置を覚えておく，また，その大きさ（舌肥大症の有無），形態，機能運動もみておく．舌位置の不定を示す舌と頬の不随意運動は，患者自身にはほとんど制御不能である．症状はしだいに進行し，まず舌から始まり，口唇，下顎の筋肉に及ぶ．舌の側面に潰瘍形成，腫瘍がないかどうか十分診査する．舌表面の乳頭について，萎縮，炎症の有無をみる．これらは貧血，ビタミン欠乏，カンジダ症などによって発症する．舌後部を触診し，舌癌や舌痛の有無，そして舌にも出現する口腔灼熱感に伴う症状を診査する（第2章参照）．通常，上記の障害があっても患者は食生活，就寝などに滞りはなく，疼痛は発生しても舌についての臨床症状はみられない．口腔乾燥症に伴う症状が出現することもある．しかし通常，唾液流出量は減少していない．舌痛症の患者の治療はきわめて困難で，しばしば精神疾患，うつ病を抱えている．

義歯支持組織

部分・全部欠損患者では，義歯が装着されて床下組織となる欠損部顎堤について義歯装着による病変の有無，義歯床下組織としての評価などを診査する．すでに述べたように（第1章），義歯装着によって生じる可能性のある病変にはカンジダ症，口角炎，義歯性口内炎，外傷性潰瘍，義歯刺激性増殖症，フラビーガム，顎堤吸収などがある．欠損部顎堤の顎堤形態，顎粘膜の性状，上

下顎間関係など形態的な条件を診査する．

残存歯，歯周組織

高齢患者では齲蝕，歯髄病変，歯周病変が複合して存在している．治療を成功させるためには，以下を記録・検討することが常に有効である．

- 残存歯，欠損部顎堤の口内法X線写真
- 口腔清掃状態の評価には，プラークインデックス・スコア(Silness and Löe, 1967)，デンチャープラーク・スコア(Ambjörnsen, et al, 1982)を用いる．患者が適切な口腔清掃を実施できるかどうかテストする
- 齲蝕活動性の評価，とくに根面齲蝕についてみる．ストリップ法によるミュータンス試験を行う(Vivadent, Schaan, Liechtenstein)
- 残存歯の完全なペリオチャート，ポケットの深さ，アタッチメントの位置，歯肉からの出血，歯の動揺について記載する
- 残存歯の歯髄生活性
- 咀嚼機能の解析，これには残存歯による咬合接触点数，咀嚼筋の機能，上下顎顎間関係などが含まれる．研究用模型を咬合器に装着するとさらに情報が得られ，たとえば，固定性，可撤性義歯に必要なスペースの確認などが行える

診断のまとめ

以下に示す診断項目について実際の治療が開始される前に明らかにしておく必要がある．

- 患者自身が問題としている歯科的・補綴的な問題は何か
- 患者にみられる客観的な歯科的・補綴的な問題は何か
- 患者の口腔清掃状態はどうか
- 残存歯のうち，どの歯が予後良好とみられ，保存すべきか
- 残存歯のうち，どの歯が予後不良で，抜歯すべきか
- どの残存歯または残根が，予後不良とみなされても，補綴的に，また患者の心理上保存すべきか
- どの歯を補綴すべきか
- 残存歯の予後はどうなるか（これは補綴処置後に口腔清掃を含むメインテナンスの段階にならないと明確な答はでない）

わかりやすい高齢者の治療計画

高齢者の治療計画をわかりやすく，5つの独立した項目に分けて示す(Lang, 1988；Ettinger and Berkey, 1991)．

1. 緊急処置：生命を脅かす疾患に対し系統的治療，入院治療を行う；口腔領域の事例では高度の危険がある歯の抜去があり，この場合患者の主治内科医と対診する
2. 口腔清掃とそのメインテナンス：良好な口腔清掃状態を確立する；スケーリ

ング，デブリデメント，齲蝕治療；保存不能歯の抜去；リライニング，リベース，新しい暫間義歯の装着，そして治療計画を十分錬成する．
3. 補綴前処置：歯内療法，修復治療；オクルーザル・スプリント，矯正処置；補綴前外科処置，インプラントの植立．この期間，口腔清掃状態のチェックをしながら，最終的に装着される補綴装置の設計を行う．
4. 補綴的なケア：治療計画に基づいた固定性，可撤性義歯による補綴処置．
5. メインテナンス：義歯装着後の定期的な予後観察とケアによって良好な経過が得られる．これには患者の協力が不可欠である．義歯によって回復された咬合接触を定期的に診査し，機械的な障害が生じないように必要があれば修正を加える．

結論

高齢患者における補綴処置が成功するかどうかは，患者の一般健康状態，口腔の健康状態；患者の治療への協力度；患者の経費負担能力；使用材料の生物学的・機械的性質；さらには補綴処置を担当する主治医の知識，判断，技術的能力など，いくつもの因子によって決定される．患者の治療についての必要性と要求に応えるため，補綴治療を行う主治医には適切な技術と補綴学領域の知識と技術に関する生物学的，臨床医学的進歩に追随できる訓練が求められる．しかし，さらに臨床医にとって重要な事実は，補綴処置を行って，万一にも医原病を生じさせるのではないか，または，処置をまったく行わないで患者を見過ごし，結果として咀嚼器官にさらに大きな障害を生じるのではないか，そのどちらを選ぶべきかということなのである．

参考文献

Ambjörnsen, E., Valderhaug, J., Nordheim, P.W., Fløjstrand, F. (1982) Assessment of an additive index for plaque accumulation on complete maxillary dentures. Acta Odontol. Scand. 40:203–208.

Bassi, F., Schierano, G., Lorenzetti, M., Preti, G. (1996) Oral conditions and aptitude to receive implants in patients with removable partial denture: a cross-sectional study. J. Oral Rehabil. 23:175–178.

Beck, J.D., Koch, G.G., Offenbacher, S. (1994) Attachment loss trends over 3 years in community-dwelling older adults. J. Periodontol. 65:737–743.

Beck, J.D., Slade, G.D. (1996) Epidemiology of periodontal disease. Curr. Opin. Periodontol. 3:3–9.

Beighton, D., Hellyer, P.H., Lynch, E., Heath, M.R. (1991) Salivary levels of mutans streptococci, lactobacilli, yeasts and root caries prevalence in non-institutionalized elderly dental patients. Community Dent. Oral Epidemiol. 19:302–307.

Bergman, B., Hugoson, A., Olsson, C.O. (1982) Caries, periodontal and prosthetic findings in patients with removable dentures: a 10-year longitudinal study. J. Prosthet. Dent. 48:506–514.

Budtz-Jørgensen, E. (1974) The significance of Candida albicans in denture stomatitis. Scand J. Dent. Res. 82:151–190.

Budtz-Jørgensen, E. (1986) Restoration of the occlusal face height by removable partial dentures in elderly patients. Gerodontics 2:67–71.

Budtz-Jørgensen, E. (1995) Prognosis of overdenture abutments in elderly patients with controlled oral hygiene. A 5 year study. J. Oral Rehabil. 22:3–8.

Budtz-Jørgensen, E. (1996a) Prosthetic considerations in geriatric dentistry. In Textbook of Geriatric Dentistry. 2nd ed., eds. Holm-Pedersen, E., Löe, H. pp. 446–466. Copenhagen: Munksgaard.

Budtz-Jørgensen, E. (1996b) Restoration of the partially edentulous mouth—a comparison of overdentures, removable partial dentures, fixed partial dentures and implant treatment. J. Dent. 24: 237–244.

Budtz-Jørgensen, E., Isidor, F., Karring, T. (1985) Cantilevered fixed partial dentures in a geriatric population: preliminary report. J. Prosthet. Dent. 54:467–473.

Budtz-Jørgensen, E., Isidor, F. (1990) A 5-year longitudinal study of cantilevered fixed partial dentures compared with removable partial dentures in a geriatric population. J. Prosthet. Dent. 64:42–47.

Budtz-Jørgensen, E., Mojon, P., Rentsch, A., Roehrich, N., von der Muehll, D., Baehni, P. (1996) Caries prevalence and associated predisposing conditions in recently hospitalized elderly persons. Acta Odontol. Scand. 54:251–256.

Carr, L., Lucas, U.S., Becker, P.J. (1993) Diseases, medication, and postinsertion visits in complete denture wearers. J. Prosthet. Dent. 70:257–260.

Chandler, J.A., Brudvik, J.S. (1984) Clinical evaluation of patients eight to nine years after placement of removable partial dentures. J. Prosthet. Dent. 51:736–743.

Cordioli, G., Majzoub, Z., Castagna, S. (1997) Mandibular overdentures anchored to single implants: A five-year prospective study. J. Prosthet. Dent. 78:159–165.

Cowan, R.D., Gilbert, J.A., Elledge, D.A., McGlynn, F.D. (1991) Patients' use of removable partial dentures: two- and four-year telephone interviews. J. Prosthet. Dent. 65:668–670.

Crum, J., Loiselle, R.J. (1972) Oral perception and proprioception: a review of the literature and its significance to prosthodontics. J. Prosthet. Dent. 28:215–230.

Crum, R.J. Rooney Jr., G.E. (1978) Alveolar bone loss in overdentures: a five-year study. J. Prosthet. Dent. 40:610–613.

Dahl, B.L., Carlsson, G.E., Ekfeldt, A. (1993) Occlusal wear of teeth and restorative materials. A review of classification, etiology, mechanisms of wear, and some aspects of restorative procedures. Acta Odontol. Scand. 51:299–311.

Dormenval, V., Budtz-Jørgensen, E., Mojon, P., Bruyère, A., Rapin, C.-H. (1995) Nutrition, general health status and oral health in hospitalised elders. Gerodontology 12:73–80.

Dorocka-Bobkowska, B., Budtz-Jørgensen, E., Wloch, S. (1996) Non-insulin-dependent diabetes mellitus as a risk factor for denture stomatitis. J. Oral Pathol. Med. 25:411–415.

Drake, C.W., Beck, J.D. (1993) The oral status of elderly removable partial denture wearers. J. Oral Rehabil. 20:53–60.

Eichner, K., Blume, K. (1987) Statistische Erhebung zur Gebissituation und prothetischen Versorgung der Berliner Bevölkerung (West.). Dtsch. Zahnarztl. Z. 42:325–329.

Ekelund, S.A., Burt, B.A. (1994) Risk factors for total tooth loss in the United States: longitudinal analyses of national data. J. Public Health Dent. 54:5–14.

Ekfeldt, A., Johansson, L.-A., Isaksson, S. (1997) Implant-supported overdenture therapy: a retrospective study. Int. J. Prosthodont. 10:366–374.

Ettinger, R.L., Taylor, T.D., Scandrett, F.R. (1984) Treatment needs of overdenture patients in a longitudinal study: five year results. J. Prosthet. Dent. 52:532–537.

Ettinger, R.L., Berkey, D.B. (1991) Treatment planning for the older adult. In Geriatric Dentistry: Aging and Oral Health, eds. Papas, A., Niessen, L., Chauncey, H. pp. 126–139. St. Louis: Mosby-Wolfe.

Fenton, A.H. (1994) Removable partial prostheses for the elderly. J. Prosthet. Dent. 72:532–537.

Fernandes, C.P., Glantz, P.-O. (1998) The significance of major connectors and denture base mucosal contacts on the functional strain patterns of maxillary removable dentures. Eur. J. Prosthodont. Rest. Dent. 6:63–74.

Galan, D., Lynch, E. (1993) Epidemiology of root caries. Gerodontology 10:59–71.

Garrett, N.R., Perez, P., Elbert, C., Kapur, K.K. (1996) Effects of movements of poorly fitting dentures and new dentures on masseter activity during chewing. J. Prosthet. Dent. 76:394–402.

Glantz, P.O., Stafford, G.D. (1980) The effect of some components on the rigidity of mandibular bilateral free-end saddle dentures. J. Oral Rehabil. 7:423–433.

Glantz, P.O., Nilner, K., Jendresen, M.D., Sundberg, H. (1993) Quality of fixed prosthodontics after 15 years. Acta Odontol. Scand. 51:247–252.

Gotfredsen, K., Holm, B., Sewerin, I., Harder, F. (1993) Marginal tissue response adjacent to Astra dental implants® supporting overdentures in the mandible. A 2-year follow-up study. Clin. Oral Implants Res. 4:83–89.

Haas, R., Haimböck, W., Mailath, G., Watzek, G. (1996) The relationship of smoking on peri-implant tissue: A retrospective study. J. Prosthet. Dent. 76:592–596.

Isidor, F., Budtz-Jørgensen, E. (1990) Periodontal conditions following treatment with distally extending cantilever bridges or removable partial dentures in elderly patients. A 5-year study. J. Periodontol. 61:21–26.

Jemt, T., Lekholm, U., Adell, R. (1989) Osseointegrated implants in the treatment of partially edentulous patients: a preliminary study of 876 consecutively installed fixtures. Int. J. Oral Maxillofac. Implants 4:211–217.

Jemt, T., Book, K., Linden, B., Urde, G. (1992) Failures and complications in 92 consecutively inserted overdentures supported by Brånemark implants in severely resorbed edentulous maxillae: a study from prosthetic treatment to first annual check-up. Int. J. Oral Maxillofac. Implants 7: 162–167.

Kalk, W., Käyser, A.F., Witter, D.J. (1993) Needs for tooth replacement. Int. Dent. J. 43:41–49.

Karlsson, S. (1986) A clinical evaluation of fixed bridges, 10 years following insertion. J. Oral Rehabil. 13:423–432.

Kelly, E. (1972) Changes caused by a mandibular removable partial denture opposing a maxillary complete denture. J. Prosthet. Dent. 27:140–150.

Keltjens, H., Schaeken, T., van der Hoeven, H. (1993) Preventive aspects of root caries. Int. Dent. J. 43:143–148.

Kerschbaum, T. (1988) Langzeitergebnisse und Konzequenzen. In Teilprothesen, ed. Hupfauf, L. pp. 267–285. München: Urban & Schwarzenberg.

Kilmartin, C.M. (1994) Managing the medically compromised geriatric patient. J. Prosthet. Dent. 72:492–499.

Klemetti, E. (1996) A review of residual ridge resorption and bone density. J. Prosthet. Dent. 75:512–514.

Köndell, P.A., Nordenram, A., Landt, H. (1988) Titanium implants in the treatment of edentulousness: influence of patient's age on prognosis. Gerodontics 4:280–284.

Lang, N.P. (1988) Zahnärztliche Behandlungsplanung. Checkliste der Zahnmedizin. 2. Aufl. Stuttgart: Georg Thieme Verlag.

Lechner, S.K. (1985) A longitudinal survey of removable partial dentures. II. Clinical evaluation of dentures. Aust. Dent. J. 30:111–117.

Lekholm, U., van Steenberghe, D., Herrmann, I., Bolender, C., Folmer, T., Gunne, J., et al. (1994) Osseointegrated implants in the treatment of partially edentulous jaws: a prospective 5-year multicenter study. Int. J. Oral Maxillofac. Implants 9:627–635.

Lewis, A.J. (1978) Failure of removable partial denture castings during service. J. Prosthet. Dent. 39:147–149.

Little, J.W., Fallace, D.A. (1993) Dental Management of the Medically Compromised Patient. 4th ed. pp. 77–79. St Louis: Mosby.

Lombardi, T., Budtz-Jørgensen, E. (1992) L'examen clinique oral de la personne âgée. Rev. Mens. Suisse Odontostomatol. 102:1353–1363.

Lundgren, M., Emilson, C.-G., Österberg, T., Steen, G., Birkhed, D., Steen, G. (1997) Dental caries and related factors in 88- and 92-year-olds. Cross-sectional and longitudinal comparisons. Acta Odontol. Scand. 55:282–291.

MacEntee, M. (1994) Clinical epidemiologic concerns and the geriatric prosthodontic patient. J. Prosthet. Dent. 72:487–491.

Mericske-Stern, R. (1994) Overdentures with roots or implants for elderly patients: A comparison. J. Prosthet. Dent. 72:543–550.

Mojon, P., Rentsch, A., Budtz-Jørgensen, E. (1995) Relationship between prosthodontic status, caries, and periodontal disease in a geriatric population. Int. J. Prosthodont. 8:564–571.

Närhi, T.O., Ainamo, A., Meurman, J.H. (1994) Mutans streptococci and lactobacilli in the elderly. Scand. J. Dent. Res. 102:97–102.

Nevins, M., Langer, B. (1993). The successful application of osseointegrated implants to the posterior jaw: a long-term retrospective study. Int. J. Oral Maxillofac. Implants 8:428–432.

Nordström, G., Eriksson, S. (1994) Longitudinal changes in craniomandibular dysfunction in an elderly population in Northern Sweden. Acta Odontol. Scand. 52:271–279.

Nolan, L., O'Malley, K. (1988) Prescribing for elderly: Part II: Prescribing patients: differences due to age. J. Am. Geriatr. Soc. 36:245–254.

Nyman, S., Lindhe, J. (1979) A longitudinal study of combined periodontal and prosthetic treatment of patients with advanced periodontal disease. J. Periodontol. 50:163–169.

Nyman, S., Ericsson, I. (1982) The capacity of reduced periodontal tissues to support fixed bridgework. J. Clin. Periodontol. 9:409–414.

Österberg, T., Carlsson, G.E., Tsuga, K., Sundh, V., Steen, B. (1996) Associations between self-assessed masticatory ability and some general health factors in a Swedish population. Gerodontology 13:110–117.

Ow, R.K.K., Loh, T., Neo, J., Khoo, J. (1997) Perceived masticatory function among elderly people. J. Oral Rehabil. 24:131–137.

Quirinen, M., Naert, I., van Steenberghe, D., Dekeyser, C., Callens, A. (1992) Periodontal aspects of osseointegrated fixtures supporting a partial bridge. An up to 6-year retrospective study. J. Clin. Periodontol. 19:118–126.

Randow, K., Glantz, P.O., Zöger, B. (1986) Technical failures and some related clinical complications in extensive fixed prosthodontics. An epidemiological study of long-term clinical quality. Acta Odontol. Scand. 44:241–255.

Rojo, L., Silvestre, F.J., Bagan, J.V., De Vicente, T. (1994) Prevalence of psychopathology in burning mouth syndrome. A comparative study of patients with and without psychiatric disorders and controls. Oral Surg. Oral Med. Oral Pathol. 78:312–316.

Silness, J., Löe, H. (1967) Periodontal disease in pregnancy. II: Correlation between oral hygiene and periodontal condition. Acta Odontol. Scand. 22:121–135.

Smith, R.A., Berger, R., Dodson, T.B. (1992) Risk factors associated with dental implants in healthy and medically compromised patients. Int. J. Oral Maxillofac. Implants 7:367–372.

Sreebny, L.M., Valdini, A. (1988) Xerostomia, part I: Relationship in other oral symptoms and salivary gland hypofunction. Oral Surg. Oral Med. Oral Pathol. 66:451–458.

Stipho, H.D.K., Murphy, W.M., Adams, D. (1978) Effect of oral prostheses on plaque accumulation. Br. Dent. J. 145:47–50.

Toolson, L.B., Smith, D.E. (1983) A five-year longitudinal study of patients treated with overdentures. J. Prosthet. Dent. 49:749–756.

Valderhaug, J. (1980) Periodontal conditions and carious lesions following the insertion of fixed prostheses: a 10-year follow-up study. Int. Dent. J. 30:296–304.

Walton, J.N., MacEntee, M.I., Hanvelt, R. (1996) Cost analysis of fabricating implant prostheses. Int. J. Prosthodont. 9:271–276.

Walton, J.N., MacEntee M.I. (1997) A prospective study on the maintenance of implant prostheses in private practice. Int. J. Prosthodont. 10:453–458.

van Steenberghe, D. (1989) A retrospective multicenter evaluation of the survival rate of osseointegrated fixtures supporting bridges in the treatment of partial edentulism. J. Prosthet. Dent. 61:217–223.

van Waas, M.A.J. (1990a) The influence of clinical variables on patients' satisfaction with complete dentures. J. Prosthet. Dent. 63:307–310.

van Waas, M.A.J. (1990b) The influence of psychologic factors on patient satisfaction with complete dentures. J. Prosthet. Dent. 63:545–548.

Watson, R.M., Jemt, T., Chai, J., Harnett, J., Heath, M.R., Hutton, J.E., et al. (1997) Prosthodontic treatment, patient response, and the need for maintenance of complete implant-supported overdentures: An appraisal of 5 years of prospective study. Int. J. Prosthodont. 10:345–354.

Wetherell, J., Smales, R.J. (1980) Partial denture failures: a long-term clinical survey. J. Dent. 8:333–340.

Witter, D.J., van Elteren, P., Käyser, A.F., van Rossum, M.J.M. (1989) The effect of removable partial dentures on the oral function in shortened dental arches. J. Oral Rehabil. 16:27–33.

Wright, P.S., Hellyer, P.H., Beighton, D., Heath, M.R., Lynch, E. (1992) Relationship of removable partial denture use to root caries in an older population. Int. J. Prosthodont. 5:39–46.

5 虚弱・要介護高齢者に対する補綴的治療計画

　長期介護施設内の虚弱・要介護高齢者に対する歯科的,補綴的介護や治療計画には,歯科的介護に向かうスタッフの態勢を含めた現存の歯科的介護サービスの情報と同時に,患者の口腔内,全身健康状態に関する知識が要求される(Vigild, 1986).さらに,決定を行う際には家族を含めた形式をとることが重要である.養護施設や他の長期介護施設における入所者への医学的介護は,西ヨーロッパ諸国では通常良好に行われているが,虚弱・要介護高齢者の口腔健康に対する介護の準備はいまだに不十分である.この理由は,口腔疾患や機能的に問題のある義歯が,高齢者の全身的健康状態やQOLにとって負の効果を有しているとは考えられていないためであろう.確かに養護施設のスタッフの態勢に関する最近の研究では,施設の管理者は一般的には入所者の口腔健康状態には無頓着であり,介護者については,入所者の口腔健康問題に関して理解し世話をするにはあまりに訓練不足であり,さらに,そこに所属する介護者と歯科医師との間でほとんど情報交換が行われていないことが判明した(Chung, 1998).

　入所者の口腔健康状態および歯科的,補綴的治療の必要性を把握することが必要である.しかし,現存歯列や補綴状況の評価に基づく規範的な要求の評価は,通常,治療の必要性を過大評価に導く傾向にある(Vigild, 1987).このような状況においては,現実的な必要性と同様に,補綴治療に対して入所者の了解する範囲で検討することが重要である(Vigild, 1989).後者の考えは,治療に対する規範的な必要性,了承済みの必要性,さらに提示された要求に対する専門的な評価に基づいており,各個人の全身的な精神,肉体状態を考慮に入れることである.この公式が養護施設における治療計画に応用された場合,規範的な必要性に基づくと補綴治療が68％の入所者に必要であるという初期評価の値は,現実的な必要性から判断すると19％にまで減少し,新義歯

の製作が必要なケースはごくわずかであった(Vigild, 1989).

最終的には，歯科的，補綴的治療計画は，財源の配分つまり政治的な決定に依存している．社会経済的な要因は，高齢者の補綴治療においてとくに重要であるが，これは，制限のある財政上の措置が，可能性を非常に単純な治療へと限定してしまうことが多いためである．

治療計画における初期目標

虚弱・要介護高齢者に対する補綴治療の初期目標は，機能あるいは審美性に関する患者の主訴を明確にすることである．このことは重要であり，主訴の解決に役に立たない補綴治療から，患者が満足を得ることは考えにくい．たとえば，もし患者の主訴が上顎義歯の維持不良であれば，たとえ機能的あるいは審美的に適応症であったとしても，咬合高径の増加は臨床家にとって必要とはならないであろう．もし患者の賛同が得られれば，まず上下顎義歯の暫間的なリライニングが提案されるべきであり，義歯を最終的にリライニングして咬合高径を挙上することは，患者にとって有意義であることが十分に説明された後，実施される必要がある．別の例として，上顎コンプリートデンチャーの無歯顎患者で，咀嚼時における左側臼後部の疼痛を主訴としている．もし患者に咀嚼機能に関する不満がなければ，適切な初期治療は症状を確認するために上顎義歯を調整することであり，下顎義歯を製作することではない．

治療計画に関しては，主訴が咀嚼能力の低下や義歯の適合が不良である患者の場合には，決断を複雑にしている．そのような患者は補綴治療から満足を得られるのであろうか．医学的状況が良好であればインプラントによる治療が考えられるべきであろうか．予後が期待できない理由で治療を行わないことが提案されるべきであろう．このような場合，暫間的に診断用のリライニングを行い，咀嚼障害が改善されるかどうか確認するべきである．しかし，新義歯製作による治療は，患者からそのような治療に対する要求があり，臨床的観点からも実行可能である場合のみに行われるべきである．新しいコンプリートデンチャーによる治療で，良好な予後は保証されない，あるいは決して保証されるべきではないことを，十分に理解する必要がある．

このため，口腔健康状態は不良であっても，治療に対する要求がない患者に対する治療計画に関しては，ジレンマが起こる．健康な高齢者に対する補綴治療計画では，長期にわたる負の効果を最小限にするために，生物学的原則が適用されるべきである．そのような原則は，残存歯を抜歯してコンプリートデンチャーで治療することの必要性を示している場合もある．そのような治療を通じて，口腔の健康さらには全身的な健康に関して，患者の満足が得られることも考えられる．しかし，患者が治療に対して何の希望ももたないために，強要的な治療がQOLを向上させるよりは，むしろ低下させる場合も認められる(図5-1)．この

治療の必要性と要求の同一化

図 5-1 上顎コンプリートデンチャーを装着している86歳の入所者．咬耗し崩壊している下顎の残存歯は，義歯と比較的安定した咬合接触を示す．患者には治療に対する要求がない．残存歯は重篤な歯周疾患を呈している．これらを抜歯すべきであろうか．

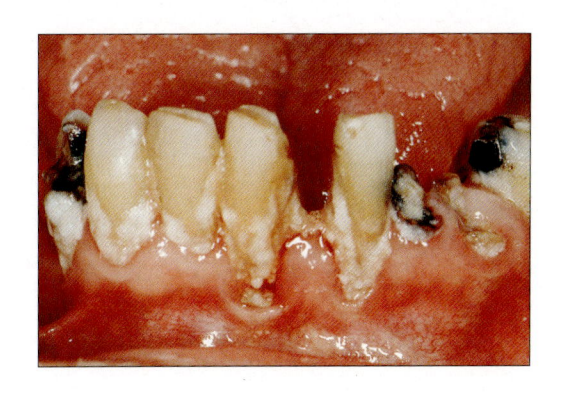

状況は養護施設の入所者に当てはめた場合，歯科専門家が遭遇する多くの倫理的，法律的ジレンマの1つである；このことは，本章でさらに言及する．

治療の必要性と要求の同一化

入所者の口腔診査と全身的評価を行った後，歯科医師は治療に対する現実的な必要性を考慮し，実際的な治療計画を立案する必要がある（図 5-2）．考慮に入れるべき要素として，入所者の肉体的・精神的状況ばかりでなく，治療に対する規範的な必要性，了承済みの必要性，さらに提示された要求などがあげられる（Vigild, 1993）．換言すれば，歯科医師は個人の全身的健康を考慮した後に，専門的な経験に基づいて治療の必要性を評価し，さらに入所者が了承済みの必要性や提示された要求を有しているかを確認する必要がある．最終的には歯科医師は，対費用効果，つまりQOLに関して治療によって得られる効果が，精神的苦痛，肉体的疼痛，さらに治療中に経験する不快などを常に上回っているかを考慮すべきである．

同様な原理を適用して，養護施設入所者のうち無歯顎269人に対する補綴治療の必要性が評価され，主訴，治療の必要性，義歯の使用状況に関連した要素が明らかとなった（Mojon and MacEntee, 1992）．ここでは補綴治療に対する必要性は以下のカテゴリーに分類された：つまり，理論上の必要性（規範的な必要性），臨床上の必要性（了承済みの必要性），実際的な必要性（提示された要求）である．問診では，入所者の50％が義歯装着に関して何らかの問題点を有していることが判明し，臨床的診査では，83％が重大な欠陥を有する義歯を装着しているか，義歯を有していない無歯顎のどちらかであることが明らかとなった．全入所者のうち，17％は極度の吸収した欠損部顎堤を有するため，補綴治療から満足のゆく予後を得ることは難しいと診断された．さらに，36％は治療に対する臨床上の必要性があり，義歯に関する不満を有していた．しかし，

5 虚弱・要介護高齢者に対する補綴的治療計画

表 5-1　自律能力診断用簡易精神機能検査(MMSE).

			スコア	
			最高点	得点
見当識	時間の認識(年，季節，月，曜日，日)		5	( )
	正解に対して1ポイント			
	場所の認識(州，国，町，建物，階)		5	( )
	正解に対して1ポイント			
記憶	3つの単語を提示された直後に復唱する		3	( )
注意	単純な単語を後ろからつづる		5	( )
	正しく記載された文字に対して1ポイント			
想起力	前に提示された3つの単語を復唱する		3	( )
名称	鉛筆や時計を名称で確認する		2	( )
	正解に対して1ポイント			
反復	"No ifs, ands, or buts"の語句を反復する		1	( )
理解	1枚の紙を右手に持ち，それを半分に折りたたみ，床に置く		3	( )
	各順序が正しく実行されれば1ポイント			
読解	「目を閉じなさい」という文章を読ませ実行させる		1	( )
筆記	任意の文章を筆記させる		1	( )
	主語と動詞から構成されていれば1ポイント			
視覚的解釈	結合した2つの五角形を模写させる		1	( )
		合計点	30	( )

(Folstein, et al, 1975. より)

臨床的に欠陥を有する義歯を装着した47%の入所者は，問題点に関して無関心で，治療に対する実際的な必要性を感じていないことが明確となった．一般的には，治療に対する必要性と主訴との間には有意な相関は認められず，多くの入所者は彼らの不快症状をあきらめているようである．とくに入所者の約1/5は，義歯について問題点を有しているかどうか直接質問しても何も訴えなかったが，現実的な視点から咀嚼か外観いずれかの不満点に関して，後に行った問診では返答があった．したがって，患者の問診では，特殊な質問ばかりでなく，一般的な聞き方をすることが重要であり，こうすることで訴えを浮かび上がらせることが可能である．

臨床的な決断を行う基礎として，患者の認識状態と自律性を考慮することは重要である．これは，彼らが精神的に可能なかぎり決断を行う過程で参加をしてもらうことを意味している．自律能力診断用簡易精神機能検査(MMSE)が，患者の認識状態を分

類分けするための実用的な指針として提案された(Folstein, et al, 1975). 尺度は, 10種類の見当識の質問, 3種類の単語に対して瞬時にあるいは時間をおいて想起できたかの評価, 注意力と計算力の評価, いくつかの簡単な言語項目, さらに1つの視覚描写的項目などから構成される(表5-1). 正しい答えや行動に対して点数が与えられ, 最高点では30点となる. カットオフ値を23点にすることで, 認識能力の障害に関する問題点が浮上するであろう. このことにあまり参加したくない, 参加できないという患者を扱う場合には, 家族のメンバーなどの第三者を含めることが必要となってくるであろう.

虚弱・要介護高齢者の治療計画を行うための診断過程は, 4つの連続したステージから構成される(図5-2). 最初のステージは口腔診断, 患者の訴え, 治療に対して提示された要求, さらに潜在する医科的問題(たとえば心臓血管障害, 栄養不足)に基づき, 患者が歯科的, 補綴的治療へ紹介される原因に対して純理論的に治療計画をたてることである. つぎのステップは臨床的治療計画に対する概要であり, 医科的診断, 肉体的精神的障害, 自律性, さらに対費用効果分析などを考慮にいれる. 3つめのステップは実際の治療計画に対する順序であり, ここには, 治療の財政面ばかりでなく患者から提示された要求, さらに患者の全身的健康, 口腔健康についてどの程度まで管理することが可能かという点を再度検討することが含まれる. 最後に, 患者の追従性の程度や口腔健康状態における変化に応じて,

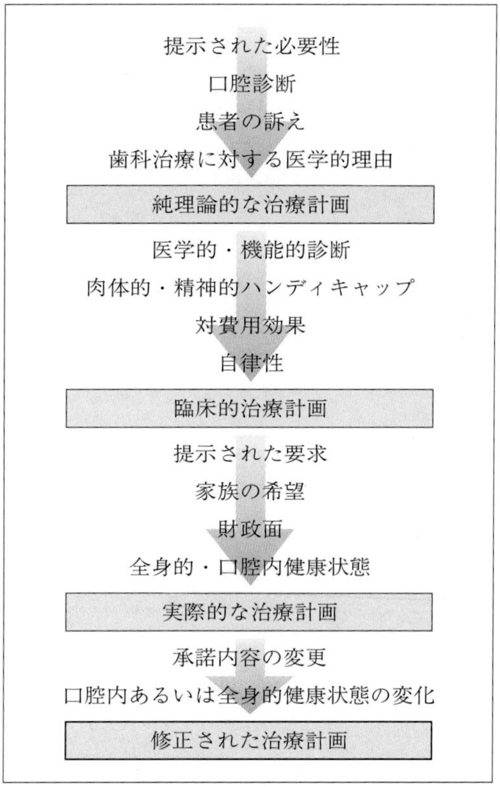

図5-2 虚弱・要介護高齢者に対する治療計画の診断過程(Ekelund, 1988; Mojon and MacEntee, 1992; Vigild, 1993; and Sabev, 1997.より).

治療開始後に治療計画を修正する必要がでてくるであろう.

患者は, 治療への要求をほのめかしながら, 主観的な治療の必要性として(「私の下の入れ歯は定位置に収まらない」); 治療に対して提示された要求としては(「下の入れ歯をはめてもうまく噛めない. 新しいのが必要です」); あるいは訴えとしては(「入れ歯が痛くて, はめていることができない」)などと表現してくるであろう.

医科的・精神的状況, 口腔健康, 社会経

5 虚弱・要介護高齢者に対する補綴的治療計画

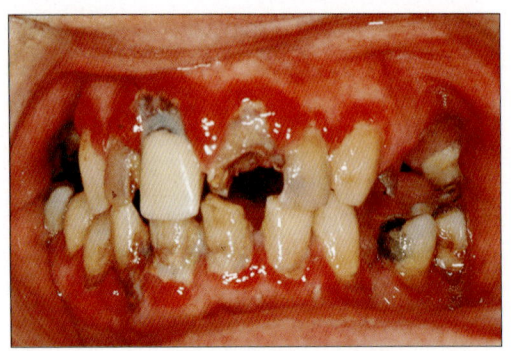

図5-3a　パーキンソン病の75歳の男性で，2年間口腔衛生処置を受けていない．齲蝕歯，崩壊歯，重篤な歯肉炎に注目．

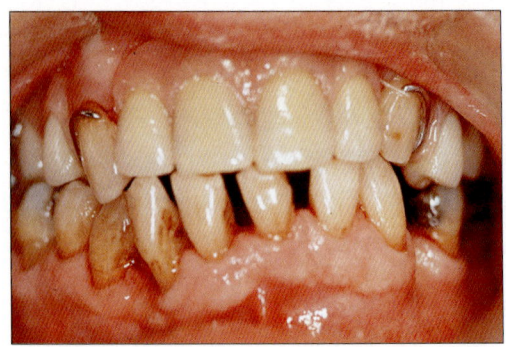

図5-3b　3か月後の同一患者．保存するには複雑な治療が必要な歯は抜歯し；可撤性のパーシャルデンチャーを装着；適切な口腔衛生処置が患者の妻によって行われている．

済的状況，さらにメインテナンス治療に対する可能性などを考慮に入れた場合，患者にとっての適切な治療とは以下のカテゴリーの1つに分類されるであろう．

- 包括的な歯科的，補綴的治療（純理論的な治療計画）
- 制限下での歯科的，補綴的治療（臨床的あるいは実際的な治療計画）
- 疼痛や主要な歯科的合併症の危険を緩和するための短期間の緊急処置
- プラーク・コントロールを行うための口腔衛生管理
- 人生の最後の週あるいは月を迎えて，苦痛や痛みを緩和する末期処置

以下の症例研究では，虚弱・要介護高齢者の補綴的治療計画を決定する際に影響するであろう多岐にわたる問題点について考察している．

症例研究：Mr J

Mr Jは75歳の西洋人で，70歳の妻とともに生活している．彼は車椅子を使用しており，歯科医院には妻に付き添われて来院する．彼はやや意気消沈しているように見え，表情に乏しかった．妻の説明では，夫はパーキンソン病を5年間患っており，病状は急速に進行したとのことであった．肉体的に彼はハンディキャップを負っており，単独での歩行，摂食はできなかった．彼女はさらに，夫は歯科的問題点を有しており，残存歯を抜歯されるのではないかと恐れていると説明した．

患者はドーパミン作用性の抗パーキンソン薬にて治療を受けていた．彼は，別の歯科医師から残存歯抜歯の必要性について説明を受けていた．最初はMr Jと会話を成立させるのが難しく，頭を前方にした位置で座りながら靴を凝視したままであった．彼に，重篤な歯科的問題も時には全歯を抜

歯しなくても解決可能であることが伝えられると，その後会話にも参加し，口を開くことに同意した（図5-3a）．彼は，口腔健康状態の悪化を意識しており，最近は咀嚼時でも痛みを感じるようになった．さらに，彼は口腔健康低下の理由は，運動能力の欠陥からブラッシングを行えなくなったためであることを理解していた．現実的に，2年間以上口腔衛生はなされていなかった．

彼には，何本かの歯が可撤性パーシャルデンチャーの支台歯として保存することが可能であるが，前提条件として，妻が彼の口腔衛生を管理する必要があることを知らせた．Mr Jは妻がブラッシングを行うことを考えると非常に狼狽したが，彼女はこの作業を週に1，2回行うことを承諾した．患者には，彼の痛みを緩和するために他に採りうる処置は抜歯であるが，コンプリートデンチャーを装着することは彼には困難であろうと伝えた．彼は怒って診療所を去った．2日後，彼の妻から連絡があり，夫の口腔衛生に対して妻が責任を負うことに，彼は承諾しても構わない意向であるとのことであった．

1週間後，彼はスケーリング（30分）と上顎側切歯，中切歯，右側第一小臼歯，右側第二大臼歯の抜歯のために歯科診療所に戻ってきた．重篤な炎症歯肉から血流中に細菌が広がる危険性を減じるために，彼には抗生物質の事前投与が行われた．鋳造フレームワークによる上顎可撤性パーシャルデンチャーを念頭においた補綴治療が，6週間後に開始された．治療は3週間後に終了し，とくに大きな問題もなかった（図5-3b）．Mrs Jは夫に対して満足のゆく口腔衛生を維持することができた；彼は補綴物に満足し，現在は残存歯を保存できる可能性を確信できるようになった．

この症例研究は，要介護高齢者の治療を行う際に歯科臨床家が直面するであろういくつかの基本的な難題を強調している（図5-2）：

- 患者の口腔健康状態に影響する重要な医学的，薬物的，行動的要因を明確にし，認識する
- 患者の確信を得る
- 患者の口腔問題を正確に診断する
- ハンディキャップを負った患者に対して許容できる口腔衛生を提示する．これは良好な長期予後を得るために必要である
- 患者の快適度と咀嚼機能を最適にするために，妥当な補綴治療計画を明らかにする
- 患者が安定した状態にあるうちに，比較的短期間で連続的に補綴治療を行う
- 患者および介護者（ここでは彼の妻）と共同で効果的かつ適切な選択肢を選ぶ
- メインテナンスの計画を確立する

口腔治療計画

口腔治療計画の概要は最近になって進歩し，アルツハイマー病の患者に応用されるようになった（Nordenram, et al, 1997）．この手法は虚弱・要介護高齢者の患者に対しても，一般的に応用するにあたり有効であ

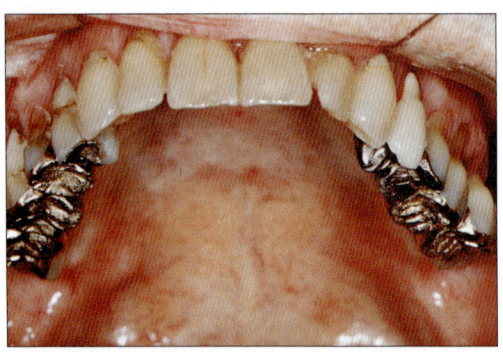

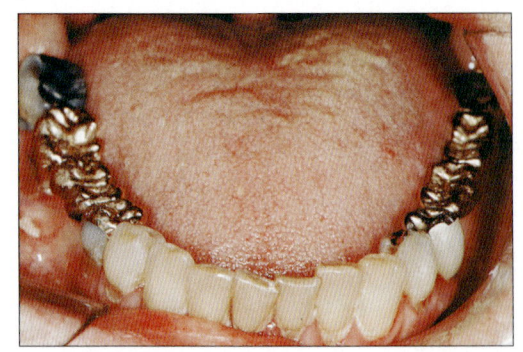

5 虚弱・要介護高齢者に対する補綴的治療計画

図 5-4a, b　固定性のパーシャルデンチャーによる広範囲な治療を受けた89歳の女性．彼女は良好な口腔健康，適切な口腔衛生状態を示し，歯科治療の必要性はない．

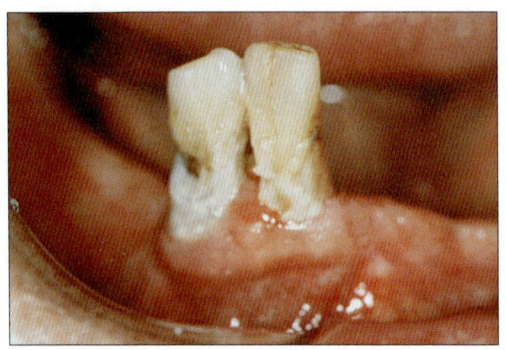

図 5-5　2本の残存天然歯を有する義歯装着者．補綴物の状況は許容範囲にある．しかし，口腔衛生の改善と齲蝕治療が緊急に必要である．

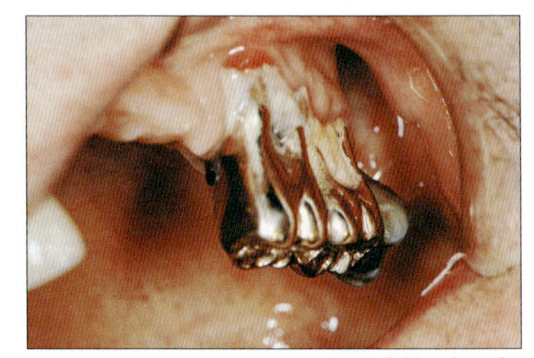

図 5-6　パーシャルデンチャーの破折，大臼歯部の重篤な歯周疾患，口腔衛生の不良などによって，広範囲な治療が必要となる患者．抜歯が必要であり，口腔機能を回復するためには補綴治療が適応である．

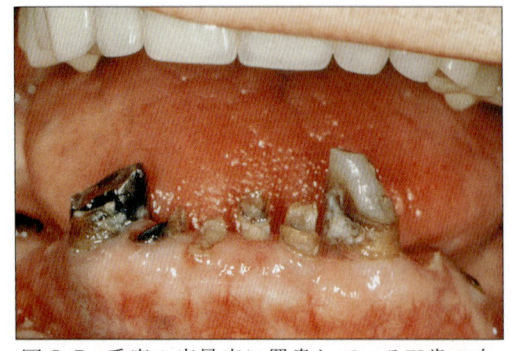

図 5-7　重度の痴呆症に罹患している78歳の女性．介護者によって，口腔衛生状態は許容範囲に保存されている．口腔機能は良好であり補綴治療の適応ではない．介護者に対して，経過観察中の崩壊した歯を保存するように指導が行われた．

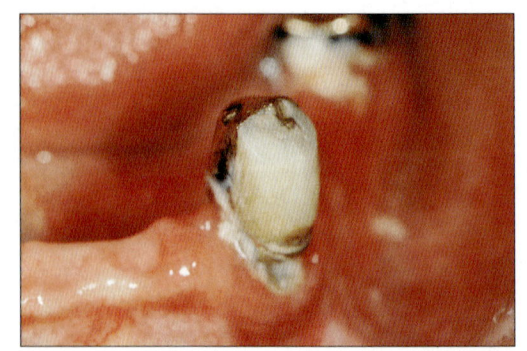

図 5-8　上顎コンプリートデンチャーと下顎可撤性パーシャルデンチャーを装着する80歳の男性で，治療を希望していた．$\overline{3}$ と $\overline{7}$ の歯は重度の歯周疾患に罹患し，抜歯後にコンプリートデンチャーによる治療が適応となる．

ると考えられる．口腔疾患，機能，疼痛に対する治療の規範的要求を，治療目標が異なることも含みつつ考察することが最初の論点である．しかし，患者の全身状態に関して医師と話し合う機会を得るまでは，これらの目標は明確に定めるべきでない：つまり患者の健康状態は安定しているのか？精神的，認知的機能は安定しているのか，あるいは医学的治療によって衰弱し，影響を受けていないのか？ 決断能力はどうなのか？ などである．規範的治療の必要性は以下のように分類される：

1. 口腔疾患が認められず，機能が満足な状態にあるため，いかなる治療も必要ない（図5-4a, b）
2. 口腔健康を支持し持続するために，小規模な口腔管理と予防的評価などを含んだ最低限の治療が必要である（図5-5）
3. 歯周疾患，齲蝕，粘膜病変および咀嚼機能の低下のために徹底的な治療が必要である．治療目標は，悪化の阻止，口腔機能あるいは前歯部が欠損している場合は，審美性の改善などである（図5-6）
4. 全身的健康に重篤な影響を及ぼすような痛み，苦痛，歯の動揺，あるいは口腔感染などに対し迅速な治療が必要である．目標は，患者の口腔内の不快症状を緩和し，細菌の伝播を予防することである（図5-3a）

つぎに，口腔の衛生状態を支える介護者の能力はもちろんのこと，治療に対して患者から提示された要求，協力体制の可能性，全身的な健康状態を考慮に入れながら，現実的な治療方針が検討される．

1. 治療の必要がない．患者が協力不可能である．患者にとって，口腔内環境は無害で痛みがない
2. 適度な治療が必要である．患者の協力能力には限度があり，いずれの歯科的，補綴的治療も遂行が困難で，おそらく全身麻酔が必要となるであろう．このような治療は，患者の口腔内の快適度とQOLが問題なく改善されると予測される場合のみに実行されるべきである．この状況では待機療法や単純な補綴処置が適切かもしれない（図5-7）
3. 広範囲な治療が必要である．患者がこの治療を要求しており，口腔の健康や口腔機能はそれによって維持され，あるいは改善されることが可能である．補綴的処置が適切であろう（図5-8）
4. 迅速な治療が必要である．患者の協力能力に問題があるにもかかわらず，口腔の痛み，歯の破片の吸引に対する危険性，悪性の疑い，口腔感染による発熱などから，治療が必要である．患者の口腔機能とQOLが問題なく改善することが可能であれば，簡単な補綴治療が唯一適応となる（図5-3a, b）

これら4つの範疇に入る典型例の患者は，以下のとおりである：

- 治療の必要がない：義歯の有無にかかわらず無歯顎の患者
- 適度な治療が必要である：わずかな残存歯（歯周病的には不健全）のみを有する部分的無歯顎患者で，口腔衛生の改善とパーシャルデンチャーが必要とされる．数本の天然歯を維持し，現有の義歯の最適合を図ることがおそらく重要である
- 広範囲な治療が必要である：齲蝕や歯周疾患のために予後不良と診断された残存歯を有する患者．口腔衛生の改善に伴い，可撤性パーシャルデンチャーやコンプリートデンチャー（通法による義歯あるいは即時義歯）による補綴治療が適応となる
- 迅速な治療が必要である：口腔内状況に問題がある患者．非協力的な患者や介護者による適切な介助が得られない患者の場合，現実的な治療は，補綴治療を含めない抜歯処置である．許容範囲内での協力が得られる場合は，口腔の状況が改善されれば，補綴治療が実施されることもある

口腔健康ケアの実態評価

虚弱高齢者に対して，治療を実行すべきかどうかは，その治療によって患者の状態が改善される場合に限って行われるべきである．このような考え方が適用されると，場合によっては虚弱高齢患者の歯科治療を行わない方がよいと判断されることもしばしばでてくる．患者が処置に積極的でない，または実際，治療に同意しない場合には治療できない疾患もある．このような場合であっても，養護施設内や入院患者の場合には，緊急を要する処置については十分に可能である(Vigild, 1989)．

養護施設入所患者の口腔健康治療計画について検討した研究は2～3にすぎない．ある研究では口腔領域の疾患の治療と予防について全般的な実行を行い，口腔管理を適正に運用すると口腔の健康状態が改善されてくるという証左が得られたと報告されている(Vigild, 1990)．口腔管理を1年間実施した場合，緊急的な対応の必要な患者数は56％減少した．さらに，咀嚼障害は23％，下顎義歯のトラブルは47％，そして実際に補綴的治療を行わなければならない患者数は68％に減少した．経費的にみると，このような管理実行には技工費用，器具・器械などの減価償却も含めて患者1人あたり，100ドルの経費がかかる．

同様に，口腔管理の成績についての研究が116名の有歯顎入所者について18か月間実行された(Mojon, et al, 1998)．ここではストレプトコッカス・ミュータンスのコロニー数と齲蝕発生数の減少が観察された．同時に患者の口腔清掃能力を患者のADLを表すMahoney and Barthel(1965)によって提唱されたBarthel指数と関連させて示した(表5-2)．Barthel指数は患者の基本的日常活動性(ADL)について0～100のランク付けができる．指数20以下の場合は完全に介護が必要な状態を示す(Shah, et al, 1989)．

154名の養護施設入所者について，患者からの実際の治療要求に対し治療計画を立案，

表 5-2　日常動作機能評価：Barthel 指数.

動作	完全に依存	介助下で実行	自分で実行
食事	0	5	10
車椅子からベッドへの移動	0	5 - 10	15
自分でトイレへ行くこと	0	0	5
トイレで自分で座り，立つこと	0	5	10
一人での入浴	0	0	5
平らな所の歩行	0	0	15
階段の昇降	0	0	10
衣服着脱	0	5	10
	不可	だいたい可	常に可
便意制御可	0	5	10
尿意制御可	0	5	10

(Mahoney and Barthel, 1965. より)

実施後 3 〜 5 か月後の状態がどのように改善されたかの調査が行われた(Sabev, 1997). 患者はつぎの 6 つの階層に分類された.

- 治療計画立案せず．治療行わず：15%
- 口腔清掃について計画立案，実行：7%
- 治療計画立案，完全実行：24%
- 治療計画立案，部分的に実行：29%
- 治療計画に基づかず治療実行：4%
- 治療計画立案，治療実行せず：21%

　計画に基づいて行われた治療には口腔清掃の実施：対象者の80％，齲蝕治療：全歯の35％，抜歯：全歯の45％であった．補綴治療計画を立案したうち実際には50％が実施されたのみである(コンプリートデンチャー：18例/39例中，リライニング：31/64, 義歯修理：6/10). 当初の計画には予定されていなかった補綴処置が数名の患者で実施された．この研究結果からみて，実際に何を実施すべきかを検討することは適切であったが，さらに計画段階における内容と実施内容とを一致させるため，いくつかの評価項目を加えた方がよいということが示唆された(Ekelund, 1988). 加えるべきものとしては臨床診査中の患者の協力度合い，診査中患者がどの程度疲労するのかという項目などがあげられる．この研究から判明したことは，このような患者群においては補綴処置の内容は単純なもののみに限定すべきであるということである．入所患者のQOLを向上させるためにも，処置は治療計画に従って病状が安定している間に即時に行うのがよい．

法律的・倫理的配慮

　患者自身が歯科・補綴処置を受診するかどうか決定する法律的な権利をもっている

表 5-3 虚弱・要介護高齢者の歯科・補綴処置実施に際しての基本的倫理原則.

自立性	自己による決定・選択権
非有害性	害をなさない，他者へ害をなさない，他者から害を除去する
慈善性	他者のため善をなす
公正性	他者を公正に治療，差別待遇しない，財源を公正に分配
真実を述べる	真実を報告する義務
信頼性	約定を守る義務

(Shuman and Bebeau, 1996.より)

わけで，虚弱・要介護高齢患者が歯科治療を受ける場合，法律的・倫理的な側面について吟味することは重要である(表 5-3)．しかし，肉体的拘束下，または歯科治療を強制的に行う場合が稀には適切となることもある．これは，高齢患者で精神障害を伴うもの，痴呆症，中枢性麻痺，多発性硬化症，遅速性運動障害など種々の程度の神経筋障害を生じた場合などである．最近，養護施設入所患者に対する上記のような問題に直面する歯科医療専門職に対し，問題解決に役立つ重要なガイドラインが策定された(Shuman and Bebeau, 1996)．

インフォームド・コンセント

まず入所患者の当事者能力と決定能力に関してインフォームド・コンセントを十分に行うことである．実際，入所者本人または本人の代理となるべき人物は歯科治療を受診するかしないか自由に選択できる権利をもつべきである．痴呆，脳卒中などの発作，精神障害などの医学上，精神上の問題があると患者の理解能力や選択判断は限定される．しかし一方で，入所患者は彼らの容貌，意思伝達のもどかしさなどから知的障害があると誤認されやすく，処置法の決定などの場から閉め出されてしまうことがある．事例をあげれば，先に示した患者Jさんの場合，1回目の予約日の印象では彼は高度な知的障害があるという感じだった．

障害のある患者に治療内容を同意してもらうには2つの側面を考慮すべきである：患者の当事者能力，これは法律上の指摘である．つぎは判断決定能力，これは健康ケアを実行するうえで，看護婦，内科医師，歯科医師などによって評価される．法律的な当事者能力のある入所者で判断決定能力が損なわれていない人の場合は，患者が受けるべき処置についてすべて知らされるべきで，歯科医師は入所患者に対して歯周病罹患歯を抜歯しないとどうなるか，補綴処置の多様性などについて十分説明する努力が必要である．

当事者能力のない入所者で判断決定能力はそこそこ残っている患者の場合，精神障害や進行性の痴呆症によって，これまでは

判断能力なしとされてきた．しかしながら，精神障害および他の合併症，そして栄養障害の治療後，患者の知的状況が改善することがある．この場合，患者の知的状態の改善をみながら，治療法の決定などに参加することが望ましい．しかしこの場合，患者の介護者(家族，友人，社会福祉士)は緊急治療を除き，すべての処置について十分知って許可することが必要である．

当事者能力があり，一方，判断決定能力を欠く入所者について，介護者は十分注意しなければならない．問題は入所患者は高度な知的障害があるようにみえ，どんな処置も拒否する場合でも，このような知的障害はいつも固定しているわけではなく，治療法の決定に関する判断は，ある患者では行うことができる．したがって，歯科医師は患者の家族や内科医の助けを借りてできるだけ患者にかかわるよう努める．こうして患者の歯科治療は限定され，補綴処置も簡単な内容となる．

入所患者で，当事者能力も判断決定能力もない場合，事態はそれほど複雑ではない：法律上の代理人は必要な処置のすべてについて熟知しなければならない．それでもなお，可能なかぎり治療の方向性について患者本人にかかわり，説明することは重要である．

治療を望んでいない入所患者に処置が行われたとすると，患者の自立性は否定され，インフォームド・コンセントを得るという義務も否定される(Odom, et al, 1992)．患者からの情報がまったくなしに歯科医師が種々のことを判断・決定していくのはいわゆる「家父長的」な問題解決法であり，これは，たとえば無意識または老衰患者の緊急処置として行われる．こうした「家父長的」な対応は術者が患者にある処置が必要だと判断し，正式でないにしても同意を取り付けた場合に行われる．この場合，患者には処置を受けたことによって何らかの改善が生まれることが絶対必要である．不適切な「家父長的」対応：これは，たとえば歯周病罹患歯を患者が抜いてほしくないと言っているのに抜歯してしまうような場合である．これは通常生じてはならない不幸な事態であり，こうなる前に患者に処置の必要性を納得させる努力が求められる．真の「家父長的」対応とは完全に老衰した患者に対するただ1つの対処法である．この場合，患者の介護者の完全な同意が得られて後，開始すべきである．

処置への同意能力

インフォームド・コンセントを有効なものとするには，入所患者は治療について十分熟知し，選択の自由を保障され，処置への同意能力を有していなければならない(Marsh, 1986)．患者は適切な説明を理解し，現在の状況と処置による結果を評価し，自身の口腔健康状態について合理的な説明ができ，他人へこれらを伝えることができるかなどの項目を実行可能かどうか判断される(Appelbaum and Grisso, 1988)．これらからみて，認知能力に低下がみられる入所患者では説明には繰り返しが必要で，理解に

は十分な時間が必要となる．

臨床における判断決定

いくつかの治療オプションがあり，患者の判断が明らかでない場合，患者が仮に選択できるとしたなら何を選ぶかという方法で決定する(Shuman and Bebeau, 1996)．この判断をより正確に行うには，患者の家族や友人で，患者と愛情で結ばれている人たちからの情報を得ることが重要である．彼らが患者について何をしてほしいのかということが反映されるべきである．患者の息子，娘のような家族の意見も参考とすることがある．さらに，患者の過去の治療，最近の口腔内所見から，患者は適切な定期的歯科検診・処置を受けていたのか，単に緊急処置のみを受け欠損歯は放置され，補綴も行われていないのかが明らかになる．前者の場合，多数の残存歯を保存可能で，欠損部は単純な補綴処置を実施すればよい．後者の場合，適切な処置は疼痛を訴えたり高度の歯周疾患の残存歯を抜歯し，その後は補綴処置を行わない方がよい．

急性疼痛・感染，義歯の破折や紛失が生じ，歯科・補綴的な処置を強制的に実施しなければならない場合，処置は可及的にすみやかに行う．しかしこの場合，患者の健康を管理している立場の人々の助言を求めて実施すべきである．患者の家族が患者の，たとえば紛失や破折した義歯の代わりに新義歯製作を望む場合，ことは複雑となる．家族は望んでも患者自身は望まないし，患者のQOLは改善されないかもしれないからである．最後に示すのは，きわめてデリケートな問題である．死を待つばかりの患者の場合，義歯を装着できないため取り外しておかねばならないことが多い．家族にとって重要なのは，その患者が死亡した後も顔貌を保つ意味で義歯が装着され続けていることなのである．

治療計画，口腔健康ケアの実施

養護施設において歯科ケア計画をあらかじめ策定しておくことは，組織だった歯科治療計画立案，保存的・補綴的歯科治療の実施に不可欠な要素となる．このような計画が存在しない場合，歯科治療はその場しのぎの姑息的，ないしは緊急的な内容に限定されてしまう．

養護施設，長期入所施設における歯科ケアを充実したものとするには，3つの基本要素が存在している：それは，すなわち：組織づくり，情報伝達，教育の3点である(Henry and Ceridan, 1994)．組織づくりに関していえば，移動型の治療機器によるベッドサイドでの治療は，従来から養護施設内で行われていた旧来の個人開業スタイルの治療とは異なる．歯科ケアを行うには歯科治療要員のみならず，介護者，プライマリー・ケアを行う内科医師，入所者の代表，そしてしばしば支払い側代表者などの参加が必要で，それぞれに重要な役割を演

じることになる(Helgeson and Smith, 1996)．
今まで，歯科医師というものは健康で裕福な，または保険で十分に裏付けされている患者を治療するように基本的に訓練されてきた．また，社会は虚弱高齢患者の口腔健康ケアの価値に気付いてこなかった．このことから，歯科医師は高齢入所患者の治療について時に倫理上の問題に出会うことが多く，歯科・補綴的治療として何が最適であるか他の介護者と意見が合わないことも多い(Bryant, et al, 1995)．入所患者の治療を行うについては通常，多くの考慮すべき規則や管理上の問題が山積している．そのため，歯科医師は治療計画を容易に策定し，高齢患者のケアを合理的に行えるように慣れておく必要がある．

　口腔健康ケアを成功裏に進めるため，歯科医師は先に述べた多種の健康ケア要員たちと常に連携をとれることが重要である．なかでも，重要人物としては，施設の運営管理者，患者入所時に審査を行い，患者の診査を担当した内科医師，そして看護婦長などがあげられる．歯科医師は各階層すべての介護者に対し齲蝕・歯周病の疫学，栄養摂取の重要性，咀嚼機能，食餌に関する助言などの情報伝達と訓練を行うべきである(Mojon, et al, 1998)．

　養護施設，長期入院養護病院における歯科治療についてのガイドラインが最近策定された(Helgeson and Smith, 1996)．このガイドラインではベッドサイドにおける口腔健康管理について，施設側と歯科チーム側双方の責務が記載されている．施設側は個別患者に対し，毎日口腔清掃計画を実施し，

表 5-4　日常の口腔ケア実施上のガイドラインの1例．

　　　日常のケアにおける因子
　　　　天然歯
　　　　義歯
　　　　要介護入所患者
　　　　介護・付添いの必要な入所患者
　　　　要介護入所患者
　　　口腔ケアに必要な器材
　　　　歯ブラシ
　　　　フッ素入り歯磨剤
　　　　洗口剤
　　　　義歯清掃ブラシ
　　　　義歯清掃剤
　　　　義歯接着剤
　　　歯科医師・衛生士によるリコール計画
　　　　毎日の口腔ケアを教示
　　　　必要に応じ上記プランを修正
　　　有床義歯に記名
　　　　氏名，その他の識別記号など
　　　　施設入所1週間以内に実施

あわせて担当歯科医師による口腔診査も実施する(表 5-4)．施設の介護者は入所患者の口腔清掃などの処置に十分習熟しておく必要がある(表 5-5)．養護施設を担当する歯科医師は，入所患者の口腔の健康について万全の責任体制でいるべきである．これは，施設の介護者は歯科医師が参加した会議において十分な教示を受け，それに従って行動することを示す．さらにいえば，歯科医師は治療，予防処置などを望むすべての入所患者に対して処置を行うべきで，単にその患者が自費診療の患者であるとか，

表 5-5 通常および緊急口腔ケア実施上のガイドライン．

通常のケア*
 臨床症状の診査
 術者による残存歯・義歯の徹底清掃
 簡単な修復処置
 固定性・可撤性義歯治療
 歯周治療
 口腔外科処置
定期的歯科検診・治療
 入所後1～2か月以内に行われる初回の定期検診
 開業医，養護施設専属歯科医師による年に1回の定期検診
 歯科衛生士による定期的診査
緊急歯科治療－要請後24時間以内に対応
 歯痛
 歯の破折
 口腔粘膜痛
緊急歯科治療－要請後1週間以内に対応
 義歯の破折
 義歯の紛失
各入所者の個人別歯科治療記録
 歯科医師・歯科衛生士の氏名
 歯科的・補綴的問題点
 実施治療内容
 実施済み口腔清掃指導
 経過観察の必要状況

＊：入所患者または第三者(支払い側)の支払い体制による．

表 5-6 養護施設における口腔ケア実施に関する要件．

養護施設介護者に日常的口腔ケアを実践させる
書面によって，少なくとも1名の歯科医師に以下のケアを行わせる
 通常・緊急歯科ケア
 口腔健康ケアについての相談・説明
 施設員の口腔ケア実践
入所患者の治療予定日・時間の予約
移動不可能な患者に対する診療の準備・実行

十分治療させてくれるとか，抜歯や義歯リライニングのような単純処置のみで済むからというような理由で，特定の患者を診療してはならない．口腔健康ケアの改良に関しては入所施設の介護者には分厚い障壁がある(Eadie and Schou, 1992；Chalmers, et al, 1996)．この障壁を打破するには，介護者に対して口腔健康ケアの必要性を強力に教育する必要があると考えられている．

結　論

虚弱・要介護高齢患者に対して歯科・補綴的処置を行い成功させるには，適切に治療計画を立案することが重要である．治療計画には以下の内容が含まれる：

- すべての介護者は入所患者の口腔ケア管理を十分補助すべきことを銘記する
- 治療計画は現実に即し，入所患者の身体的・精神的状態，さらに口腔内現症を考慮したものであるべきである．入所患者の家族の意見も取り上げ，補綴処置に何を期待しているのか，本当の期待が何かを教えてもらう
- 患者の余命が残り少ない場合，通常，治療は痛みを和らげるような内容となる

- 患者の生命があと数年は期待できる場合，治療計画には保存不能歯の抜歯，近い将来さらに抜歯しないで済むように予防処置を行うなど，種々の内容を含む．必要であれば，補綴処置も行う．これは先延ばしにして患者が治療に堪えられなくなってしまわないよう即座に行う
- 治療に伴って生じる患者へのストレスは小さくするよう，治療計画を注意深く立案する．入所患者の治療は家族や介護者を治療の現場に立ち会わせるとスムーズに行える
- 介護者は，患者の口腔内の修復・補綴装置装着後の経過観察時の口腔ケアに十分対応できるよう訓練する必要がある
- 虚弱・要介護高齢患者の治療計画について，患者の異常行動，協力度合いの低下などを健康ケア要員の協力によって対応・克服することが強く望まれる．目的とするところは入所患者のQOLを改善するとともに，患者にかかわる人々のQOLも同時に改善することなのである

虚弱・要介護高齢患者においては一般健康状態と口腔健康状態，口腔機能と患者の容貌，さらには患者のQOLの改善との間に大きな関連がある．そこで，口腔の健康に関する問題は，患者の全身状態に関する健康ケア計画との関連において評価されなければならない．

参考文献

Appelbaum, P.S., Grisso, T. (1988) Assessing patients' capacities to consent to treatment. N. Engl. J. Med. 319: 1635-1638.

Bryant, S.R., MacEntee, M.I., Browne, A. (1995) Ethical issues encountered by dentists in the care of institutionalized elders. Spec. Care Dentist 15: 79-82.

Chalmers, J.M., Levy, S.M., Buckwalter, K.C., Ettinger, R.L., Kambhu, P.K. (1996) Factors influencing nurses' aides' provision of oral care for nursing facility residents. Spec. Care Dentist 16: 71-79.

Chung, J.-P. (1998) Le rôle du médecin-dentiste dans les maisons de retraite du canton de Genève. Thèse No. 584, Université de Genève.

Eadie, D.R., Schou, L. (1992) An exploratory study of barriers to promoting oral hygiene through carers of elderly people. Community Dent. Health 9: 343-348.

Ekelund, R. (1988) General diseases and dental treatability of the institutionalized elderly Finnish population. Community Dent. Oral Epidemiol. 16: 159-162.

Folstein, M.F., Folstein, S.E., McHugh, P.R. (1975) "Mini Mental State": A practical method of grading the cognitive state of patients for the clinician. J. Psychiatr. Res. 12: 189-198.

Helgeson, M.J., Smith, B.J. (1996) Dental care in nursing homes: Guidelines for mobile and on-site care. Spec. Care Dentist 16: 153-164.

Henry, R.G., Ceridan, B. (1994) Delivering dental care to nursing home and homebound patients. Dent. Clin. North Am. 38: 537-551.

Mahoney, F.J., Barthel, D.W. (1965) Functional evaluation: the Barthel index. Rehabilitation 14: 61-65.

Marsh, F.H. (1986) Informed consent and the elderly patient. Clin. Geriatr. Med. 2: 501-510.

Mojon, P., MacEntee, M.I. (1992) Discrepancy between need for prosthodontic treatment and complaints in an elderly edentulous population. Community Dent. Oral Epidemiol. 20: 48-52.

Mojon, P., Rentsch, A., Budtz-Jørgensen, E., Baehni, P.C. (1998) Effects of an oral health program on selected clinical parameters and salivary bacteria in a long-term care facility. Eur. J. Oral Sci. 106: 827-834.

Nordenram, G., Ryd-Kjellén, E., Ericsson, K., Winblad, B. (1997) Dental management of Alzheimer patients. A predictive test of dental cooperation in individualized treatment planning. Acta Odontol. Scand. 55: 148-154.

Odom, J.G., Odom, S.S., Jolly, D.E. (1992) Informed consent and the geriatric dental patient. Spec. Care Dentist 12: 202-206.

Sabev, C. (1997) Planification des traitements dentaires chez les personnes âgées en établissement médicalisé. Comparaison entre traitements planifiés et traitements réalisés. Thèse No. 571, Université de Genève.

Shah, S., VanClay, F., Cooper, B. (1989) Improving the sensitivity of the Barthel index for stroke rehabilitation. J. Clin. Epidemiol. 42: 703-709.

Shuman, S.K., Bebeau, M.J. (1996) Ethical issues in nursing home care: Practice guidelines for difficult situations. Spec. Care Dentist 16: 170-176.

Vigild, M. (1986) National survey of oral health care in Danish nursing homes. Gerodontics 2: 186-189.

Vigild, M. (1987) Denture status and need for prosthodontic treatment among institutionalized elderly in Denmark. Community Dent. Oral Epidemiol. 15: 128-133.

Vigild, M. (1989) A model for oral health care for elderly persons in nursing homes with an estimate of the resources needed. Acta Odontol. Scand. 47: 199-204.

Vigild, M. (1990) Evaluation of an oral health service for nursing home residents. Acta Odontol. Scand. 48: 99-105.

Vigild, M. (1993) Benefit related assessment of treatment need among institutionalised elderly people. Gerodontology 10: 10-14.

6 固定性補綴装置による治療

　これまでの高齢者に対する歯科治療では，予防処置が重要な役割を果たしておらず，歯を修復して保存することに重点があった．したがって，歯が破折したり，重度の歯周疾患のために抜歯した場合には，その歯が審美的に重要であり，患者にも経済的に問題がなければ固定性補綴装置で補綴された．そうでない場合には，あとになって他の歯を補綴することになっても容易に修正できる可撤性パーシャルデンチャーを患者に勧めてきた．

　今日，この状況は変わりつつある．次世代の高齢者は，自分自身のイメージや食を楽しむことに歯が重要であると考えており，口腔衛生に対して高い意識をもっている(Strauss and Hunt, 1993)．その結果として，これら世代に対する歯科治療は，修復を繰り返すことによって天然歯列を維持することが必要となる；これには固定性補綴装置での治療が必要となる．さらに，"新世代の高齢者"は，欠損歯を可撤性パーシャルデンチャーよりは，むしろ固定性補綴装置で修復することに対して相当な金額を支払う場合が多いと思われる．

　可撤性パーシャルデンチャーが現実的な選択である場合においても，高齢者に対しては固定性補綴装置を使用した方がよいという理由は多い．ほとんどの患者は，可撤性パーシャルデンチャーよりも，取り外しできないが，咀嚼時に気持ちがよい固定性補綴装置の方を好む．多くの患者にとって，まったくの天然歯列から可撤性補綴装置になるような口腔内の状態の大きな変化に適応するのは困難である．固定性ブリッジでの治療は，普通は順応性には大きな問題が生じることはなく，補聴器や車椅子の使用，あるいは配偶者の死のような生活における悲観的な変化に順応しようとしている人にとって，非常に有利であると思われる(Gordon and Lloyd, 1992)．高齢者に対する固定性補綴装置による治療の臨床的，技術的方法は，ほとんどが成人に対するのと本質

表 6-1　高齢者において固定性補綴装置で治療する際に影響する歯科，口腔内および全身的状態．

歯科／口腔内状態
　　補綴修復物の存在
　　広範囲に修復された歯
　　脆くなった象牙質
　　歯頸部齲蝕／侵蝕症あるいは摩耗症
　　狭窄歯髄
　　臼歯欠損
　　咬耗，機能不全
　　咬合高径の減少

全身状態
　　平均余命
　　健康状態
　　疲労
　　経済力
　　運動技能の減弱

的に同じである．そこで，本章ではその相違点に着目し，高齢者における特徴的な補綴治療法について解説する．

一般的な治療の配慮

　成人の場合，詳細な医科的，歯科的既往歴と綿密な臨床的な診査に基づいた包括的な治療計画を立案するまでは，最終補綴装置による治療を開始すべきではない(第4章参照)．歯科的な，あるいは口腔内状態の相違によって固定性補綴装置による治療は影響を受ける(表 6-1)．
　歯肉の炎症を伴う劣悪な口腔内状態が続くことは，深刻な問題である．なぜならば，治療のすべての期間を通じて，このような炎症を抑えることが，高齢者における固定性補綴装置による治療の成功に重要だからである．齲蝕感受性の高い患者でなければ，形成面の正確な印象採得が容易に行えるように，クラウン・マージンを，歯肉縁上1～2mmに設定すべきである．歯が歯頸部齲蝕に罹患している場合は，齲蝕をアマルガム，コンポジット・レジン，もしくはグラスアイオノマー・セメントで充填し，クラウン・マージンを歯肉縁上に設定する方が賢明である．劣悪な口腔内状態の患者は，歯肉縁下にクラウン・マージンを設定すると，歯垢の蓄積，歯周疾患，二次齲蝕が誘発される．これらの患者にはコンポジットレジン・ジャケットクラウンでの修復も考えられるが，予後があまりよくない．適切な口腔環境の管理やプラーク・コントロールができていない場合は，インフォームド・コンセントを行う前に，別の異なる治療の健康面に対するリスクや費用について患者に説明を行うことが重要である．
　患者が禁治産者であれば，インフォームド・コンセントは行えない．口腔衛生状態が介護人によってコントロールできなければ，固定性補綴装置での治療は行うべきではない．

歯周疾患の配慮および
アタッチメント・ロス

　高齢者において，残存歯のアタッチメン

ト・ロス量は歯周疾患の進行程度を十分には反映していない；60歳以上70歳までの骨欠損が50％ある歯の既往歴は，20歳以上の同じような骨欠損がある歯とはまったく異なっている．また，高齢者の患者ほど平均余命が短いと予想され，修復に費やすことのできる時間が短いことに照らし合わせて，アタッチメント・ロスは検討しなければならない．さらに，成年よりも高齢者の方が歯周疾患の進行が急であるという確証はない(Page, 1984)．したがって，支台歯がほとんどなく，単に健康な歯周組織が部分的に減少しているだけの患者における固定性補綴装置による治療は予後が予測でき，それの予後は，歯周処置，歯内療法処置の質，またブリッジワークの技術的レベルに依存する(Nyman and Ericsson, 1982)（図6-1a）．しかしながら，歯周疾患が，固定性補綴装置による治療前に処置されており，患者に適したプラーク・コントロール法で再発が予防されていることが，必須である(Rissin, et al, 1985；Isidor and Budtz-Jørgensen, 1990；Freilich, et al, 1991)．

患者にクラウン・ブリッジ修復した際の歯肉退縮の発生には，治療の技術的要因が関係していると思われる．それゆえ，支台歯形成は，歯髄の失活を避けるために，歯肉退縮のない患者に対するのと，異なる方法で行われるべきである．歯冠と歯根は根尖に向かって細くなっているので，審美的理由によって歯肉縁まで支台歯形成を行うと，露髄のおそれがある．より生物学的なアプローチとしては，支台歯形成を(すべての範囲で)支台歯の歯根を含まず，歯冠部のみに行い，マージン形態は浅いシャンファーあるいはフェザー・エッジに限定することにある（図6-1b, c）．写真の患者では，下顎支台歯の動揺は高度であった．しかしながら，歯周治療が成功し，生活歯のまま保存でき，固定性ブリッジ修復ができた．その結果，審美的にも満足が得られ，良好な顎口腔機能を回復できた．

根面齲蝕がある根管処置された臼歯においては，マージンを歯肉縁に設定した鋳造冠による修復が最良の方法であると思われる．咬頭を被覆することは歯の破折の危険を減じ，また，歯肉縁付近の露出した象牙質を被覆することは齲蝕の危険を減じる(Molin, et al, 1993)．鋳造修復物のマージンが歯肉に近い位置で設定された場合，患者が歯間部のプラーク・コントロールを容易に行えるように，適切な，あるいは少し平らな軸面カントゥアをつけるように処置する必要がある．付け加えると，歯周組織の状態には支台歯形成や鋳造体，あるいは根分岐や根面溝などの歯の解剖学的特徴が複雑に影響し合う(Iacopino and Wathen, 1993；Lang and Weber, 1996)．

また，歯肉退縮によって隣接面の歯間鼓形空隙が増加する．その結果，ポリサルファイド系やシリコーン系印象材などのカチカチになる印象材を口腔内から撤去するのは困難になる．また，印象材から石膏を撤去する際，模型の歯を破折する危険が高くなる．これらを防止するために，印象採得前，ワックスなどで隣接面の鼓形歯間空隙をブロックアウトしておくことが重要である．または，ハイドロコロイド印象材な

6 固定性補綴装置による治療

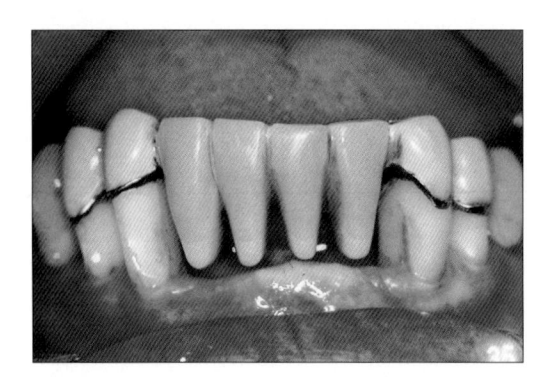

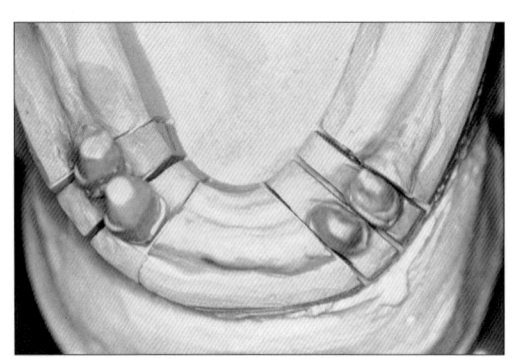

図 6-1a 歯周疾患罹患の既往のある4歯を支台歯とした10ユニットの下顎固定性ブリッジ．歯周治療とブリッジでの修復後，2年を経過している．

図 6-1b 作業模型．支台歯形成は歯冠部のみに限定され，マージン形態はフェザー・エッジ形態である．

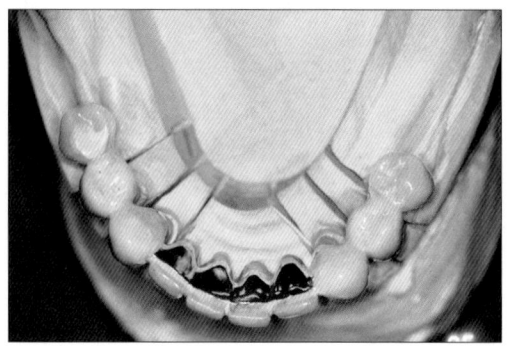

図 6-1c 完成した金合金とコンポジット・レジンによる固定性ブリッジを示す．

どの軟らかい印象材を使った方がよいと思われる．

根管処置歯の支台築造

歯髄の狭窄のために歯内療法が困難になるので，クラウンやブリッジの支台歯は可能なかぎり生活歯で保存しなければならない．臼歯の支台築造には，今日でもアマルガムが好ましい．しかしながら，脱水のため，高齢者の象牙質は若い人の象牙質よりも弾性を失っているので，歯質にアマルガムを保持するために，打ち込みピン，ねじ込みピンを使用することは高齢者では避けた方がよい．その結果，さらに歯が脆くなり，ピンを装着するときに，象牙質が応力を吸収するのに十分な量がなければ，歯の破折の危険性がある(Plasmans, et al, 1998)．歯冠部にかかる咬合力が小さいのであれば，象牙質接着性コンポジット・レジンによる支台築造も可能である．また，象牙質にアンダーカットを形成し，その後アマルガムを充填する方法もある(Davis, et al, 1983)．

強い応力を受ける位置にある根管処置歯に対しては，鋳造用金合金による支台築造

によって，歯の破折の危険が減少するといわれている．しかしながら，ポストは歯の強度を改善しないし，作業が複雑になるのを避けるために歯質を可能なかぎり多く保存することが重要であることが証明されている(Guzy and Nicholls, 1979；Sorensen and Martinoff, 1984)．一方，ポスト形成は，歯の強度を減弱させる，また，残存歯質の量は，歯根破折の予防には最重要因子である(Felton, et al, 1991)．高齢者において根管処置歯の破折の危険性を減らすには，ポストの全周にわたって最低でも1mm以上の健全象牙質が存在し，ポストの直径が，歯根の直径の1/3以下であるようにすべきである(Caputo and Standlee, 1976；Lloyd and Palik, 1993)．

高齢者における根管処置歯の支台築造に，費用削減のために既製チタンポストとアマルガム，コンポジット・レジン，グラスアイオノマー・セメントなどの修復用材料を併用するという選択肢もある．チタンポストは，良好な生体親和性，高い耐食性，良好な機械的性質といった利点をもっている．コンポジット・レジンもしくはグラスアイオノマー・セメントで支台築造する場合，支台築造用材料を維持するために，既製ポストの歯冠部は最大限の高さをとることが重要である．これに加えて，クラウンや支台装置のための形成は歯肉部に延長し，歯頸部に象牙質が少なくとも1〜2mmは存在すべきである(Loney, et al, 1990)．最近，従来の方法に対し，炭素繊維強化エポキシ・レジン製ポストと支台築造用コンポジット・レジンを併用する支台築造が現実的な選択肢となる可能性が示されている(Frederiksson, et al, 1998)．

修復物と残存歯質の保全

通常，高齢者の歯列は長年にわたって広範囲で治療がなされている．修復処置は主に機械的に保持されているので，修復物によって残存歯質は弱められ，歯の破折の危険性が増している．破折は，切端や咬頭に限局していることもあるが，たいていは臨床的歯冠全体に及んでいる．また，破折の危険性は臼歯の欠損によっても増加する；それは，小臼歯群や前歯群が咀嚼時過剰な咬合力を受け，破折するおそれがあるからである．複根歯においては，とくにポストがある場合には，破折は歯全体に及ぶと考えられ，治療は，歯根切除，歯冠修復もしくは抜歯になる．

高齢者の歯を修復する生体力学的形態や材料の選択においては，残存歯質をより健全に保つことを考慮すべきである(Lloyd, 1994)．脆くなった歯の修復では，帯環形態の歯冠修復のみが，破折防止に効果がある(Wendt, et al, 1987)．機械的な維持あるいは化学的に結合する修復材料だけでは，破折の予防はできない(Reek, et al, 1989)．以上の点から，歯の破折防止には，歯を全部被覆する全部鋳造冠，陶材焼付け鋳造冠，フルセラミック・クラウンによる歯冠修復が賢明であるといえる．

前記のとおり，高齢者における破折歯の修復においては，咬合に加えて，維持ピン

などの特別な配慮が必要である．そして，歯の修復や支台築造を行う際に，細いピンとコンポジット・レジンを使用すると，歯の内部に応力を発生させる．弱くなっている歯やとくに脆くなっている歯では，そのようなピンの使用は避け，ボックスあるいは維持溝の形成を行い，適切な維持力と抵抗力を得るようにすべきである．咬合については，閉口運動時や下顎の異常な運動時の強い咬合接触が，弱くなっている歯を破折させる可能性があることは明白である．それゆえ，天然歯と修復された歯の咬合においては，閉口時は臼歯群に多くの均一な咬合接触があり，側方運動時作業側では均一に咬合接触して，非作業側では咬合接触のないようになっていることが重要である．さらに，咬合平面よりも高位に挺出した歯は，咬頭干渉の原因になり，またその対合歯の修復の際，修復材料の厚みの獲得が困難になる (Iacopino and Wathen, 1993)．

咬耗がある患者の治療

咬耗がある患者の治療には以下のような選択肢がある．

- 治療を行わずに経過観察
- 原因と考えられる因子の改善
- 咬合面スプリントによる治療
- 補綴治療

治療を行わないという選択肢は，咬耗が中程度で，自覚症状がないときに適応される．6～12か月の間隔をおいて，写真あるいは研究用模型によって，咬耗の変化を経過観察しなければならない．

咬耗の防止には，考えられる原因を明らかにすることが重要である(第2章参照)．その原因の1つに臼歯の多数歯欠損がある．それゆえ，咬耗を防止するには，天然歯は可能なかぎり多く保存し，必要であれば欠損した臼歯を補綴装置で修復することが重要である．また，普段からフルーツジュース，コカコーラのような酸性の液体などを摂取している患者では，栄養摂取方法の改善も必要である．菜食主義者には，生野菜や生果実の食事は咬耗を引き起こしやすくなるので，調理した方が望ましいことを教える必要がある．また，胃腸障害があると口腔内環境が酸性に傾きやすく，咬耗の発生が増加する．そのような咬耗は，主としてエナメル質表層の侵蝕症によるものであり，マクロフィラー型コンポジット・レジンで咬合面を修復することで暫間的に予防可能である(図6-2a, b)(Widopp, 1989)．現在，このような治療にはハイブリット型（マクロフィラーとマイクロフィラーの混合型）コンポジット・レジンの方が優れているといわれている．しかしながら，この修復の耐久性に関しての科学的根拠はない (Krejci, et al, 1991)．

ブラキシズムが原因の咬耗の治療には，可撤式装置や咬合面スプリントが有用である(Dahl, et al, 1993)．もっとも単純で，もっとも信頼できる装置は硬質アクリリック・レジンのスプリントであり，通常は上顎に装着する．重症例では下顎にもスプリ

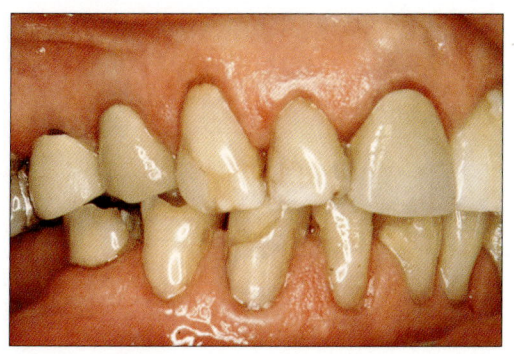

図6-2a 侵蝕症のために咬合面が咬耗した68歳の女性の歯を示す．

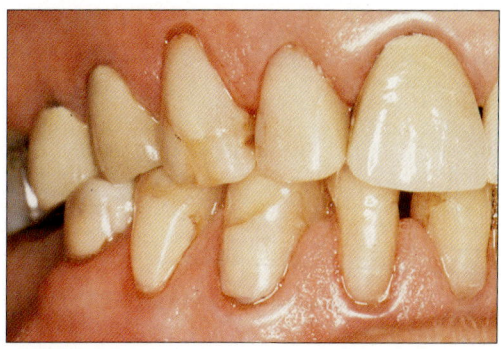

図6-2b マクロフィラー型コンポジット・レジン修復後の咬合面を示す．

ントを装着したり，あるいは金合金やコバルトクロム合金製のものを用いたりする．スプリントは，夜間装着すべきものであるが，患者のブラキシズム症状によっては，日中も装着する．

咬耗した歯面の修復

　高齢者における咬耗した歯面の修復には，コンポジット・レジン充填，可撤性パーシャルデンチャー(第7章参照)，オーバーデンチャー(第8章参照)による半永久的な治療がある．永久的治療としては，インレー，クラウン，ブリッジがある．考慮すべき点として，固定性補綴装置の維持力と垂直的咬合高径との関係がある．原因，患者の年齢，治療に対する患者の希望に基づき，個々に治療法を考えることが重要である(Dahl, et al, 1993)．保存的治療を心がけることと固定性修復処置を行うことは，歯質をさらに減少させるということを理解し

ておくことも，また重要である．固定性修復処置を行うときはいかなるときも，その最終目標が，歯質の犠牲を最小限にし，最大の維持力と修復物の安定性を獲得することにあることを認識しなければならない．

　可能であれば，咬耗した歯面の修復は，金属で行うべきである．ブリッジに可撤部を設け，その可撤部の咬合面を異なる材料で修復した場合の咬耗について調べた2つの臨床研究がある(Ekfeldt and Øilo, 1988, 1990)．対合歯がポーセレンで修復されていた場合，検討した材料(ポーセレン，金合金，コンポジット・レジン)のすべてにおいて，かなりの咬耗が認められた．もっとも咬耗しやすいのは，加熱重合型コンポジット・レジンで，次いで光重合型コンポジット・レジン，ポーセレン，金合金の順であった．対合関係がポーセレンどうしよりも，金合金どうしの方が咬耗は少なかった．したがって，金合金は咬耗歯の修復に最適な材料である．また，鋳造用金合金修復では，技工操作でポーセレン修復よりも精密

6 固定性補綴装置による治療

図 6-3a　上顎第二大臼歯に慢性齲蝕を伴った広範囲な咬耗がみられる．

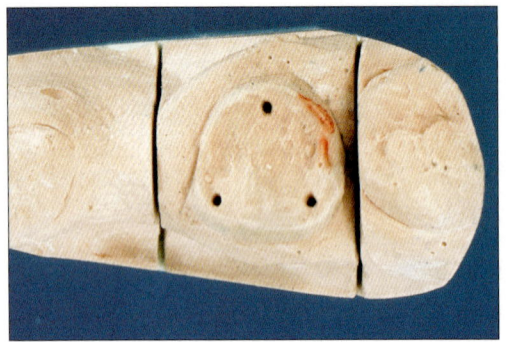

図 6-3b　咬合面にピン保持のためのピンホールが形成されている支台歯形成を示す．

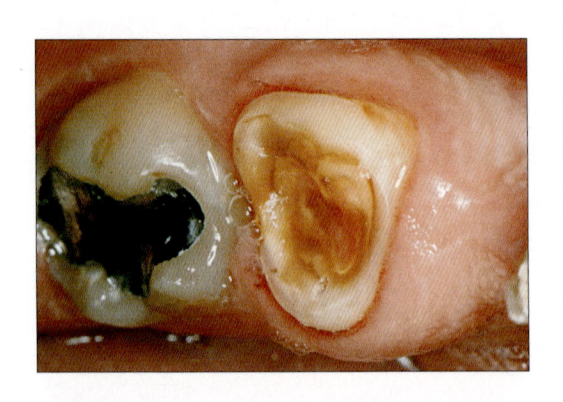

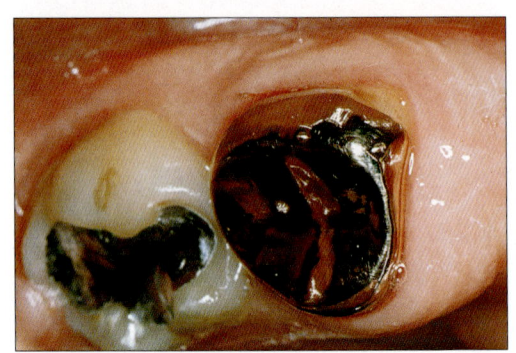

図 6-3c　金合金鋳造冠は咬合面，頬側，口蓋側，隣接面を被覆している．

な咬合面形態の製作が可能であるという利点もある．

　咬耗歯を固定性補綴装置で修復する場合には，咬合力を均一に配分するように多くの咬合接触を与えることが重要である．一般的に，咬耗歯を補綴的に修復し，良好な予後を獲得するのは困難である(Dahl, et al, 1993)．したがって，予防が重要である．重度のブラキシズムを有する患者に，マイクロフィラー型コンポジット・レジン修復やポーセレン修復を行うと破折することがあり，禁忌であると考えられる(Dahl and Øilo, 1994)．残念なことに，現在の審美的概念では，金合金で修復を行うのは一般的

ではない．したがって，重度のブラキシズムを有する患者に対し，なぜ咬合面の修復に金合金を選択した方がよいのかを説明することが重要になってくる．

　咬耗を生じている患者で，咬合高径の低下がみられることは稀である．通常，咬耗は歯槽骨を含む歯の咬合面方向への挺出を伴う慢性的経過をたどることが多い．その結果，固定性修復を行うための垂直的な間隙の少なくなっていることが多い．1本の歯だけを修復しなければならなくなった場合は，現在の咬合高径を保ったうえで，ピンの使用，ボックスあるいは維持溝の形成，また，外科的な臨床的歯冠長延長法で，十

分な垂直的，水平的維持力を獲得する必要がある（図 6-3a～c）．咬耗がほぼ歯質全体に及んでいる場合は，修復を行うためのスペースを獲得するために，咬合挙上が必要となるであろう．咬合面部の修復材料の厚みを確保するために 2～3mm 咬合高径を増したとしても，ほとんどの高齢の患者は許容できる．

有歯顎者は，咬合高径の変化に対してかなりの機能的な適応能力がある（Hellsing, 1984）．コンポマーは，緊急時，知覚過敏になっている咬耗歯に試用するのに適した材料である．また，咬合高径の増加に対する患者の適応を診査するのにも使用できる．しかし，咬合面の永久修復には不適当である（Krejci, et al, 1995）．患者に数か月にわたる長期間の暫間修復をすることは意味がなく，患者が咬合高径の変化に適応できるかどうかを診査するには，短期間の修復で十分である．しかしながら，咬合のバランスがとれていることが重要である．

補綴修復を行うために，咬合面部のスペースを獲得するには，いくつかの方法がある（Dahl, et al, 1993）．

- 咬合高径の増加
- 歯を修復する咬合面間隙を得るための矯正力による歯の圧下と挺出
- 後方位への咬合の復位

咬合高径を増加し，広範囲にわたる固定性補綴装置によって咬耗歯を修復する場合は，試験的な期間中に下顎の修復を進め，上顎の暫間的なパーシャルデンチャーに対して咬合を確立することが望ましい．数週間～数か月後，患者の咬合の再構成への適応度に従って，上顎の修復を完了させる．そして，適当な期間の仮着期を経て，すべての修復物をセメント合着する．暫間的固定性ブリッジは，咬耗を有する患者にしばしばみられる過度に強い咬合力や咀嚼運動の反復に耐えられないので，長期間の試適はあまり行わない（Russell, 1982）．しかしながら，咬耗歯を広範囲にわたって修復することで，下顎運動を水平的タイプから垂直的タイプに変える可能性があることが，3 年という長期にわたる研究から証明されている（Ekfeldt and Karlsson, 1996）．しかしながら，新たに修復を行ったとしても咬耗の危険性は高いままで，長期の予後には限界がある．

前歯には過度の咬耗を有するが，臼歯にはあまり咬耗のない患者においては，咬合高径を変化させない．そのような状態では，前歯群の過度のグライディングを防止して修復のためのスペースをつくることが重要である（図 6-4a）．そして，修復材料のためのスペースを得る目的で，上顎前歯の口蓋面を被覆し，クラスプで維持する部分的なコバルトクロム合金スプリントがよく使用される（Dahl, et al, 1975）（図 6-4b）．このスプリントを装着すると，臼歯群が咬合接触しなくなる（図 6-4c）．スプリントは，洗浄時以外は一日中装着し，前歯群を圧下や転位させる矯正力を生じさせる（図 6-4d, e）．スプリントを 6～8 か月間装着した後，下顎前歯の補綴処置が可能になる．（図 6-4f, g）．この方法によって，前歯の支台歯

形成の削除量を最小限にでき，生活歯のままで，審美的にも良好な修復を行うことができる．

重度な咬耗がある場合，下顎位が近心に偏位していることが多く，中心位と最大咬頭嵌合位間の水平的距離が増加している．このとき，中心位で咬合採得すれば，前歯部に修復するのに十分なスペースを獲得できる（図6-5a, b）．この方法によって，咬合高径を変化させることなく修復を行うことができる．

ブラキシズムが主たる病因である場合，咬耗歯の固定性補綴修復は予後が悪いことを認識しておかなければならない．その複雑な状況下でリスクを軽減するには，十分な修復物の維持力を獲得するために，歯を生活歯で保存し，また，外科的な臨床的歯冠長延長術などを行うことが重要である．これに加えて，咬合面に金合金を使用した単純なクラウンや小さな固定性ブリッジの使用が望ましい．これにより，支台歯のどちらか一方が不適合になることや，その結果として起こる齲蝕罹患の危険性を減少させることができる．さらに，大規模な修復が技術的に失敗すると，修理は困難であり，費用も高くつく．

固定性ブリッジによる臼歯欠損の修復

歯列が短縮し，補綴装置による後方の咬合支持の追加が必要である患者のほとんど

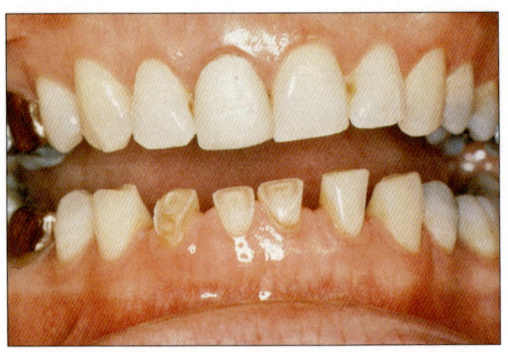

図6-4a　下顎前歯部に重度の咬耗のみられる患者を示す．

が，選択させれば，可撤性パーシャルデンチャーよりも固定性ブリッジを選ぶ．これには，2つの選択肢がある；固定性カンチレバー・ブリッジとインプラント支持型固定性ブリッジであり，後者には歯冠部と歯根部とが分離したユニットになっているものと，一体になっているものとがある．

全顎固定性ブリッジ

歯の欠損があり，歯周組織支持がひどく減少しており，支台歯が動揺している患者において，片側あるいは両側の遠心に延長した全顎固定性カンチレバー・ブリッジでの修復の予後は良好である（Nyman and Lindhe, 1979；Decock, et al 1996）．高齢患者においては，歯周組織が健全で，残存歯の保存状態がよく，支持組織に過度の応力が集中しないように設計されたブリッジの装着は，予後が良好である（Glantz, et al, 1984）．しかしながら，前記のように（第4

固定性ブリッジによる臼歯欠損の修復

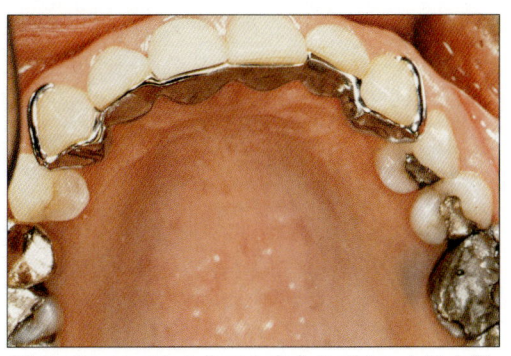

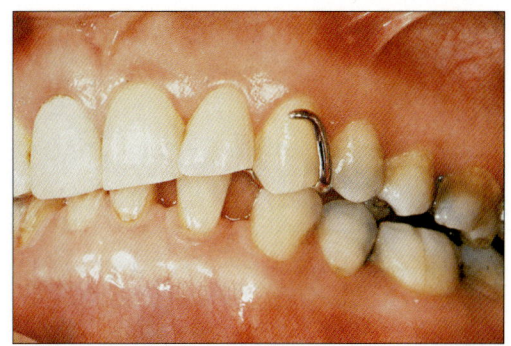

図6-4b　コバルトクロム合金スプリントは上顎前歯の口蓋側を被覆している．

図6-4c　スプリント装着時は，臼歯には咬合接触がない．

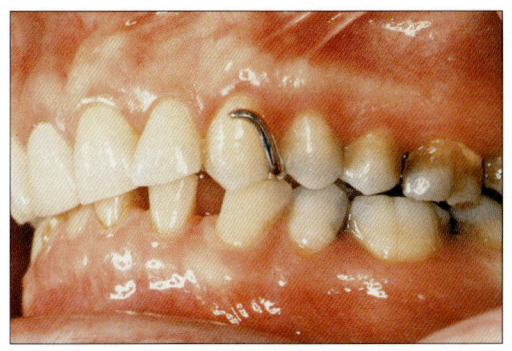

図6-4d　6か月間の連続装着後．臼歯に咬合接触ができている．

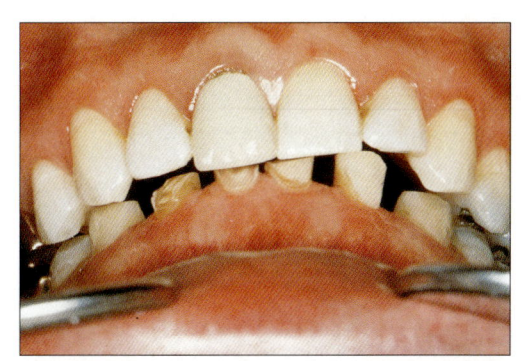

図6-4e　切端を削合せずに，陶材焼付け鋳造冠の支台歯形成を行った下顎切歯を示す．下顎前歯には咬合接触はない．

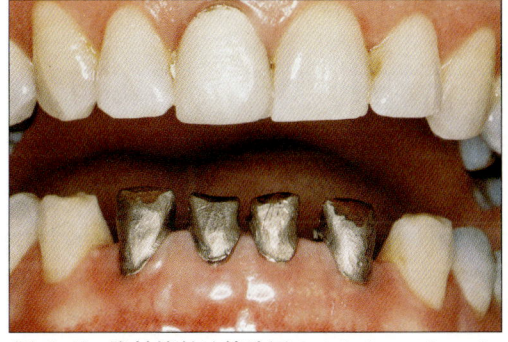

図6-4f　陶材焼付け鋳造冠のメタル・フレームの試適状態を示す．

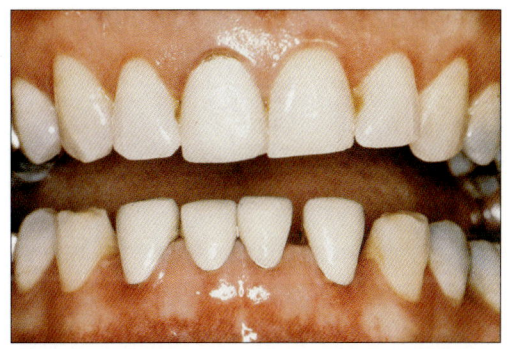

図6-4g　陶材焼付け鋳造冠装着．審美的にも良好な修復ができている．

6 固定性補綴装置による治療

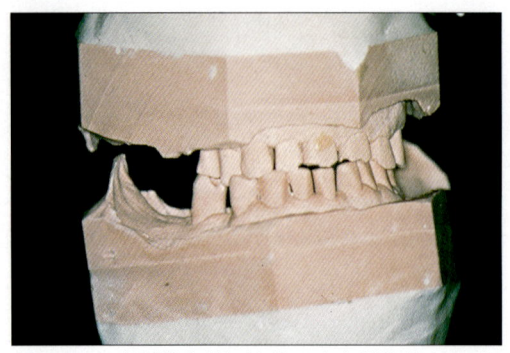

図6-5a 咬頭嵌合(筋肉)位で咬合器装着した前歯部に咬耗のある76歳の男性の模型を示す.

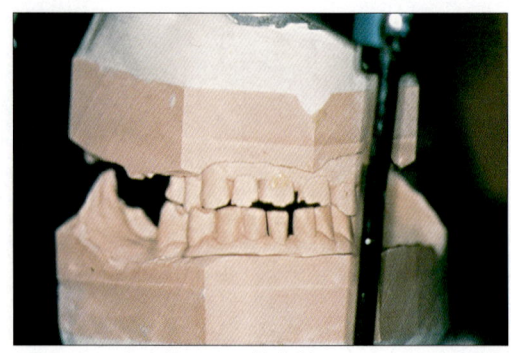

図6-5b 中心位では,修復材のための十分な切歯間のスペースが認められる.

章参照),治療計画が慎重に立てられなければ,技術的に失敗する危険性がある.

前文に引用した研究によると,支台装置が一部被覆冠である場合,合着セメントを破折させ支台装置の維持力を低下させる弾性変形に対しての抵抗力が乏しいので,維持力の低下が最初に生じる.この危険性は,各支台歯に3,4個の平行なピンの形成を行い,維持力を確保することで,軽減する(図6-6)(Budtz-Jørgensen, et al, 1985).また,NymanとLindhe(1979)らもロングスパンのポンティックや長い延長部があるブリッジでは,維持力の低下がみられることを述べている.このような症例で適切な維持力を獲得するには,支台歯形成時に可能なかぎり歯冠部の高さを高くし,テーパーを小さくする必要がある.歯周疾患に罹患した歯においても,このような予防処置をとるべきである.

ブリッジの破折は,ロングスパンのポンティックや延長部でよく起こる.ポンティックにかかる応力の増加に対しては,咬合力のかかる方向に対し補綴装置の歯冠高径を増加させて抵抗しなければならない(Glantz and Nyman, 1982).この点においては,歯周疾患に罹患している患者の方が,歯周組織が健全な患者よりも有利である.それは,歯槽骨が吸収しているので,臨床的歯冠長の長い支台装置が装着できることと,対合歯の咬合面と歯槽頂との距離が大きいからである.この結果,クラウンやポンティックの高さ,あるいはろう付部を増加できるので,通常は,かなり強固な修復ができる.高齢者の患者に対しては,強固であることにそれほど注意する必要はない,なぜなら,咀嚼力が減少しており,修復物が機能すべき時間も短くなっているからである.したがって,ブリッジが破折する危険性は,修復物の機能すべき時間,その強固さ,鋳造の精度,咀嚼力などに基づく.

カンチレバー固定性ブリッジ修復において,支台歯の破折は,もっとも深刻な症状

である．破折は，生活歯よりも失活歯において よく起こり，1 歯あるいは数歯のカンチレバー・ポンティックの最終支台装置として機能していた失活歯のポストに沿って起こることが多い(Nyman and Lindhe, 1979)．その理由は，失活歯の象牙質は生活歯のものより脆いこと，その象牙質も根管の形成によって弱くなっていること，および失活歯はカンチレバーの荷重に関して生活歯の 2 倍以上大きい疼痛閾値であることである(Randow and Glantz, 1986)．前述したように，根管の形成を慎重に行うこと，およびメタルコーピング部を支台歯形成が終了した歯の歯頸部を取り囲むように設計することで，この危険性は減少する．高齢者に対して，大がかりな固定性カンチレバー・ブリッジで治療を行うときは，生活歯を支台歯に選択するようにしたり，延長部を両側で 1 ユニットにまで限定したりすることで，歯根破折の危険を減らすように考慮すべきである．ブリッジにかかる咬合力を減少するために，カンチレバー・ポンティックでの咬合接触面積を小さくすべきである．

固定性ブリッジでのこのような比較的複雑で困難な治療における注意深い治療計画の立案と実行が，よりよい予後を獲得するために必要であるが，それに加えて良好な口腔衛生状態が要求される．つまり，固定性ブリッジでは，クラウン・マージンを歯肉縁上に設定し，舌側，頰側に過剰な豊隆を付けず，隣接面の清掃を容易にするために歯間鼓形空隙を広く設計すべきである(Silness, 1980)．主に，ポンティック下面

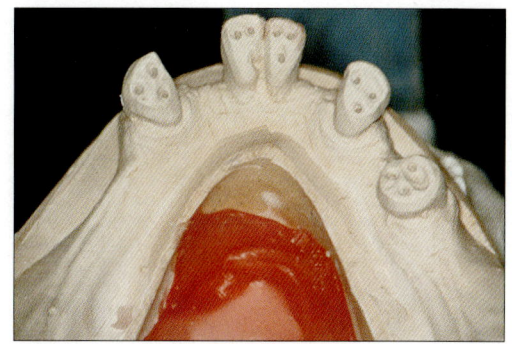

図 6-6　10 ユニットの下顎固定性ブリッジのピンを応用した支台歯形成．マージンは歯肉縁上である．

と口腔粘膜面は，支台装置と粘膜の機械的清掃ができるように，接触させないか，させても最小にする．

高齢者において，全顎カンチレバー固定性ブリッジによる治療は適応症が限定される．なぜならば，支台歯の齲蝕に引き続き起こる口腔衛生状態の低下のために，予後が悪化する可能性があるからである．この治療は，前述のような口腔衛生状態の管理に協力的な歯周疾患治癒患者に限るべきである．長期間にわたる口腔衛生状態の管理への協力が保証されない患者には，インプラントの適応や，数個の小さな固定性ブリッジによる治療の方がよい．

片側性小欠損への固定性ブリッジ

片側性あるいは両側性の小欠損への延長ブリッジ修復は，もともと上顎無歯顎で，下顎残存歯が 10 歯以下の患者の治療のため

6 固定性補綴装置による治療

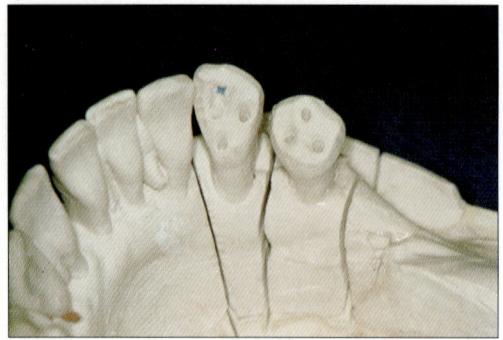

図 6-7a 2本の支台歯と1本の延長カンチレバーから成る小型の固定性カンチレバー・ブリッジの支台歯形成を示す.

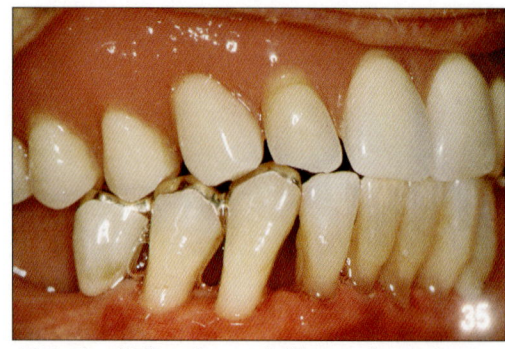

図 6-7b 修復によって上顎コンプリートデンチャーとの小臼歯部での咬合接触を確立した.

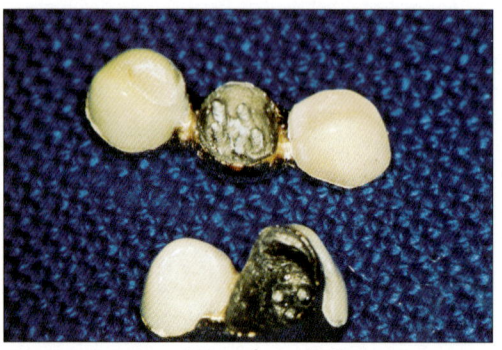

図 6-8a 3本の平行なピンで維持する2ユニット・ブリッジ、および4本の平行なピンで維持する3ユニット・ブリッジを示す.

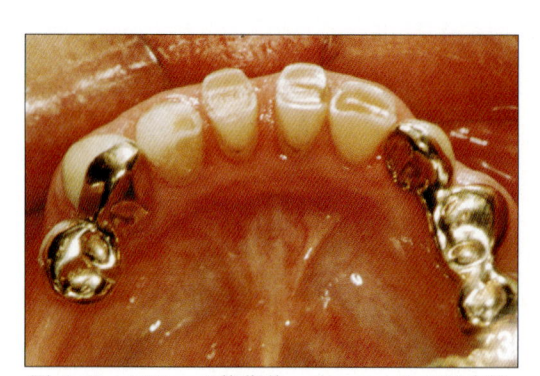

図 6-8b ブリッジ修復後. 3ユニットの固定性ブリッジには、1本の支台装置と遠心と同じく近心の延長部がある.

に考えられたものであった(Budtz-Jørgensen, et al, 1985). その目的は，少なくとも小臼歯まで咬合関係を確立し，上顎義歯に機能的な安定をもたらし，上顎前歯部歯槽堤が過度の荷重を受けたり，骨吸収しないようにすることであった.

固定性ブリッジの支台歯形成は，最小限であり，また以下の原則に従って行われた.

- 可能なかぎり歯肉から離した位置にマージンを設定した(図 6-7a, b)
- 上顎義歯の咬合平面を上げることで維持装置のために十分な咬合面間隙が獲得できるので，咬合面の削除は最小限に行った. この方法によって，咬合高径の意図しない増加を防止できる
- 可能な場合は，修復物の維持のためにそれぞれの歯に3～4本の平行なピン(直径0.8mm，長さ3～4mm)形成をした(図 6-8a, b). Karlstrom Pontostructor

138

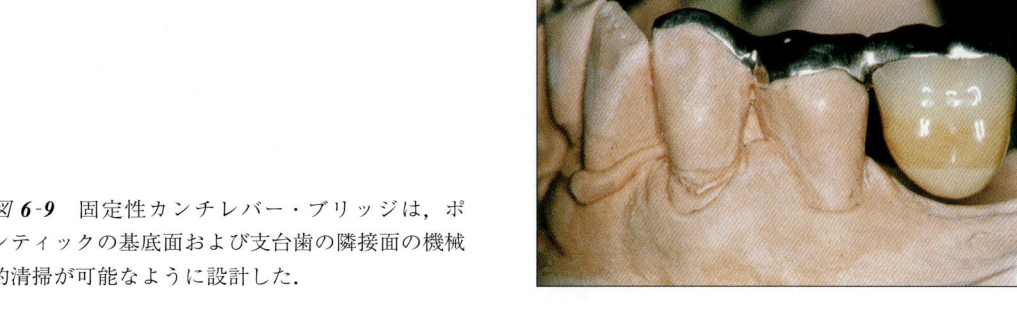

図6-9 固定性カンチレバー・ブリッジは，ポンティックの基底面および支台歯の隣接面の機械的清掃が可能なように設計した．

(Jelenko and Co, Armonk, NY)を用いてピンの平行性を確認した

印象は，個人トレーを用い，シリコーン印象材で行った．ピンホールの印象には，プラスチックピンを用いた．形成したマージンが歯肉から離れているので(図6-7a)，ブリッジの形成が容易であり，作業模型は数か所を歯型可撤式，または歯型固着式で製作した．通常であれば，支台歯形成，印象採得は，1〜2時間あれば完了する．

固定性ブリッジは，ポンティック下面や支台装置の隣接面が機械的に清掃できるように，大きな歯間鼓形空隙を設け，可能であれば歯槽堤粘膜とポンティック下面間に約2mmの空隙を空けるように設計した(図6-9)．また，固定性ブリッジは，支台装置やポンティックの咬合面を含め，ろう付による機械的な問題を避けるために，ワンピースキャスト法で鋳造した．上顎義歯は，硬質レジン歯を使用し，中心位において平衡咬合をとるように調整した．選択削合して筋肉位(最大咬頭嵌合)の平衡咬合を得たが，一方，側方運動時もしくは前方運動時での平衡咬合は求めなかった．咬合接触面積を増加させるために，下顎前歯を上顎義歯と咬合接触させた．これは，上顎切歯口蓋面に切歯誘導面を形成すれば可能である．

固定性ブリッジによるこの治療原則を平均年齢約70歳(61〜83歳)で，そのほとんどが歯周疾患に罹患している27名の患者に応用した．41個のブリッジを装着した．その内訳は，79個の支台装置(59個がピン形成，7個がボックス形成，13個はベニア形成)と83個のポンティックである．また，ブリッジを全顎固定性カンチレバー・ブリッジ，3〜4ユニットの固定性ブリッジ，2〜3ユニットの固定性ブリッジの3つに分類した(表6-2)．全顎両側性固定性カンチレバー・ブリッジは，3〜5本の支台歯で，欠損した前歯の修復も含む．3〜4ユニットから成る片側性あるいは両側性固定性カンチレバー・ブリッジは，2本の

表 6-2　27名の高齢者の下顎に装着した41個の遠心延長固定性カンチレバー・ブリッジ(FDP)の分類.

	患者数	FDP数	下顎前歯／小臼歯数	支台歯数	歯根膜アタッチメント残存率(%)
9〜11ユニット FDP	8	8	3〜4	3〜4	20〜60
3〜4ユニット FDP	7	12	7〜9	1〜2	50
2〜3ユニット FDP	12	21	6〜7	1	60

(Budtz-Jørgensen and Isidor, 1990より.)

支台装置と1つもしくは2つの延長部から成る．また，2〜3ユニットからなる片側性あるいは両側性固定性カンチレバー・ブリッジは，1本の支台装置と1つか2つのポンティックから成る．そして，片側または両側カンチレバー・ブリッジの延長部の幅径は，小臼歯相当とした．

高齢者の治療法として少数歯の固定性延長カンチレバー・ブリッジを評価するために，同じ年齢層で同じような口腔内状態の患者26名に，下顎に可撤性パーシャルデンチャー，上顎にコンプリートデンチャーを用いた治療を行った．可撤性パーシャルデンチャーは，コバルトクロム合金使用の金属床義歯で，大連結子としてリンガル・バーあるいはデンタル・バーを用い，咬合面レストおよび2つのクラスプを有する設計である(Derry and Bertram, 1970)．また，義歯床，連結子，クラスプは可能なかぎり歯肉から離し，下顎の歯槽堤，頰棚での支持を最大にするために，義歯床を遠心に十分拡大した．

補綴治療前，両群の患者には適切な口腔衛生を保つように指示し，スケーリングや，必要であれば5mm以上の歯周ポケット除去を含む歯周外科処置による歯周治療を行った(Isidor and Budtz-Jørgensen, 1990)．補綴装置および口腔清掃の早期管理を行った補綴治療後(0日目)1〜2か月の間，口腔内診査を行った．その後2年間は，年に2回，歯周組織，顎機能，補綴装置の経過観察を行い，また，その後3年間は，年に1回経過観察を行った．5年間の研究において，23名の固定性ブリッジ装着患者と20名の可撤性パーシャルデンチャー装着患者の経過観察ができた．10名の経過観察ができなかったが，それは8名が死亡し，2名が病気のために診療を継続できなくなったためである．

早期経過観察で，固定性ブリッジ装着群において，咀嚼機能と上顎義歯の安定性に改善がみられ，とくに歯列を片側あるいは両側に小臼歯まで延長したときに著明であった(Budtz-Jørgensen, et al, 1985)．この改善は，適合がよい可撤性パーシャルデンチャー装着患者でも観察された．機能面に関しては，軽度または中程度の顎機能障害の徴候が全患者の約1/3に発現した．5

表 6-3 下顎固定性カンチレバー・ブリッジ(FDP)，もしくは可撤性パーシャルデンチャー(RPD)で治療した高齢患者における5年間の経過観察より得られた臨床所見.

臨床所見	FDP(27症例)	RPD(26症例)
平均 plaque index	0.60	0.80
平均 gingival index	0.75	0.95
平均 X 線骨欠損量		
ポンティック・サドル側の隣接面	0.21mm	0.27mm
その他の隣接面	0.19mm	0.15mm
齲蝕の発生	10	57
歯髄疾患の合併	2	5
歯の破折の発生	2	5
リンガル・バーによる炎症	—	12
不良になった補綴物	2(5%)	—
不適合になった義歯	—	10(38%)

(Budtz-Jørgensen and Isidor, 1990 ; Isidor and Budtz-Jørgensen, 1990より.)

年の間に，顎機能の自覚症状および他覚症状が可撤性パーシャルデンチャー装着群では顕著に悪化したのに対して，固定性ブリッジ装着群では，減少傾向にあった．さらに，5年目の診査時には可撤性パーシャルデンチャー装着群では筋肉位における咬合の安定が悪化した．しかしながら，固定性ブリッジ装着群では，そのような症例はなかった．

口腔衛生状態は両患者群ともにおおむね良好であった．5年間の観察期間中，平均 gingival index は1以下であり，プロービングでのポケットの深さは，90％の歯面において3mmかそれ以下であり，歯周組織の状態は維持されており，ほとんど変化していなかった．0日目におけるX線写真による平均辺縁性骨損失量は，固定性ブリッジ装着群では5.4mm，可撤性パーシャルデンチャー装着群では5.1mmであった．5年目の観察で，平均骨損失量は，固定性ブリッジ装着群では5.4mm，可撤性パーシャルデンチャー装着群では5.2mmであり，研究期間中には実質的な骨損失はなかったことが示された．

5年間の研究から得た臨床所見を，表6-3にあげた．もっとも目につく所見は，齲蝕が可撤性パーシャルデンチャー装着群において6倍以上の頻度でみられたことと，リンガル・バーによる炎症が比較的高頻度に起こっていたことであった．10床の可撤性パーシャルデンチャーに不具合があり，再製あるいは修理の必要があった；8個の

6 固定性補綴装置による治療

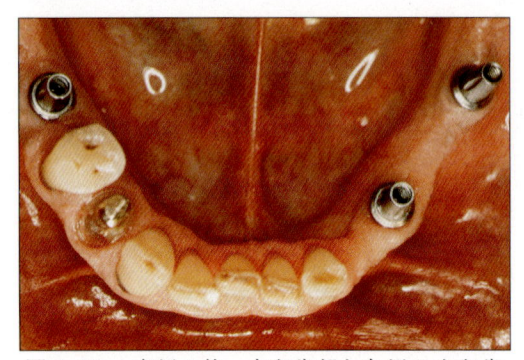

図 6-10a 右側の第一大臼歯部と左側の小臼歯および大臼歯部にインプラントが植立されている（ジュネーブ大学 Urs Belser 教授の許可により使用）．

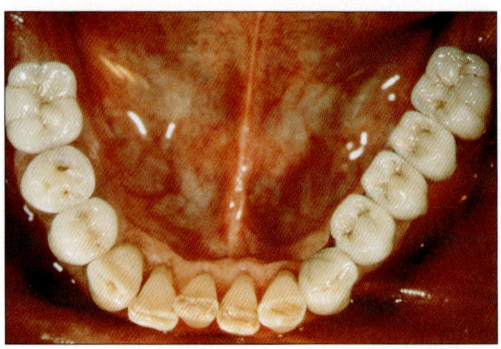

図 6-10b 修復後．左側は犬歯部の近心カンチレバー・ポンティックを含み，5ユニット固定性ブリッジが装着されている．

固定性ブリッジが脱離していた．そのなかで，1個は再製し，1個はそのまま補綴せず，そして6個は酸によるエッチング，エナメル・ボンディング材併用のコンポジットレジン・セメントで再合着した．可撤性パーシャルデンチャー装着群は，固定性ブリッジ装着群よりも歯科的，補綴的治療が一般的に多かった．

したがって，1個もしくは2個の小型の固定性カンチレバー・ブリッジによる治療は，支台歯が生活歯である，ピン修復がセメント合着時にエナメル質に接着する，あるいはピンの代わりに全部被覆冠が用いられ咬合力が制御できるような場合には，可撤性パーシャルデンチャーよりも優れた選択肢であると考えられる．種々の歯科治療に対する長期間の必要性を固定性カンチレバー・ブリッジと比較すれば，可撤性パーシャルデンチャーの経済的利点は明らかに乏しい．

インプラント支持の固定性ブリッジ

インプラント支持の固定性ブリッジによる臼歯欠損の修復は，機能的，審美的理由で補綴治療を必要とする短縮歯列の患者において，明解な解決策である．部分的欠損の患者では，インプラント支持の固定性ブリッジは，歯冠部と歯根部が分離するタイプ，また，一体となっているタイプのどちらでも設計できる．この方法では，補綴物の両端が遊離端になっていないので，固定性延長ブリッジにみられるような，技術的，生物学的リスクは避けることができる（図 6-10a，b）．インプラントの使用は，部分的に欠損のある高齢者患者に対して，満足さと機能の向上，良好な信頼の獲得，患者の義歯適応能力に無関係など，いくつかの長所がある．一方，主な欠点として，治療費

が高額であるという社会経済学的な問題がある．外科的侵襲はほとんどの患者に耐えられるものであり，非常に高齢な患者における失敗の危険も，通常の固定性補綴装置による治療と比較してわずかに大きい程度である．実際のところ，齲蝕感受性の高い患者における一般的な固定性補綴装置の予後にとって深刻な危険因子である齲蝕は，支台装置としてインプラントを用いると問題にはならない．

臼歯欠損をインプラント支持の固定性ブリッジで修復する場合に，いくつかの考慮すべき要因がある．

- 下顎管のような解剖学的特徴によって臼歯部に埋入するインプラント体の長さが制限されることがある
- 対顎に天然歯があると，アバットメントのため，あるいは固定性のブリッジに十分な強度をもたせるだけのスペースがとれないことがある
- 対合歯の天然歯に重度のアタッチメント・ロスがあると，咬合力のコントロールが困難になる(Rangert, 1995)
- 小臼歯から大臼歯にわたるインプラントによって支持されている固定性ブリッジは，小臼歯部のみのインプラントによって支持されているインプラントに比べて，はるかにトラブルが多い(Parein, et al, 1997)
- 上顎臼歯部のインプラントは，下顎のインプラントと比較して残存率が低い(Haas, et al, 1996a)
- 2本のインプラントのみで支えられている補綴装置は，3本かそれ以上で支えられているものと比較して，技術的，生物学的に複雑である(Lekholm, et al, 1994)

インプラント支持の固定性ブリッジによる臼歯の補綴が，全身的および局所的に問題がなくて，このような治療から利益を受けると考えられる高齢者の治療に用いると，成功することは疑いない．この治療は，医科的，精神的に虚弱な患者，あるいは非協力的もしくは治療に対する動機が乏しい患者には行うべきではない．さらに，残存天然歯部の歯周組織の状態を慎重に評価しなければならない．実際，急性の歯周疾患に罹患している患者においては，歯周病原因菌が残存歯部から広まり，インプラント体周囲に骨欠損を伴うインプラント周囲炎を引き起こす危険性がある(Mombelli, et al, 1987)．もし，インプラントによる治療を行うならば，インプラント体埋入前に，歯周病学的に予後不良の歯は，抜歯すべきである．天然歯とインプラントを連結した固定性ブリッジは，生体力学的に禁忌ではないといわれている(Gunne, et al, 1992)．したがって，歯根膜感覚のある天然歯が固定性ブリッジの支台歯になっていることは，咬合力のコントロールに重要である．しかしながら，支台歯の根面齲蝕が起こったときは，インプラントと天然歯が連結されていない場合よりも，予後は不良である．

高齢患者におけるインプラント治療の適応に関する文献によれば，インプラント治療の長期にわたる成功に年齢は関係なく，患者の口腔環境には関係なくオッセオイン

表 6-4　高齢患者での前歯1歯あるいは2歯欠損に対する治療方法.

臼歯での十分な咬合支持がある場合
通常の固定性ブリッジ
接着性レジン応用ブリッジ
ファイバー強化型コンポジット・レジンによるブリッジ
1歯インプラント
臼歯での十分な咬合支持がない場合
可撤性パーシャルデンチャー
固定性ブリッジと可撤性パーシャルデンチャー
接着性レジン応用ブリッジ(可能であれば)
繊維強化型コンポジット・レジン応用ブリッジ(可能であれば)

テグレーションの達成は可能であると述べている(Zarb and Schmitt, 1994).このことは,無歯顎者には齲蝕の危険がないので真実であると考えられるが,口腔衛生状態が悪くて,インプラント支持型補綴装置で治療された患者は,インプラント周囲合併症を起こす危険性がある.残存天然歯のある高齢患者では,根面齲蝕が,インプラントによる治療の予後を悪化させる因子である.したがって,治療計画を立てる際に,残存歯の齲蝕と歯周疾患の危険性と影響を考慮に入れるべきである.さらに,歯周病原因菌が,残存歯からインプラント周囲組織に侵入する危険もある(Brägger, et al, 1997).また,喫煙もインプラント周囲合併症を起こす重要な危険因子の1つである(Haas, et al, 1996b; O'Reilly and Claffey, 1996).

前歯部の修復

齲蝕,歯周疾患,歯の破折によって1歯もしくは2歯の前歯欠損が生じた高齢患者においては,何種類かの方法がある(表6-4).どれを選択するかは,一般的な歯および歯周組織の状態,すなわち支台歯の状態,歯槽骨の吸収程度,咬合関係,口腔衛生状態,患者の要求などによって決定される.

固定性陶材焼付け冠支台ブリッジ

支台歯を全部被覆冠で修復する必要があり,長期間良好な予後の獲得が必要な場合には,通常の前歯部全部被覆冠修復が,まず選択される.このような症例は,今まで齲蝕に罹患した経験はあるが充填処置によって健全な歯質を維持してきた高齢の患

者に比較的多くみられる（図6-11）．支台歯を互いに強固に固定でき，また，支台歯を互いに平行に形成すれば，合着時の失敗もほとんどないので，機械的観点からはこれが最善の治療法である．通常は，審美的理由によって，マージンは歯肉縁下まで形成する必要がある．これによって，高い齲蝕感受性を有する患者において，多少は二次齲蝕の予防になる．陶材焼付け冠固定性ブリッジ修復は，小臼歯部に咬合接触のある患者にはとくに適応される．ブラキシズムを有する患者では，咬合面を陶材で修復すると破折するおそれがあるので，咬合面は金合金で修復する方が望ましい．

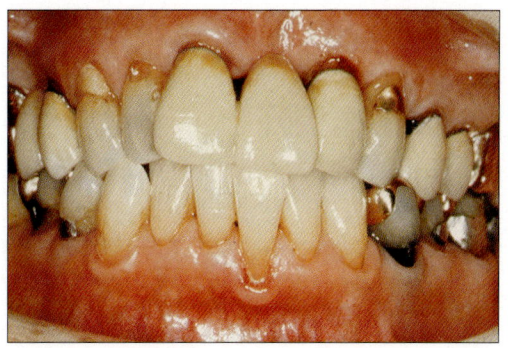

図6-11　補綴修復のなされている口腔衛生状態良好な74歳の女性．口腔衛生状態が悪化すると，修復物隣接部の齲蝕高リスク患者となるおそれがある．

固定性陶材焼付け部分被覆冠支台ブリッジ

前述のように，部分被覆冠は患者が上顎コンプリートデンチャーを装着している場合の下顎臼歯部における支台装置として使われる．この場合，上顎義歯の人工歯を約2mm削合すると，修復物の十分な強度を獲得するためのスペースが得られる．対顎前歯に天然歯が存在する患者では，このようなことは不可能である．したがって，十分な強度を得るために，咬合面，近心面，遠心面にグルーブの形成や，ピンの形成，歯質の削除などの複雑な支台歯形成が必要となる．さらに，切縁は金合金で被覆した方がよい．そうしなければ，機能時に歯が歯槽窩にわずかに貫入すると，支台装置が支台歯から脱離する危険性がある．前歯の部分被覆冠の支台歯形成には，全部被覆冠よりも歯質の削除量が少なくてすみ，また，症例によっては歯肉部の辺縁を明瞭にしやすいという利点がある．しかし，形成は複雑で時間がかかる．さらに，もし修復が失敗すると，通常は全部被覆冠で再修復する必要がある．

接着性レジン応用ブリッジ

接着性レジン・ブリッジは，隣接した支台歯の舌側面はまったく形成しないか，最小限に形成し，その面に，金属プレートを介してポンティックを接着したものである（Barrack, 1984；Burgess and McCartney, 1989）．支台歯に対する修復物の接着は，コンポジット・レジンを用いて行い，エナメル質に対する酸によるエッチングによって保持される．このような治療の適応の前提条件として，支台歯に十分な量の健全エ

6 固定性補綴装置による治療

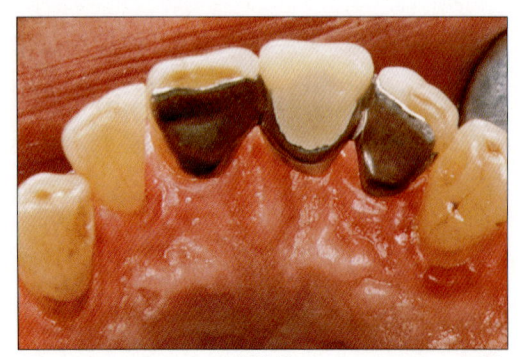

図 6-12a　Maryland接着性ブリッジによる上顎中切歯欠損の修復を示す．

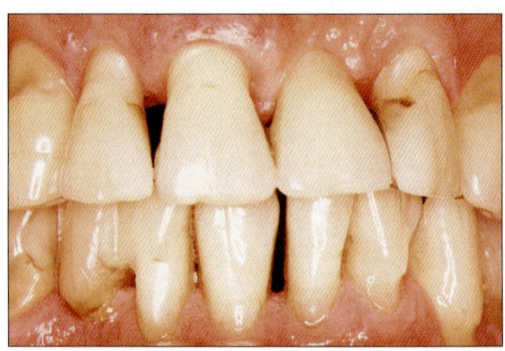

図 6-12b　審美的にも良好な修復ができている．

ナメル質があること，その臨床的動揺もほとんどないことがあげられる．

　接着性ブリッジには，Rochette接着性ブリッジとMaryland接着性ブリッジの2種類がある．前者は，コンポジット・レジンが流れ込むアンダーカット形態の穿孔がある鋳造金属プレートによって維持される．プレートに用いられる合金は金合金あるいはコバルトクロム合金である．修復物の接着を強固にするために，金属プレートで舌側面を可能なかぎり大きく被覆する．

　Maryland接着性ブリッジには，穿孔部はなく，コバルトクロム合金で鋳造される（図 6-12a, b）．合金表面に対するコンポジット・レジンの機械的な接着を得るために，特別な電解槽中にて強酸混合液を用いて電気的エッチングを行う．エッチングによって，酸エッチングされたエナメル質のような保持力のある表面が，合金の樹枝状組織によって生成される．エッチングされた金属表面は非常に繊細なので，エッチング後の口腔内での試適は行ってはいけない．

通常，支台歯の形成量は最小限にすべきである．しかしながら，フレームは少なくとも歯の周囲の180°以上を囲み，高さが少なくとも3 mmあるように近心舌側面と遠心舌側面を形成しなければならない（Crispin, 1991）．また，フレームが垂直的な支持を得られるようにレストシートを形成することも重要である．フレームは適合がよく，仮着期間中に安定しており，厚さが0.3〜0.5mmであるべきである．咬合調整時には，咬頭嵌合位，前方位，側方位における咬合接触が均等になっていることが重要である．これらの作業後に，Maryland接着性ブリッジのフレームのエッチングを行う．

　接着性レジン応用ブリッジを合着するときは，支台歯表面を完全に乾燥状態に保つためにラバーダムを使用すべきである．通常のエッチングを行い，ブリッジを化学重合型コンポジットとボンディング材で合着する（Drummond and Khalaf, 1989）．

　接着性レジン応用ブリッジの主な適応症は，通常の固定性ブリッジをさしあたり必

図 6-13a　レジン接着固定性ブリッジ修復．ポンティック基底部がコンポジット・レジンで製作され，その後，繊維を介して支台歯に接着されている．

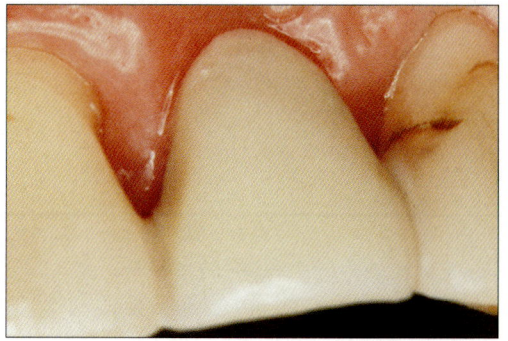

図 6-13b　コンポジット・レジンでポンティックの2度目の築造を行い，研磨した状態を示す．

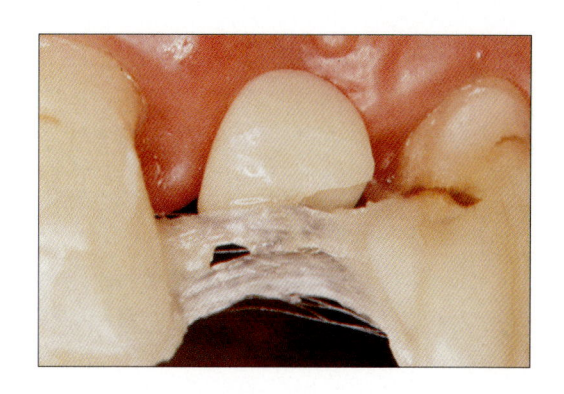

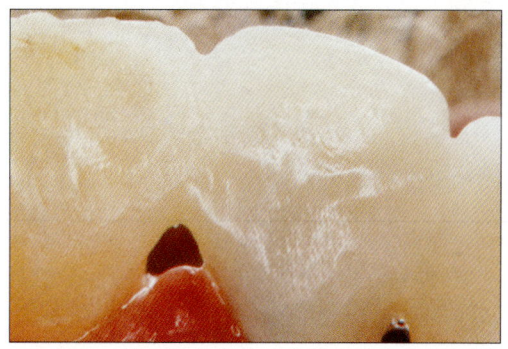

図 6-13c　適切な歯間鼓形空隙を有する舌側面観を示す．

要としない患者である．接着性レジン修復は，高齢患者に対するいくつかの選択肢の1つであると考えるべきである．その他の選択肢とは，通常の固定性ブリッジ，可撤性パーシャルデンチャーである．したがって，1歯分の間隙，とくに下顎前歯部は，支台歯形成を最小限にすることができ，診療時間の短縮，治療費用の削減につながる接着性レジン応用補綴装置を用いる理想的な修復である(Marinello, et al, 1987)．

この治療を高齢患者に適応するとき，考慮すべき要因がいくつかある．

- 十分な量のエナメル質があること．上顎においては支台歯の舌側面を必要なだけ形成すると咬耗歯では象牙質が露出してしまう危険があるので，この点が問題となる
- 支台歯に存在する修復処置は危険因子となる可能性がある．二次齲蝕がないことやエナメル質の量を確認するために，修復物は除去すべきである
- 接着性レジン応用ブリッジのメタル・マージンは，辺縁漏洩を防止するために，歯面上に設定すべきである
- フレームには十分な強度があり，支台歯によく適合していなければならない．もし臨床的歯冠長が短いならば，プレート

を歯肉縁や隣接面にまで大きくする必要がある
- 前歯部では，透けて見えることを避けるために，切端部のフレームの大きさが制限されることが多い．透過性は，強い光をミラーで反射させ歯を透過させることや，光ファイバーの光を用いることで評価できる
- 接着性レジン応用ブリッジにかかる咬合力をコントロールするために，咬合接触を均等に分散させる．これが可能であれば，この治療法は残存歯数のかなり少ない患者においても十分適応できる

結論として，高齢患者に接着性レジン応用ブリッジによる治療を行うことは，通常の固定性ブリッジや可撤性パーシャルデンチャーと比較して魅力的な選択肢であると考えられる(Williams, et al, 1989)．しかしながら，常に接着部の脱離が起こる危険性が存在し，4年間に約25%で起こると見積もられている(Creugers and van't Hof, 1991)．したがって，早期に脱離を見いだすことを目的として，年に2回の経過観察をすべきである．

ファイバー強化型コンポジット・レジンによる固定性ブリッジ

高齢患者にとって，半永久的なコンポジット・レジンで前歯部欠損を修復することは，通常の固定性ブリッジやレジン接着性ブリッジと比較して，費用のかからない選択肢であるといえる．一般的に，暫間的修復材料は，辺縁適合性が悪く，破折に対する抵抗性が低く(とくに長期間にわたる固定性ブリッジ症例)，ブラキシズムを起こすが，最終修復物に置き換えるまで長期間にわたる暫間修復物として使われている(Monday and Blais, 1985 ; Tjan, et al, 1987)．したがって，暫間修復物が破折すると，患者・術者ともに大きな不利益となる．さらには，患者が崩壊した修復物の一部分を誤嚥すると，深刻な合併症を引き起こすおそれがある．

カーボン，グラファイト，ガラス，ケブラーや，その他の繊維などによって強化されたレジン・ベースの材料の耐疲労性を測定する研究がなされた(Goldberg and Burstone, 1992 ; Samadzadeh, et al, 1997)．これらの研究では，いくつかの材料において，種々の繊維がレジン・ベースの暫間固定性ブリッジの$in\ vitro$における破折強さを，20〜30%ではあるが有意に増加させた．繊維強化による主な利点は，非強化型修復物と破折様式が異なることである．非強化型では，固定性ブリッジが完全にバラバラになるが，強化型では一塊として脱離し，ポンティック支台装置結合部が損なわれない．最近，VectrisやTargis(Ivoclar, Amherst, NY)という新しいファイバーガラス混合型の製品が開発された．それは，3種類のグラスファイバーが精密に調整され混合されている(Loose, et al, 1998)．このシステムは，間接法での製作を必要とするが，辺縁の適合性は，フルセラミックであるIn-Ceram(Vident, Brea, CA)で製作した固定

性ブリッジよりも良好ではない．

　ファイバー強化型コンポジット・レジン材料の物理学的性質は，レジン基質の種類，ファイバーの種類，配合量，分割量，湿気，結合材の選択，適応症などの種々の技術的要因に影響される．いくつかの報告で，普通の歯科用レジンにいろいろな種類の繊維を使用した口腔内直接法でのファイバー強化型コンポジット・レジン修復について述べられている(Björk, et al, 1986；Henry, et al, 1990)．直接法の臨床手技は3ステップからなる．

1．ポンティック基底部をコンポジット・レジンで製作し，研磨する
2．ポンティック基底部を，繊維とコンポジット・レジンで支台歯に接着する（図 **6-13a**）
3．ポンティックをコンポジット・レジンで再度築造し，研磨する（図 **6-13b, c**）

　小型の半永久的固定性ブリッジを製作するための強化繊維の手指による位置決めは，比較的単純な技術であり，費用効率のよい方法でもある．しかしながら，かなりの手際のよさが要求され，繊維の数が少なくなる傾向がある；さらに繊維と歯質間，繊維とマトリックス間に良好な結合を得るのは困難である．

　別の実現性のある方法として，ガラスもしくはカーボン繊維を用いて固定性ブリッジのためのフレームワークを製作するのに間接法を用いる方法がある(Malquarti, et al, 1990；Altieri, et al, 1994)．このフレームは接着性コンポジットレジン・セメントで合着される修復物の築造に用いられる．間接法を用いることは作業しやすいであろうが，失敗する確率も高くなる(Altieri, et al, 1994)．この処置における利点として以下の点が考えられる．

● 支台歯形成せずに修復できる
● 臨床的に簡単である
● 患者の費用負担が少ない

　今のところ，支台歯に直接ポンティックを接着する方法で信頼できる方法はない．繊維強化型コンポジット・レジンあるいは接着法の改善によって残存期間が改善されれば，高齢患者の補綴治療にとくに応用されるようになるであろう．また，破折した歯冠部を，残存した歯根部に接着できる可能性もある．

結　論

　高齢患者に対する固定性補綴装置での治療の成功は，現存の歯質と周囲の口腔環境の状態を評価する術者の能力にかかっている．治療に対する患者の要求と予後を考慮に入れ，明確な治療目標を決定したうえで開始するべきである．幸いにも，ほとんどの高齢患者は，ほぼ健康であり，口腔状態も成人と同程度に維持が可能である．したがって，このような患者に固定性補綴装置を適応してはいけないという理由はない．しかしながら，固定性補綴装置での治療が

完了した後も，患者には口腔衛生状態を維持するため，継続した可能なかぎり頻繁な経過観察が必要であることを術者は理解しておかなければならない．患者が虚弱あるいは要介護になったとしても，経過観察する責任がある．これは，術者は在宅要介護者，あるいは養老施設や長期療養型施設の入所者に現場での歯科的治療を行うようにすべきであるということを意味している．

虚弱および要介護高齢者に対して固定性補綴装置による治療を行うことは稀である．これは，そのような患者に適応不可能であるということを意味するのではない；しかしながら，固定性補綴装置での治療を開始するには，修復物の予後が必要な療法によって確保され，このような治療を行うための技術的器材が設備されていることが条件である．このことは，虚弱／要介護高齢者施設では稀なことである．したがって，虚弱および要介護患者に対しては，コンポジット・レジン充填や可撤性パーシャルデンチャーでの治療が，もっとも現実味があり，理にかなった治療である．

参考文献

Altieri, J.V., Burstone, C.J., Goldberg, A.J., Patel, A.P. (1994) Longitudinal clinical evaluation of fiber-reinforced composite fixed partial dentures: A pilot study. J. Prosthet. Dent. 71:16–22.

Barrack, G. (1984) Recent advances in etched case restorations. J. Prosthet. Dent. 52:619–625.

Björk, N., Ekstrand, K., Ruyter, I.E. (1986) Implant-fixed dental bridges from carbon/fibre reinforced poly(methylmethacrylate). Biomaterials 7:73–75.

Brägger, U., Burgin, W., Hämmerle, C.H.F., Lang, N.P. (1997) Associations between clinical parameters assessed around implants and teeth. Clin. Oral Implants Res. 8:412–421.

Budtz-Jørgensen, E., Isidor, F., Karring, T. (1985) Cantilevered fixed partial dentures in a geriatric population: Preliminary report. J. Prosthet. Dent. 54:467–473.

Budtz-Jørgensen, E., Isidor, F. (1990) A 5-year longitudinal study of cantilevered fixed partial dentures compared with removable partial dentures in a geriatric population. J. Prosthet. Dent. 64:42–47.

Burgess, J.O., McCartney, J.G. (1989) Anterior retainer design for resin bonded acid-etched fixed partial dentures. J. Prosthet. Dent. 61:433–436.

Caputo, A., Standlee, J.P. (1976) Pins and posts—why, when and how. Dent. Clin. North Am. 20:299–311.

Creugers, N.H.J., van't Hof, M.A. (1991) An analysis of clinical studies on resin bonded bridges. J. Dent. Res. 70:146–149.

Crispin, B.J. (1991) A longitudinal clinical study of bonded fixed partial dentures: The first 4 years. J. Prosthet. Dent. 66:336–342.

Dahl, B.L., Krogstad, O., Karlsen, K. (1975) An alternative treatment in cases with advanced localized attrition. J. Oral Rehabil. 2:209–214.

Dahl, B.L., Carlsson, G.E., Ekfeldt, A. (1993) Occlusal wear of teeth and restorative materials. A review of classification, etiology, mechanisms of wear, and some aspects of restorative procedures. Acta Odontol. Scand. 51:299–311.

Dahl, B.L., Øilo, G. (1994) In vivo ranking of some restorative materials. Quintessence Int. 25:561–565.

Davis, S.P., Summitt, J.B., Mayhew, R.B., Hawley, R.J. (1983) Self-threading pins and amalgam pins compared in resistance form for complex amalgam restorations. Oper. Dent. 8:88–93.

Decock, V., De Nayer, K., De Boever, J.A. (1996) 18-year longitudinal study of cantilevered fixed restorations. Int. J. Prosthodont. 9:331–340.

Derry, A., Bertram, U. (1970) A clinical survey of removable partial dentures of 2 years usage. Acta Odontol. Scand. 28:581–598.

Drummond, J.L., Khalaf, M.A. (1989) Shear strength and filler particle characterization of Maryland (acid etch) bridge resin cements. Dent. Mater. 5:209–212.

Ekfeldt, A., Øilo, G. (1988) Occlusal contact wear of prosthodontic materials. An in vivo study. Acta Odontol. Scand. 46:159–169.

Ekfeldt, A., Øilo, G. (1990) Wear of prosthodontic materials—an in vivo study. J. Oral Rehabil. 17:117–129.

Ekfeldt, A., Karlsson, S. (1996) Changes of masticatory movement characteristics after prosthodontic rehabilitation of individuals with extensive tooth wear. Int. J. Prosthodont. 9:539–546.

Felton, D.A., Webb, E.L., Kanoy, B.E., Dugoni, J. (1991) Threaded endodontic dowels: Effect of post design on incidence of root fracture. J. Prosthet. Dent. 65:179–187.

Fredriksson, M., Astbäck, J., Pamenius, M., Arvidson, K. (1998) A retrospective study of 236 patients with teeth restored by carbon fiber-reinforced epoxy resin posts. J. Prosthet. Dent. 80:151–157.

Freilich, M.A., Breeding, L.C., Keagle, J.G., Garnick, J.J. (1991) Fixed partial dentures supported by periodontally compromised teeth. J. Prosthet. Dent. 65:607–611.

Glantz, P.O., Nyman, S. (1982) Technical and biophysical aspects of fixed partial dentures for patients with reduced periodontal support. J. Prosthet. Dent. 47:47–51.

Glantz, P.O., Ryge, G., Jendresen, M.D., Nilner, K. (1984) Quality of extensive fixed prosthodontics after five years. J. Prosthet. Dent. 52:475–479.

Goldberg, A.J., Burstone, C.J. (1992) The use of continuous fiber reinforcement in dentistry. Dent. Mater. 8:197–202.

Gordon, S.R., Lloyd, P.M. (1992) Fixed prosthodontics in the elderly population. Life expectancy of fixed restorations, failures, and retreatment methods. Dent. Clin. North Am. 36:783–795.

Gunne, J., Åstrand, P., Ahlén, K., Borg, K., Olsson, M. (1992) Implants in partially edentulous patients. A longitudinal study of bridges supported by both implants and natural teeth. Clin. Oral Implants Res. 3:49–56.

Guzy, G., Nicholls, J. (1979) In vitro comparison of intact endodontically treated teeth with and without endo-post reinforcement. J. Prosthet. Dent. 42:39–44.

Haas, R., Mensdorff-Pouilly, N., Mailath, G., Watzek, G. (1996a) Survival of 1.920 IMZ implants followed for up to 100 months. Int. J. Oral Maxillofac. Implants 11:581–588.

Haas, R., Haimböck, W., Mailath, G., Watzek, G. (1996b) The relationship of smoking on periimplant tissue: A retrospective study. J. Prosthet. Dent. 76:592–596.

Hellsing, G. (1984) Functional adaptation to changes in vertical dimension. J. Prosthet. Dent. 52:867–870.

Henry, P.J., Bishop, P.M., Purt, R.M. (1990) Fiber-reinforced plastics for interim restorations. Quintessence Dent. Technol. 14:110–123.

Iacopino, A.M., Wathen, W.F. (1993) Geriatric prosthodontics: An overview. Part II. Treatment considerations. Quintessence Int. 24:353–361.

Isidor, F., Budtz-Jørgensen, E. (1990) Periodontal conditions following treatment with distally extending cantilever bridges or removable partial dentures in elderly patients. A 5-year study. J. Periodontol. 61:21–26.

Krejci, I., Lutz, F., Krejci, D. (1991) Zahnfarbene Seitenzahnrestaurationen—Mehrpunkte und klinisches Konzept. Schweiz. Monatsschr. Zahnmed. 101:1163–1171.

Krejci, I., Lutz, F., Oddera, M. (1995) Aktueller Stand der Kompomere. Dtsch. Fortbild. Z. 9:52–57.

Lang, N.P., Weber, H.P. (1996) Fixed prosthodontics in geriatric dentistry. In Geriatric Dentistry. 2nd ed., eds. Holm-Pedersen, P., Löe, H. pp. 467–482. Copenhagen: Munksgaard.

Lekholm, U., van Steenberghe, D., Herrmann, I., Bolender, C., Folmer, T., Gunne, J., et al. (1994) Osseointegrated implants in the treatment of partially edentulous jaws: A retrospective 5-year multicenter study. Int. J. Oral Maxillofac. Implants 9:627–635.

Lloyd, P.M. (1994) Fixed prosthodontics and esthetic considerations for the older adult. J. Prosthet. Dent. 72:525–534.

Lloyd, P.M., Palik, J.E. (1993) The philosophics of dowel diameter preparation: a literature review. J. Prosthet. Dent. 69:32–36.

Loney, R.W., Kotowicz, W.E., McDowel, G.C. (1990) Three-dimensional photoelastic stress analyses of ferrule effect in cast posts and cores. J. Prosthet. Dent. 63:506–512.

Loose, M., Rosentritt, H.M., Leibrock, A., Behr, M., Handel, G. (1998) In vitro study of fracture strength and marginal adaptation of fibre-reinforced-composite versus all ceramic fixed partial dentures. Eur J. Prosthodont. Rest. Dent. 6:55–62.

Malquarti, G., Berrut, R.G., Bois, D. (1990) Prosthetic use of carbon fiber-reinforced epoxy resin for esthetic crowns and fixed partial dentures. J. Prosthet. Dent. 63:251–257.

Marinello, C.P., Kerschbaum, T., Heinenberg, B., Hinz, R., Peters, S., Pfeiffer, P., et al. (1987) Experiences with resin-bonded bridges and splints—a retrospective study. J. Oral Rehabil. 14:251–260.

McLean, J.W. (1992) The clinical use of glass-ionomer cements. Dent. Clin. North Am. 36: 693–771.

Molin, M., Bergman, B., Ericson, A. (1993) A clinical evaluation of conical crown retained dentures. J. Prosthet. Dent. 70:251–256.

Mombelli, A., van Oosten, M.A.C., Schürch, E., Lang, N.P. (1987) The microbiota associated with successful or failing osseointegrated titanium implants. Oral Microbiol. Immunol. 2:145–151.

Monday, J.J.L., Blais, D. (1985) Marginal adaptation of provisional acrylic resin crowns. J. Prosthet. Dent. 54:194–197.

Nyman, S., Lindhe, J. (1979) A longitudinal study of combined periodontal and prosthetic treatment of patients with advanced periodontal disease. J. Periodontol. 50:163–169.

Nyman, S. Ericsson, I. (1982) The capacity of reduced periodontal tissues to support fixed bridgework. J. Clin. Periodontol. 9:409–414.

O'Reilly, P.G., Claffey, N.M. (1996) Identifying losing sites at periodontal reevaluation. Curr. Opin. Periodontol. 3:68–77.

Page, R.C. (1984) Periodontal diseases in the elderly: A critical evaluation of current information. Gerodontology 3:63–70.

Parein, A.M., Eckert, S.E., Wollan, P.C., Keller, E.E. (1997) Implant reconstruction in the posterior mandible: A long-term retrospective study. J. Prosthet. Dent. 78:34–42.

Plasmans, P.J.J.M., Creugers, N.H.J., Mulder, J. (1998) Long-term survival of extensive amalgam restorations. J. Dent. Res. 77:453–460.

Randow, K. (1986) On the functional deformation of extensive fixed partial dentures. An experimental clinical and epidemiological study. Swed. Dent. J. 34 (Suppl.):1–164.

Randow, K., Glantz, P.O. (1986) On cantilever loading of vital and non-vital teeth. Acta Odontol. Scand. 44:271–277.

Rangert, B. (1995) Biomécanique des implants de Brånemark. Implant 1:63–74.

Reek, E.S., Douglas, W.H., Meeser, H.H. (1989) Stiffness of endodontically treated teeth related to restoration technique. J. Dent. Res. 68:1540–1544.

Rissin, L., Feldman, R.S., Kapur, K.K., Chauncey, H.H. (1985) Six-year report of the periodontal health of fixed and removable partial denture abutment teeth. J. Prosthet. Dent. 54:461–467.

Russell, M.D. (1982) The masticatory cycle in relation to occlusal wear and its treatment. J. Dent. 10:69–77.

Samadzadeh, A., Kugel, G., Hurley, E., Aboushala, A. (1997) Fracture strengths of provisional restorations reinforced with plasma-treated woven polyethylene fiber. J. Prosthet. Dent. 78:447–450.

Silness, J. (1980) Fixed prosthodontics and periodontal health. Dent. Clin. North Am. 24:317–329.

Sorensen, J.A., Martinoff, J.T. (1984) Clinically significant factors in dowel design. J. Prosthet. Dent. 51:780–784.

Strauss, R.P., Hunt, R.J. (1993) Understanding the value of teeth to older adults: influence on the quality of life. J. Am. Dent. Assoc. 123:105–110.

Tjan, A.H.L., Tjan, A.H., Grant, B.E. (1987) Marginal accuracy of temporary composite crowns. J. Prosthet. Dent. 58:417–421.

Wendt Jr., S.I., Harris, B.M., Hunt, T.E. (1987) Resistance to cusp fracture in endodontically treated teeth. Dent. Mater. 3:232–235.

Widopp, F.T. (1989) Caring for dentate elderly. Int. Dent. J. 39:85–94.

Williams, V.D., Thayer, K.E., Deneby, G.E., Boyer, D.B. (1989) Cast metal, resin-bonded prostheses: A 10-year retrospective study. J. Prosthet. Dent. 61:436–441.

Zarb, G.A., Schmitt, A. (1994) Osseointegration for elderly patients: The Toronto study. J. Prosthet. Dent. 72:559–568.

7 可撤性パーシャルデンチャーによる治療

　可撤性パーシャルデンチャーは，高齢者において適切な咬合支持を与えることによって咀嚼機能を回復させ，咬合障害や顎関節症の進行を防止するために適応される．可撤性パーシャルデンチャーによる修復は，審美的で咀嚼感がよく，用途が広く，非侵襲的かつ低価格であるので，部分欠損のあるほとんどの患者に適応される．この補綴装置は，臼歯の補綴（Kennedy I 級および II 級）に用いられることが多い．また，固定性ブリッジに十分な支持と安定をもたらすことが困難であり，歯牙支持の義歯となる III 級症例にも適している．IV 級および III 級 1 類症例においては，欠損部のスペースが固定性補綴装置には大きすぎる場合，あるいは，骨欠損が大きいために顔面の中央部 1/3 を支えるのにレジンの床翼での補綴を必要とする場合に，可撤性パーシャルデンチャーによる治療が適応される．

　しかしながら，天然歯もしくはインプラントによって保持される固定性補綴装置が，患者と補綴専門医の双方に可撤性パーシャルデンチャーよりも好まれることが非常に多い．これにはいくつかの理由がある．第 1 に，大きな臼歯欠損を常に修復する必要があるとは限らない．なぜならば，この状態は顎関節症に対しての大きな危険因子ではないことや，歯列の現状に関して長期間にわたって口腔内の不快感や外観への不満がないことが多いからである（Witter, et al, 1990a；Witter, et al, 1990b；Witter, et al, 1994）．第 2 に，可撤性パーシャルデンチャー装着者は，義歯による審美障害や口腔内不快感について不満を抱くためしばしば補綴装置を装着しないことがあるからである．最後に，患者がほとんど動機付けされていないか，もしくは健康な口腔衛生を保つことができない場合，可撤性パーシャルデンチャーの装着は口腔の健康に悪影響を与えることになる（Rissin, et al, 1979；Wright, et al, 1992）．患者に明確な審美的もしくは機能的な適応症がある場合；患者

図7-1a Kennedy I 級(左)とⅡ級(右)の歯列弓．上顎左図：維持間線(緑)と支点線(赤)は近接している．下顎左図：維持間線(緑)は，支点線(赤)に対して近心にある；顎堤の吸収に従って義歯が支点線の周りを回転すると，クラスプがわずかに作用する．上顎右図：維持間線(緑)は支点線に対して遠心を走行し，機械的観点からは理想的である．間接維持は |5 の近心レストによってもたらされる．下顎右図：維持間線(緑)の都合のよい配置．間接維持は |6 近心と |3 舌側のレストによってもたらされる．

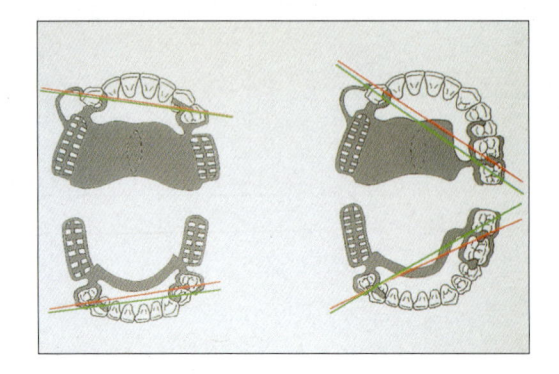

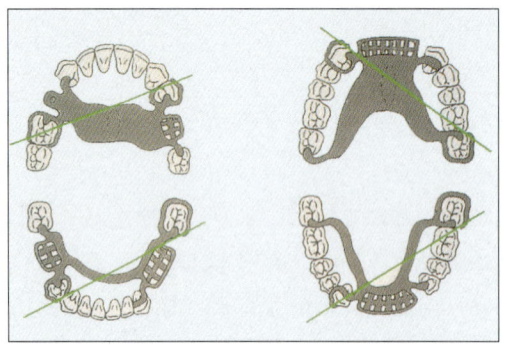

図7-1b KennedyⅢ級(左図)とⅣ級(右図)の歯列弓．維持間線は義歯の支持領域や審美性にとって適切な位置にある．

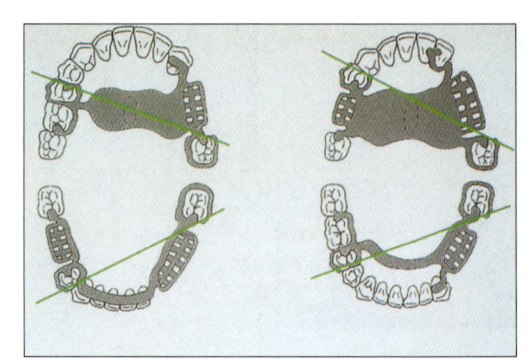

図7-1c KennedyⅢ級(左)とⅢ級1類(右)の歯列弓．この設計では，できるだけ遠心に維持間線を設定することによって，審美性を重んじている(*図7-1a〜c*：Budtz-Jørgensen and Bochet, 1995.より)．

が健康な口腔衛生を維持できる場合；および金属床の設計に用いられる設計が単純で，審美的，生体力学的であり，患者に不快感がないというガイドラインが適用できる場合にのみ治療を始める．

可撤性パーシャルデンチャーの分類

可撤性パーシャルデンチャーは3つの基準，すなわち残存歯もしくは欠損部の分布，義歯床の支持，および義歯の機能によって分類される．部分欠損歯列を表現するのにもっとも広く利用されているのはKennedyの分類である．この解剖学的分類は，欠損部分の数や分布によって表現される(*図7-1a〜c*)．歯列の分類は臨床医が患者に適した可撤性パーシャルデンチャーを設計するのに役立つであろう．しかしながら，すべての喪失歯を修復すべきであることを必ずしも意味しているわけではない．

さらに簡単な分類に，義歯の支持様式に

可撤性パーシャルデンチャーの分類

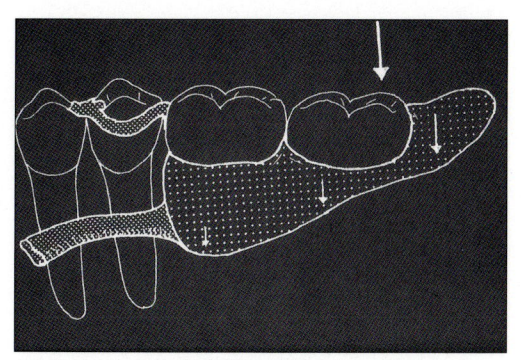

図7-2 サドル遠心部の荷重．この荷重によって，義歯床は歯牙支持のある前方部よりも大きく沈下する．

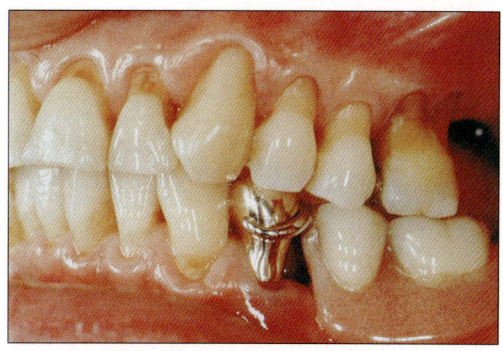

図7-3 唾液の自由な出入がある通気性のある環境をもたらす左側第一小臼歯と，その後方の義歯床との間の大きな鼓形空隙を示す．

よるものがある．この分類では，3つの種類間に以下のような相違がある：完全な歯牙支持型の可撤性パーシャルデンチャーあるいは歯牙・粘膜支持型の義歯，および完全な粘膜支持型の義歯である．支台歯は欠損部の粘膜よりも支持が強固であるので，支持に関する問題が生じる．結果的に，粘膜支持型の遊離端義歯が加圧された場合，床の遠心部は残存歯の支持がある前方部よりも大きく沈下する（図7-2）．支持が小さいという好ましくない因子を最小限にするために，特殊な設計（遠心に延長した遊離端義歯を含む）はできるだけ回避するべきである．大きな臼歯部欠損に対して審美だけではなく機能的にも順応できる高齢者に対しては，このガイドラインはとくに当てはまる．

可撤性パーシャルデンチャーの3番目の分類は，機械的・生物学的観点から義歯の性質に関連づけたものである．この分類においては，コバルトクロム合金の金属フレームをもつ最終義歯と屈曲あるいは鋳造クラスプをもつアクリリック・レジンの暫間義歯とに区別される．金属フレームをもつ可撤性パーシャルデンチャーは機械的性質に優れ，支台歯の歯周組織の健康，審美性，および患者の装着感を考えた義歯の設計が可能であるので，最終的なものとみなされる．このような設計の目的は，不適当な口腔衛生状態による悪い影響を減らすために，義歯床および大・小連結子が遊離歯肉に接触することを避け，歯から約3mm離れて顎堤もしくは口蓋に接触し，できるかぎり単純な金属フレームの設計をすることによって達成される（Derry and Bertram, 1970）（図7-3）．

アクリリック・レジンの可撤性パーシャルデンチャーは機械的性質が劣り，装着感が悪く，口腔衛生状態を悪化させるので，通常数か月以上使用させることはない．しかしながら，このタイプの補綴装置は比較的安価で修正しやすいため，とくに高齢者

7 可撤性パーシャルデンチャーによる治療

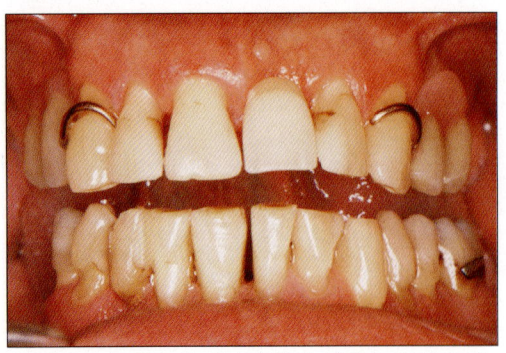

図7-4a 切歯および小臼歯を補綴したアクリリック・レジンの暫間可撤性パーシャルデンチャー．患者が結果に満足し，他の治療を希望しないために，義歯は永久的なものとなっている．

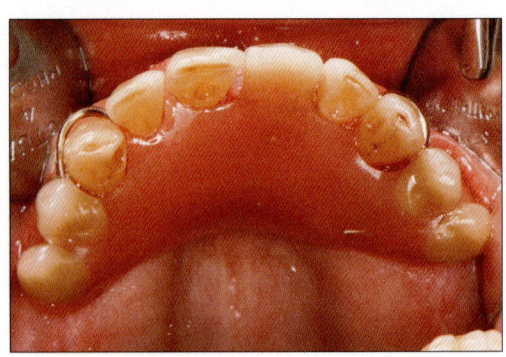

図7-4b 犬歯の維持鉤に対する把持のために，切歯の口蓋面におけるアクリリック・レジンを接触させる．

補綴においていまだに利用されている．アクリリック・レジンの可撤性パーシャルデンチャーによる治療は，歯周組織状態が悪い少数残存歯がある高齢の患者のための暫間義歯としてとくに適応されている．暫間義歯の使用は，患者が最終義歯に適応する助けとなり，暫間義歯がコンプリートデンチャーに簡単に移行できることも多い．経済的な制約があって，鋳造フレームワークの可撤性パーシャルデンチャーによる治療ができない場合，アクリリック・レジンのパーシャルデンチャーは患者に機能的な不満がないならば，コンプリートデンチャーよりもよい選択肢である（図7-4a, b）.

生体力学的な設計の原則

　金属フレームの設計の生体力学的原則は，支台歯の歯根膜に異常な負荷をかけないように，そして義歯の機能的安定を維持するにはいかなる予防策があるか検討するとともに，支台歯間および支台歯と粘膜の間の垂直的および水平的な力の配分を考えることである．さらに，大・小連結子および咬合面レストの破折，維持鉤の変形や破折などの機械的な失敗を避けるように金属フレームの設計をすることが重要である．設計に際して，4項目の生体力学的な原則を考慮し，重視して設計しなければならない．

1．可能であれば，義歯床は歯牙支持にすべきである．これは，不必要な遊離端義歯を避けるべきであることを意味している
2．咬合面および舌面レストは，支台歯が傾斜しないように正しく形成されたレスト・シート上に設定されなければならない
3．大連結子，小連結子，拮抗鉤腕および

生体力学的な設計の原則

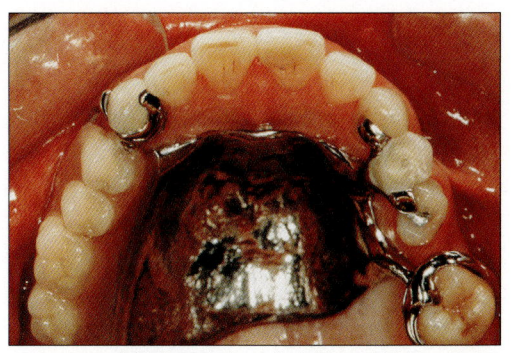

図 7-5a 審美的理由と，支点線の反対側に位置するために維持鉤を設置していない上顎左側犬歯と第二小臼歯を示す．

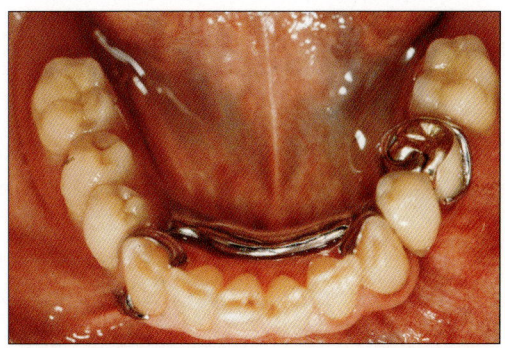

図 7-5b 審美的理由と，支点線の反対側に位置するために維持鉤を設置していない下顎左側犬歯を示す．

咬合面レストは咬合力に耐えるように強固であるとともに，咬合力を分散しなければならない（Glantz and Stafford, 1980；Fernandes and Glantz, 1998）

4．Ⅰ級とⅡ級においては，適度な維持を2つの維持鉤に求めるとともに支点線の反対側には維持腕を設定しないといったように，義歯は審美および機械的根拠に基づいて設計すべきである（図 7-5a, b）（Budtz-Jørgensen and Bochet, 1998）．遊離端義歯では，支点線の反対側に間接維持装置を設置することによって維持を改善する

歯根膜支持と粘膜支持

支持は，支台歯もしくは義歯床下粘膜に向かう垂直力に対する抵抗と定義される．もし，義歯が咬合面もしくは舌面レストによって支台歯で支持されている場合，力は歯と歯周靭帯をとおして骨に伝わり，義歯は歯牙支持もしくは歯根膜支持とよばれる．義歯床の一端にだけ支台歯がある場合（遊離端義歯など）は，歯牙・粘膜支持型である．これは，力の一部が粘膜・骨膜をとおして骨に伝わることを意味している．粘膜は歯周靭帯ほどは抵抗力がないために，延長した義歯床の遠心部は 1 mm もしくはそれ以上に粘膜方向に沈下する（Wills and Manderson, 1977）．このような義歯の動揺は軟組織に障害を起こす可能性がある．欠損部歯槽堤の吸収を補うように義歯床を定期的に裏装しなければ，義歯のより大きな動揺を生じさせる可能性がある．この回転は，もっとも遠心に設置された咬合面レストを結ぶ軸あるいは支点線を中心にして生じる（図 7-1a 参照）．この動揺を減らすためには，以下の予防策が適当であると思われる．

●咬合力をできるだけ広く分散させるため

157

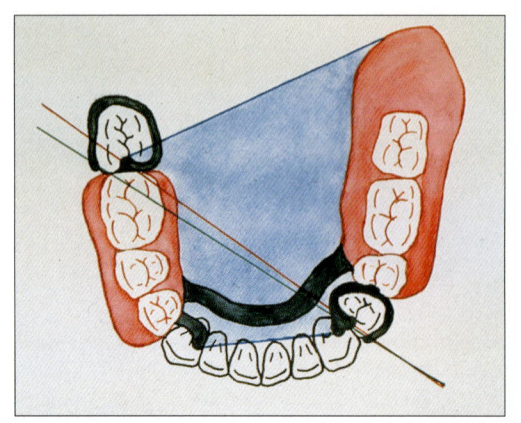

図7-6a KennedyⅡ級1類である片側性遊離欠損義歯床をもつ可撤性パーシャルデンチャー．支点線(赤)は維持間線(青)の遠心を走行する．義歯床が粘膜に沈下すると，維持鉤が上方に動き，わずかに作用する．

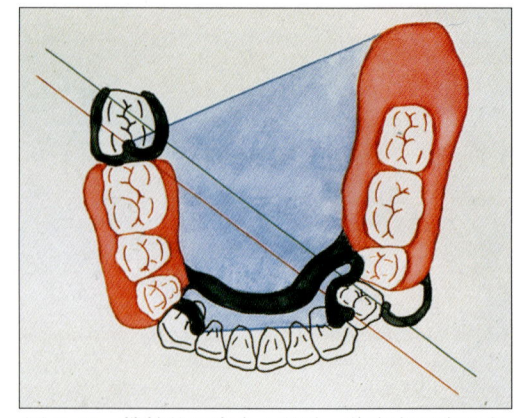

図7-6b 機械的に安全な設計．義歯床が沈下すると，義歯は支点線(赤)を中心に回転し，維持鉤(維持間線：青)は歯肉方向に移動する．

に，遊離端義歯の義歯床を遠心，頬側および舌側方向に最大限に拡大する
- 頬舌径の小さい人工歯を用いることによって，オクルーザル・テーブルを減少させる
- 義歯床の遠心部(1/3もしくは1/2)に相当する位置への人工歯排列を避ける

咬合面レストの設置

遊離端の可撤性パーシャルデンチャーは，遊離端部義歯床に咬合力が加わると支台歯に遠心方向へのトルクもしくは水平力がかかるので，支台歯の歯周組織に有害であると考えられる．理論上は，レストが支台歯の遠心部に設置されると，この危険が増す．この場合，支点線は維持間線の後方にくる．後者は2つの主たる維持鉤間を結ぶ線で表される(図7-6a)．したがって，クラスプは延長した義歯床に荷重が加わるたびに支台歯に負担をかけ，支台歯の動揺もしくはクラスプの維持力の減少をきたす可能性がある．咬合面レストが維持間線の近心に設置された場合は，荷重が加わって義歯床が沈下すると維持鉤は支台歯にはトルクをかけないで歯肉方向もしくは近心に動く(図7-6b)．すなわち，維持鉤の鉤腕はサベイ・ライン上もしくは歯肉側にとどまっている．

支台歯にトルクをかける力が可撤性パーシャルデンチャーを用いた治療における大きな危険因子であるという臨床的な研究上の根拠はない(Berg, 1985)．それに加えて，実験的および臨床的研究では，支台歯の移動もしくは動揺度の増加の危険は近心レストよりも遠心レストの設置によって有意に増加するわけではないことを示している(Taylor, et al, 1982 ; Bazirgan and Bates,

1987；Hosman, 1990)．遊離端の可撤性パーシャルデンチャーの場合には，咬合面レストの遠心への設置に対して近心へのレストの設置に理論上の利点がある．これは，この設計では支点線は維持間線よりも前方に位置し，間接維持装置の必要性が少なくなり，義歯の遠心部の移動に対する抵抗性が増すためである(Zach, 1975)．

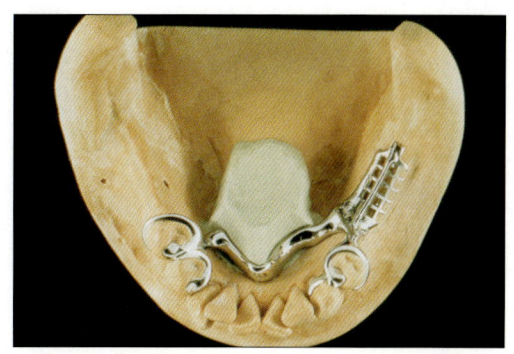

図7-7 舌下部の機能印象に基づいて改造した金属フレーム用作業模型．これによって，軟組織を障害しないサブリンガル・バーの設計が可能となる．

強　度

　可撤性パーシャルデンチャーは通常の咀嚼運動時に非常に複雑な応力を受ける．応力集中は断面形態が急激に変化する部分に発生する傾向にあるので，使用中の可撤性パーシャルデンチャーの鋳造部分の破損は，鋳造部分の大きさと設計に依存している(Lewis, 1978)．金属フレームの破折頻度は，咀嚼時に発生する力にも影響される；可撤性パーシャルデンチャーの対合歯がコンプリートデンチャーであるよりも天然歯である方がこのような力は大きい(Yli-Urpo, et al, 1985)．機能時の力を適切に配分するために，金属フレームは，大連結子が強固であり，咬合面レスト，ガイド・プレーンおよびクラスプの拮抗腕などの金属フレームが歯と精密に適合するように設計しなければならない(Glantz and Stafford, 1980)(図7-7)．

　上顎の義歯の大連結子として，さまざまな幅(残存歯の数による)で厚さが0.8mmのパラタル・プレートを用いた設計をすることが多い．下顎の大連結子の選択は利用できる間隙，すなわち口腔底と切歯の舌側歯肉縁との間の距離によって決まる．金属フレームの十分な強度を得るために，以下の寸法を用いるべきである(図7-8, 9)．

リンガル・バー　　　1.7×3.5mm
サブリンガル・バー　4.0×2.0mm
デンタル・バー　　　1.5×4.0mm

生物学的設計の原則

　可撤性パーシャルデンチャーによる治療においては，支台歯の予後はとりわけ劣悪である．可撤性パーシャルデンチャーの装着に伴う歯周組織の問題についての広範囲な研究では，このような義歯の概念と設計は，健全な口腔衛生の術後管理と維持に比べると重要性は低いことを強調している(Berg, 1985)．実際に，長期にわたる研究によって，可撤性パーシャルデンチャーの

7 可撤性パーシャルデンチャーによる治療

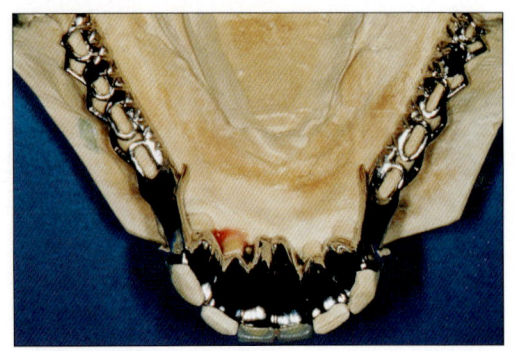

図7-8 切歯部に歯周アタッチメント・ロスがある患者に設けられたデンタル・バー．バーは高さが最大になるように設計され，非常に強固になっている．

図7-9 種々の下顎の大連結子．選択に影響する主要な因子は口腔底の機能的な深さと舌側歯肉縁との間の距離である(Budtz-Jørgensen and Bochet, 1995. より)．

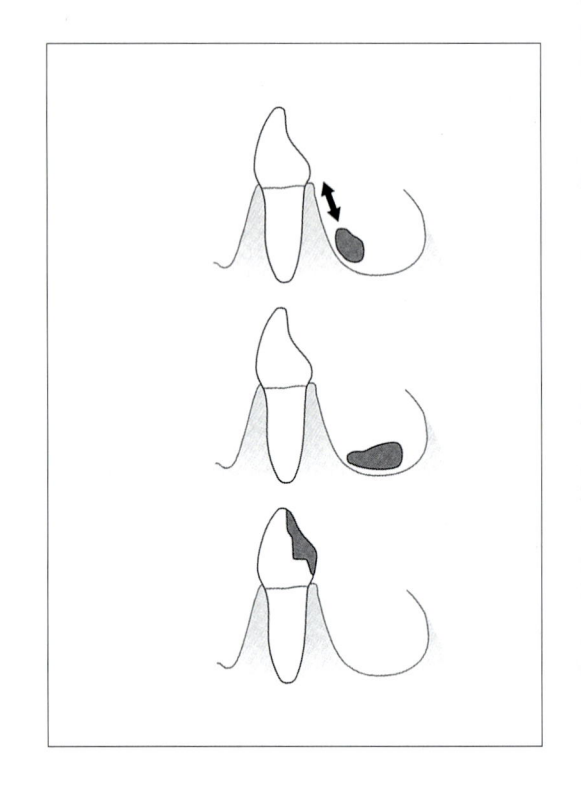

装着は歯周組織の状態を悪化させることにはならないし，高齢の患者においては口腔衛生に関して良好な協力が得られることが報告されている(Bergman, et al, 1982；Isidor and Budtz-Jørgensen, 1990)．しかしながら，すべての高齢の義歯装着者が健全な口腔衛生を維持できるとは限らないことを知っておかねばならない．このような症例では，金属フレームの設計は予後を決める要因として重要であると考えられる．健全な口腔衛生状態を維持しないで可撤性パーシャルデンチャーを装着すると，義歯を装着していないときに比べて，とくに支台歯の周囲においてプラークの蓄積が増すことを示した実験的研究によって，この考えは裏付けられている(Addy and Bates, 1977；Ghamrawy, 1976)．成人においては，歯肉炎，ポケットの深さおよび歯肉退縮のような歯周組織の変化は可撤性パーシャルデンチャー装着者では，対照群に比較して重症である(Tuominen, et al, 1989；Markkannen, et al, 1987)．さらに，口腔衛生状態が悪く，古くて適合の悪い可撤性パーシャルデンチャーを装着している高齢者においては，支台歯の歯周組織の状態は他の歯の状態に比べるととくに悪い(Yusof and Isa, 1994；

Bassi, et al, 1996). 結局，小連結子を空隙を広くとって歯頸部を開放した設計にすると，歯肉溝の温度，プラークの蓄積およびポケットの深さの増加をあまり誘発しないのに対して，義歯によって歯肉が覆われている場合には大きな歯肉の反応が認められた(Chandler and Brudvik, 1984 ; Runov, et al, 1980 ; Nada, et al, 1987).

したがって，一般的には，可撤性パーシャルデンチャーの設計は，できるかぎり単純であり，口腔衛生状態に対する悪い影響を減じるために，義歯床，大連結子および小連結子は遊離歯肉との接触を避け，歯槽堤もしくは口蓋部では歯面から少なくとも3mm離して接触させるべきである．この指標は，鋳造フレームのある可撤性パーシャルデンチャーに対して適用されるものであるが，アクリリック・レジン製の義歯には必ずしも応用できない．アクリリック・レジン床義歯においては，義歯の維持と安定を確保するためにレジンと隣接舌面の歯面とを接触させることが必要である（図7-4b 参照）．歯肉への大きな為害作用を避けるために，歯肉辺縁では，義歯粘膜面のレジンと間隙を設けることが重要である．

可撤性パーシャルデンチャーに対する設計の原則

部分欠損がある患者に対する全体的な口腔内の評価や補綴治療計画の一般的原則については第4章に記述している．この治療計画は別個の5段階からなる：応急処置，口腔衛生と保守ケア，補綴前の修正処置，リハビリテーション処置，および術後の保守ケアである．通常，可撤性パーシャルデンチャーの設計は口腔衛生と保守ケアの後になされる．この段階の間に，患者は口腔衛生，歯周および齲蝕治療，保存不可能な歯の抜歯および暫間修復処置に関する説明を受ける．さらに，治療計画や可撤性パーシャルデンチャーの設計を提案する条件の1つである患者の協力度を評価することが可能である．

設計した後に，第3段階である補綴前の修正処置が行われる．補綴前の修正処置の結果により生じた，当初計画していなかった修正のため，この段階の後に最初の治療計画の変更が必要となることが多い．可撤性パーシャルデンチャーの最終設計を行った後，支台装置が適合する支台歯のクラウンの形態を整え，天然歯と人工歯間の咬合平衡を確立するために，前準備としての歯の形成が行われる．可撤性パーシャルデンチャーの金属フレーム設計時には，*表7-1*に記載された一連の手順に従う．

喪失歯の補綴

喪失歯の補綴には明白な機能的もしくは審美的な指標がなければならない．とくに，残存歯の後方に片側性の欠損部があるⅡ級の症例においては，補綴装置に十分な維持を与えるために複雑な金属フレームの設計をする必要があるので，これらの欠損歯を

7 可撤性パーシャルデンチャーによる治療

表 7-1 可撤性パーシャルデンチャーの金属フレーム設計のための手順と検討課題.

- どの歯を修復するか
- どのような形式の補綴装置を用いるべきか
- 人工歯と金属フレームに利用できるスペース
- 義歯床の大きさ
- 大連結子の選択
- 支台歯の選択
  - 歯根膜アタッチメントの表面
  - 部位
  - 義歯の着脱方向
  - 審美性
  - 咬合接触の局部化
  - クラウンか天然歯か
  - 支点線／維持間線の位置
- 小連結子の配置
- 咬合面／舌側レストの配置
- 間接維持装置の配置
- 安定装置の必要性
- 追加の安定装置の配置

補綴しないことが通常は賢明である．しかしながら，上顎がコンプリートデンチャーである場合には，コンプリートデンチャーの安定を高めるために下顎の臼歯欠損を可撤性パーシャルデンチャーで補綴することが適応となる．

補綴装置の種類

部分欠損患者に対する義歯の設計と治療についての課題の第1選択は，鋳造金属フレームをもつ義歯である．しかしながら，すべてがアクリリック・レジンで製作された義歯を装着することが適切である症例がある；たとえば，ほとんど歯が残っていなかったり，残存歯の予後が悪いときに，即時パーシャルデンチャーもしくは診断用義歯が必要となる場合である．

人工歯と金属フレームに利用できるスペース

部分欠損患者において，対合する天然歯の摩耗や移動のために，義歯床に利用できる咬合スペースが制限されることがある．この状態は模型を咬合器に装着して注意深く観察することによって明らかになる．人工歯を診断のために排列するべきである．金属フレームに金属咬合面を応用してその頬面をコンポジット・レジンで築造するように設計すれば，対合する天然歯の削合量を最小とできる（図 7-10a〜c）．

義歯床の拡大

遊離端義歯においては，咀嚼力を最大限に配分するために，義歯床は遠心および頬側に最大限広げなければならないが，近心の歯冠鼓形空隙は開放しなければならない．しかしながら，義歯床が完全な歯牙支持である場合は，床下粘膜と接する範囲を減らすことができる．最終的には，開放した近心および遠心の歯冠鼓形空隙があり，頬側

可撤性パーシャルデンチャーに対する設計の原則

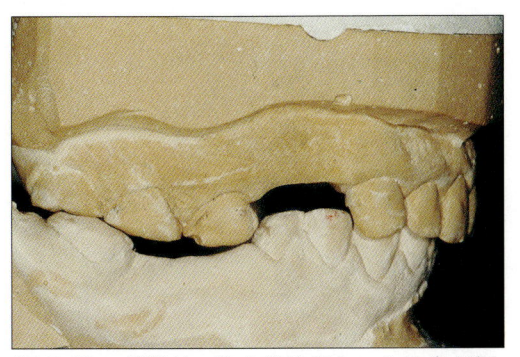

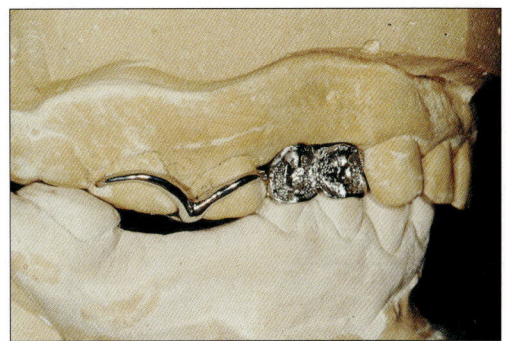

図 7-10a　模型は，咬合接触がないため歯が挺出し，利用できる咬合スペースが著しく減少したことを示している．

図 7-10b　金属咬合面がある金属フレーム．審美的な理由から犬歯にはクラスプを設置していない．

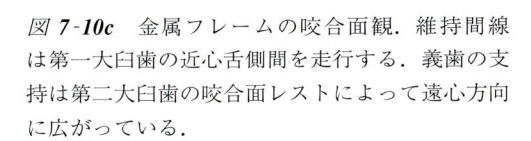

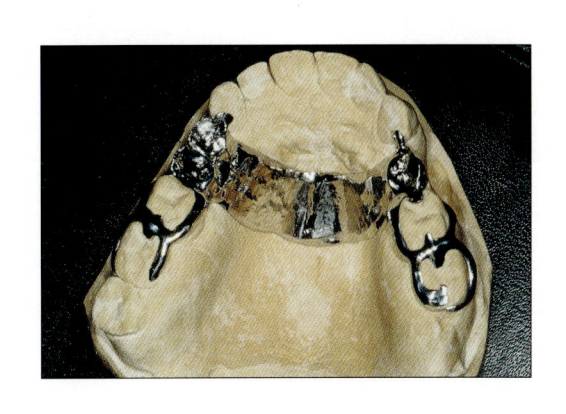

図 7-10c　金属フレームの咬合面観．維持間線は第一大臼歯の近心舌側間を走行する．義歯の支持は第二大臼歯の咬合面レストによって遠心方向に広がっている．

もしくは舌側にアクリリック・レジンの床がない固定性ブリッジのような設計が可能である．

大連結子の選択

　大連結子の選択に関して，設計は機能的要件，解剖学的制限，口腔衛生状態および患者の装着感に基づいて決定する．

　上顎義歯において，パラタル・プレートは義歯床をつなぐために，ほとんどの症例で利用される．切歯乳頭および口蓋ヒダの敏感な範囲を避けることができ，非常に融通がきく．義歯が完全な歯牙支持である場合は，ビキニ・デザイン（幅の極端に小さな設計）が利用できる（図 7-11b）．遊離端のパーシャルデンチャーにおいて，硬口蓋と軟口蓋との境界部まで後縁を延長した大きな連結子を用いることによって，口蓋に機能的な力を分散することができる．口蓋の被覆を減らしても，前方もしくは後方のバーによって強度は増すであろう．しかしながら，増加した義歯の大きさに患者が慣れるのに困難なことが多い．

　前述のように，下顎における解剖学的制

7 可撤性パーシャルデンチャーによる治療

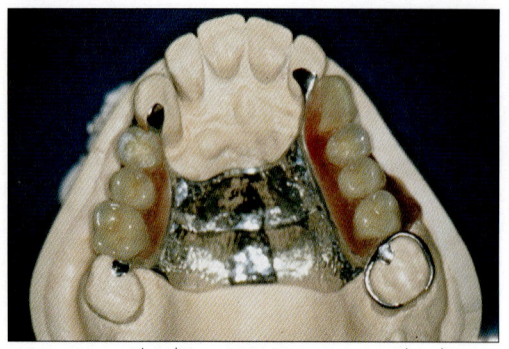

図 7-11a ⌊1と⌊7に維持鉤があり，⌈7と⌊2には明瞭なレスト窩に設置されたレストだけがある完全な歯牙支持の可撤性パーシャルデンチャーを示す．

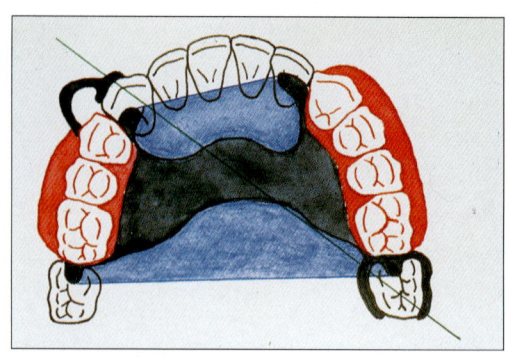

図 7-11b 義歯の座となる範囲（青色の範囲）に対して最適の位置である⌊3と⌈7との間にある維持間線を示す．

限は，大連結子の選択を決定付ける口腔底の機能的な深さと，辺縁舌側歯肉との間の距離である．連結子は辺縁歯肉から最低3mm離して設置されるので，リンガル・バーを用いる場合は，少なくとも6～7mmのスペースが必要（幅3mm＋高さ3～4mm）である．サブリンガル・バーを用いる場合は，必要な最小のスペースは5mm（幅4mm＋高さ2mm）である（*図 7-9* 参照）．サブリンガル・バーを用いる場合，機能印象による舌側溝の機能的な深さと幅を記録する必要がある（*図 7-8* 参照）．もし利用できるスペースがほとんどない場合には，デンタル・バーが適応される．これは，舌を妨害しないように幅が通常1.5mmに制限されるので，通常，強度が低い大連結子である．デンタル・バーは，下顎前歯部の歯肉退縮がある患者に役立つ．このような症例では，バーの高さを増すことが可能である（*図 7-8* 参照）．切歯の正中離開があ

ると，審美的な問題のためにデンタル・バーの使用は不可能である．

支台歯の選択

Ⅰ級およびⅡ級の症例においては，義歯は審美的，かつ機械的に2つの維持腕で適当な維持が得られるように設計しなければならない；維持間線が支点線に近接しており，支点線の反対側に維持腕があってはならない（*図 7-5a，b* 参照）（Budtz-Jørgensen and Bochet, 1995）．このことは，遊離端部の義歯床のすぐ近心にある歯を支台歯とすべきことを意味している．理論的に適切な支台歯ではあるが，その歯周組織が脆弱な場合は，その歯に過度の荷重が咬合によってかからないように，より近心の歯を支台歯として利用することが推奨されてきた（Fenton, 1994）．しかしながら，このよう

にすると，歯周組織の健康をさらに危うくするような複雑な金属床の設計になる．もっと理にかなった方法は，問題のある歯を義歯床を支持し歯槽骨を保護するために失活させ，歯根だけにして保存することである．

Ⅲ，Ⅳ級およびⅢ級1類の症例においては，支台歯として2本以上の歯が利用されることが多い．したがって，歯周組織の状態や審美性に加えて，維持間線の選択を考慮しなければならない（図7-1b，c参照）．維持間線が義歯の支持領域を分割している場合は，2つのクラスプによってもたらされる維持は最適である．上顎左側側切歯と右側第一大臼歯の間接レストからの距離がほぼ同じであることが図7-11a，bからわかる．これらのレストは義歯が維持間線の周囲を回転するのを防ぐと同時に，支持に役立つ．歯軸に沿って義歯のサドルに垂直的な力を伝えるために，舌面レスト窩が左側上顎側切歯に形成されている．この例では，主要な維持鉤は右側上顎犬歯と左側上顎第二大臼歯に設置されている．左側上顎側切歯と右側上顎第二大臼歯に維持鉤を設置する選択がほかにある．審美（側切歯にクラスプがある）および側切歯は犬歯よりも歯根膜支持が小さいという事実を考えると，後者の選択は不適切である．

Ⅲ，Ⅳ級およびⅢ級1類の症例においては，維持間線をより後方に設定することによって，可撤性パーシャルデンチャーを用いた治療の審美性を改善できることが多い．義歯の支持領域の遠心の境界を後方に設定し，維持間線がこの領域に対してよりよい位置にくるように後方にレストを設置することによって（図7-10c参照），これは達成される．主たる支台歯を選択する際に検討する他の要因は，クラスプの維持領域の存在と位置および歯がクラウンであるかどうかである．

歯科用サベーヤーを用いて，義歯にとって最適な維持が得られるように模型を分析する．維持という言葉には，義歯の脱離する方向に加えて，水平的な移動方向に対する抵抗が含まれている．前者は維持鉤のみで達成されるが，後者は垂直な歯面に接触している義歯の変形しない部品（拮抗腕，小連結子）によって達成される．利用できる維持領域がない場合は，エナメル質のわずかな形態修正，小さな凸面の充填を行うことによって人工的につくらなければならない．咬合面レストやクラスプが装着できるように設計されていない陶材焼付け鋳造冠，あるいは金合金冠が装着されている歯は，可能であれば，支台歯とするのを避けるべきである．なぜなら，それらはレスト窩の形成が困難で，クラウンを象牙質まで穿孔してしまうことがあるからである．

小連結子の設置

小連結子は可撤性パーシャルデンチャーの大連結子あるいは義歯床とクラスプの部品，間接維持装置，咬合面および舌面レストなどの補綴装置の他の部分との連結部を構成する．可能なかぎり歯間部に設置し，歯面から約3mm離して欠損部顎堤に設定

7 可撤性パーシャルデンチャーによる治療

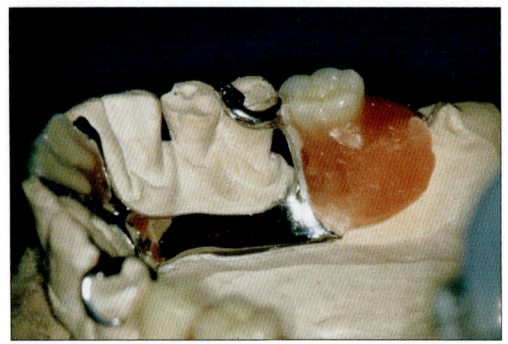

図 7-12a 近心の咬合面レスト，舌側の拮抗腕，および隣接面の小連結子を備える延長した義歯床を示す．頬側の維持腕は咬合面レストから始まって，遠心に向かって走行する．これによって，審美性はある程度犠牲になるが，機械的性質に優れたものとなる．

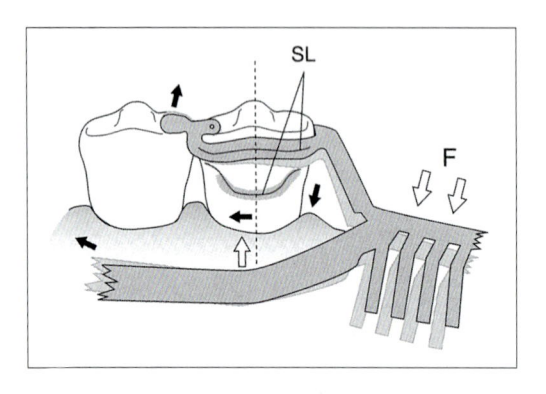

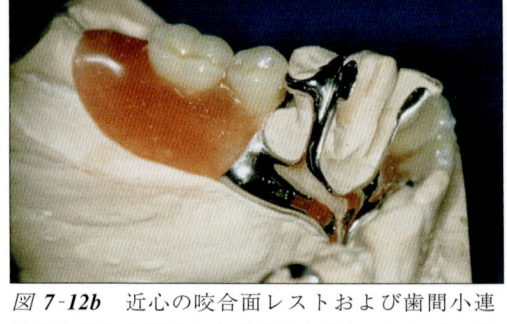

図 7-12b 近心の咬合面レストおよび歯間小連結子を備える延長した義歯床を示す．これは，機械的観点からよい解決策であるが，歯肉の健康と患者の装着感は犠牲になっている．

図 7-12c 咬合面レストの近心設置，舌側の支持がある舌側と頬側のガイド・プレーンの形成，および遠心に設置した小連結子を備えた生体力学的に安全な設計を示す．義歯に荷重（F）が加わると，支台歯にトルクをかけることなく第二小臼歯の近心レストが接触し，義歯は支点線の周囲を回転する．これは，拮抗腕，維持腕の肩部および小連結子がサベイ・ライン上にあるからであり，これらは SL の咬合面側に接触することはない（Budtz-Jørgensen and Bochet, 1998. より）．

しなければならない（Derry and Bertram, 1970）．この設計は歯周組織の健康と患者の装着感に寄与する（図 7-12a～c）．しかしながら，臨床的歯冠長が非常に短かすぎたり，サベイ・ラインが咬合面寄りにあって，変形しない拮抗腕を設置できない場合は，歯間部に設置した小連結子に近心レストをつなげて，歯間小連結子を利用すべきである．比較的見えない位置（たとえば，第一および第二小臼歯間）に歯間離開がある場合は，歯間小連結子を利用できる空隙をふさぐように設置することができる．

咬合面および舌面レストの設置

咬合面および舌面レストの破折を防ぐために，外縁が丸く形成されたレスト・シートを設置しなければならず，これによって石膏模型の破折もなくなる．十分な耐久性と強度をもたせるため，レストの厚さは約 1.5mm なければならない．場合によって

は，対合歯の削合が必要であり，それが人工歯である場合は簡単に削合できる．一般的には，咬合面レストは対合歯と接触しない部位に設置しなければならない．したがって，遊離端の可撤性パーシャルデンチャーの場合においても，咬合は咬合面レストを近心もしくは遠心のどちらに設置するかを決定する大きな要因である．

　Kennedy Ⅱ級1類の患者に対する英国のHealth Service Practiceの歯科医師によるパーシャルデンチャーの設計に関する研究に示されているように，レストの位置はあまり重要ではない(Walter, 1995)．したがって，支台歯に対する力の分散に関する定説では，近心レストが推奨されているという事実にもかかわらず，遊離端の可撤性パーシャルデンチャーにおいて，遠心レストは近心レストと同じくらいの頻度で使用される(McGivney and Castleberry, 1989)．臨床家は，咬合，患者の装着感，および設計の単純性などの力の分散以外の要因を考慮することが多いことをこれは示している．

間接維持装置の設置

　間接維持装置は，遊離端の義歯床の対側で直接維持装置を補助する可撤性パーシャルデンチャーの一部であり，維持間線の反対側で梃子の作用として機能する(図 7-6a, b参照)．間接維持装置は咬合面もしくは舌面レストもしくはデンタル・バーなどである．しかしながら，維持間線の前方もしくは後方にある粘膜支持の義歯床もまた，咬合面レストほどではないが間接維持に役立たせることができる．ほとんどの症例において，間接維持装置が支台歯のクラスプの咬合面もしくは舌面レストに始まって，近心方向に隣在歯まで延びている場合は，十分な間接維持が得られる．この設計では，歯周疾患の危険因子となり舌の違和感を引き起こす歯間小連結子を配置しない(図 7-12a～c参照)．

　直接維持力が小さい場合で上顎補綴装置の場合，重力への対抗を間接維持装置が補助する必要性が大きい．義歯床の研磨面の適切な斜面は，筋力によって義歯の維持と安定を増すことになる．遊離端部が大きい設計となる場合には，機械的な維持が少なくなるので，筋圧の調和のとれる範囲に義歯を装着するという考えがとくに重要である．

把持装置

　把持装置は水平および回転力に義歯が抵抗するのに抵抗する．この機能をもつ装置は，垂直もしくは傾斜した歯面と接触しており，デンタル・バー，小連結子，クラスプの拮抗腕，およびレスト窩の軸面を含める．通常，金属フレームに義歯の安定を得るために装置を追加する必要はない．支台歯の歯根膜支持や歯槽堤が大きく吸収している場合は，固定性ブリッジや精密アタッチメントによって維持されるオーバーデンチャーなどの別の様式の補綴装置を検討する方が現実的である．

咬合面アンレー・レストを備えた可撤性パーシャルデンチャーの機能的問題と治療

　咬合面の高さの減少があってもなくても，病的な咬耗を示す成人患者においては，前歯の圧下，臼歯の挺出，およびその後の前歯のクラウンで修復する歯科矯正学と歯科補綴学を併用した方法によって咬合の回復が可能である（第6章参照）．しかしながら，高齢者にある社会・経済的な制限のためや，高齢者が侵襲的で広範囲に及ぶ補綴を望まないために，このような治療方法を高齢者に適応できないことが多い．したがって，可撤性パーシャルデンチャーでの治療では，咬耗や不安定な咬合状態をもたらす臼歯欠損がある高齢患者について検討しなければならない（Budtz-Jørgensen, 1986）．

　この項では，咬合面アンレー・レストを備えた可撤性パーシャルデンチャーによるリハビリテーションに重点を置いた4症例について検討する．最初の患者においては，抜歯後に咬合が突然不安定になって，咀嚼系の順応性がなくなってしまった．つぎの患者においては，歯の部分欠損歯が広範囲な咬耗を生じさせているが，明らかな咬合高径の低下はなく，不適切な補綴治療が顎関節症を誘発していた．残りの2症例では，臼歯欠損が明らかな咬合高径の低下を生じさせていた．最初に，一般的なガイドラインについて検討する．

一般的な考察

　抜歯，歯周治療，口腔外科手術，咬合調整の前に，可撤性パーシャルデンチャーの予備的な設計を行うべきである．高齢患者は一般的に可撤性パーシャルデンチャーに対する適応能力が低下している．したがって，保存的なアプローチを行うべきである；抜歯は制限し，また，喪失歯は顎関節症の明らかな徴候や症状，あるいは咀嚼もしくは審美に問題がある場合にだけ補綴治療すべきである．必要とされるどのような歯科治療を行った後にも，可撤性パーシャルデンチャーの設計を再考して修正すべきである．

　現在の咬合関係を変える前に，咀嚼系を検査し，咬合器に模型を装着して咬合関係や顎間関係を分析すべきである．咀嚼系に機能的異常の臨床的徴候や症状をもつ患者においては，症状と咬合の不調和の除去を目的に咬合面スプリントを用いた治療を行うべきである．スプリントは，下顎最後退位から最大の咬合接触がある咬頭嵌合位との間を滑走しているときには側方に偏位しない状態で，下顎最後退位での両側性咬合接触を与えなければならない．

　症状の軽減がみられたら，つぎの段階として咬合面の高さおよび咬合干渉の除去の必要性を再評価する．重度の咬耗があるが，咀嚼系になんら症状がみられない患者では，最終義歯で，機能的障害を起こさない2〜3mmの範囲で咬合高径を挙上することが多い（Dahl, et al, 1993）．しかしながら，患者が咬合高径の変化に適応できるかを確認

するために1〜2か月間，咬合面スプリントを患者に装着させる方が賢明である．さらに，義歯使用時に咬合の不調和が残遺しないように，可撤性パーシャルデンチャーによる治療開始前に，重度な咬合の不調和は改善されていなければならない．

咬合高径の挙上が必要なときは，咬合干渉が少なければ，充塡修復処置や咬合面アンレー・レストを備えた義歯を設計することで咬合平衡を確立できるので，通常，天然歯を選択削合する必要はない．咬合時の顔面高が減少しており，明らかな顎関節症の徴候および症状がない場合は，ただちにアンレー・レストを備えた可撤性パーシャルデンチャーで治療して，咬合を回復することができる．

可撤性パーシャルデンチャーの最終的な設計は，患者の協力が得られ，咬合診断の終了した後に行う．咬合面アンレーを備えた可撤性パーシャルデンチャーで治療することを検討する場合には，この治療法はプラークの蓄積を促進し齲蝕に罹患しやすくなるので，患者の口腔衛生状態が非常に良好でなければならない．患者の協力が得られない場合は，クラウンおよび／あるいはブリッジと普通の可撤性パーシャルデンチャーによって咬合を回復する，費用のかかる処置法を選択する必要があると考えられる．

アンレーを設置することを除けば，フレームの設計は，通常の鋳造金属フレームによる可撤性パーシャルデンチャーの設計と同じ原則に従って行うべきである．しかしながら，アンレーが咬合面に正確に適合するように，フレーム・ワークが精密でなければならないので，この治療を行うには熟練した技工士が必要である．そうでなければ，咀嚼中に義歯の十分な安定が得られない．

［症例 1 ］

固定性ブリッジの支台歯である上顎右側第一小臼歯と側切歯が破折した65歳の女性（図 7-13a）．小臼歯は抜歯しなければならない．患者には乳癌の後遺症があり，放射線療法を受けている．また，急性顎関節症の徴候および症状を示している．残存歯は，

$$\frac{5\,4\,3\,2\,1\,|\,1\,2}{4\,3\,2\,1\,|\,1\,2\,3\,4\,5}$$　である．

上顎に装着しているクラウンはマージンが不適合であるが，二次齲蝕には罹患していない．クラウンの咬合状態は不安定であるが，全身的健康状態のために，患者は上顎のクラウンによる治療に耐えられない．下顎が安定しておらず，咬合状態が不安定である．

はじめに欠損歯の補綴を兼ねた咬合面スプリントを上顎に装着した（図 7-13b）．このスプリントを 6 週間装着し，咀嚼系の症状が大きく軽減した．$\underline{1}$，$\underline{2}$，$\underline{3}$，$\underline{4}$，$\underline{1}$ にアンレー・レストを備えた可撤性パーシャルデンチャーによって咬合を回復した；咬合高径はわずかに挙上させた．$\underline{2}$ の歯根部は，補綴装置の歯牙支持を増加させるために，保存した．患者は良好な咀嚼

7 可撤性パーシャルデンチャーによる治療

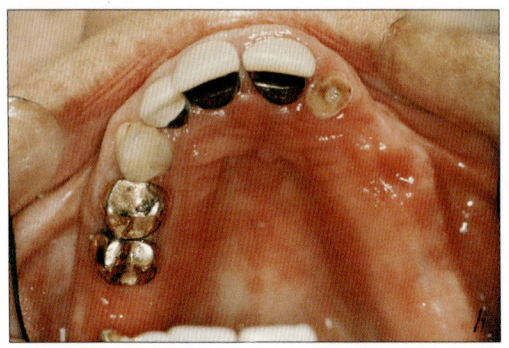

図 7-13a　固定性ブリッジの支台歯であった 2|,
4| が破折した65歳の女性．4| の歯は抜歯しなけ
ればならない．患者は顎関節症の急性徴候に悩ま
されている．

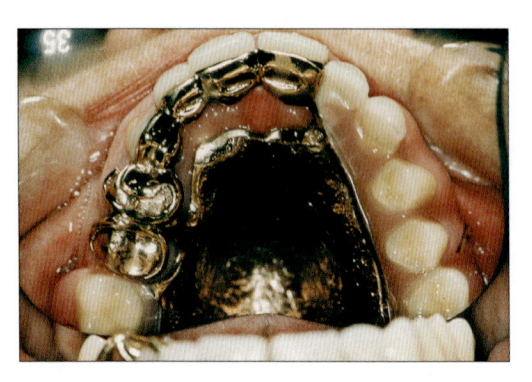

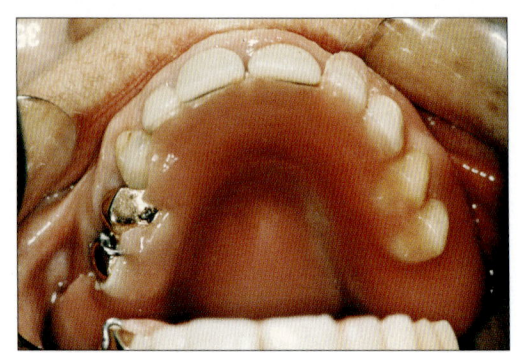

図 7-13b　上顎の咬合面スプリントによって咬
合が安定した．

図 7-13c　1|, 2|, 3|, 4| および |1 上にアン
レー・レストを備えた可撤性パーシャルデン
チャーによって咬合を修復した．|2 の歯根は義
歯の支持を増加させるために，根面板を装着して
保存している．

機能を回復し，咀嚼系にわずかな症状が残っただけであった．下顎臼歯を修復する必要はなかった．

[症例2]

前歯に重度の咬耗を有している67歳の農夫（図 7-14a）．残存歯は，

```
    3 1|1 3   7
54321|12  4
```
であった．

当初は，歯列は審美的および機能的に問題はなかった．ところが，患者の娘が結婚することになったので，欠損歯を可撤性パーシャルデンチャーで補綴することになった（図 7-14b）．患者は2年間，義歯を何とか装着していたが，重度の顎関節症の症状がでたために，義歯の使用をやめた．以前の義歯を口腔内に装着すると，咬合時の顔面高は2mm増加し，天然歯との間に咬合接触がまったくなくなっていた．

これまでの上顎可撤性パーシャルデンチャーを咬合面スプリントに修正し，前歯

咬合面アンレー・レストを備えた可撤性パーシャルデンチャーの機能的問題と治療

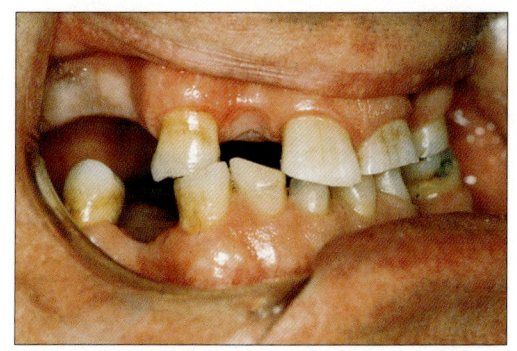

図7-14a 前歯部に重度の咬耗がある67歳男性.

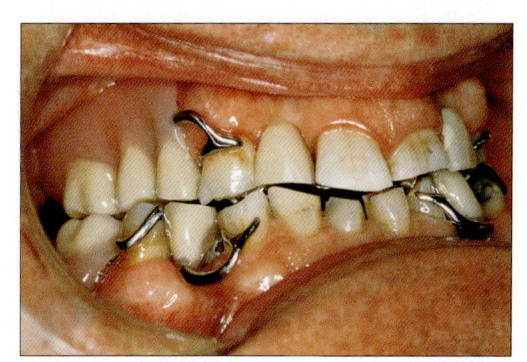

図7-14b 可撤性パーシャルデンチャーを2年間使用していたが，装着感が非常に悪い．前歯に咬合接触がないのがわかる．

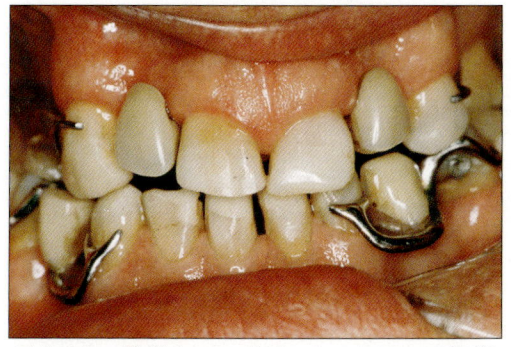

図7-14c 前歯をコンポジット・レジンで修復した．上顎可撤性パーシャルデンチャーをスプリントとして修正した．

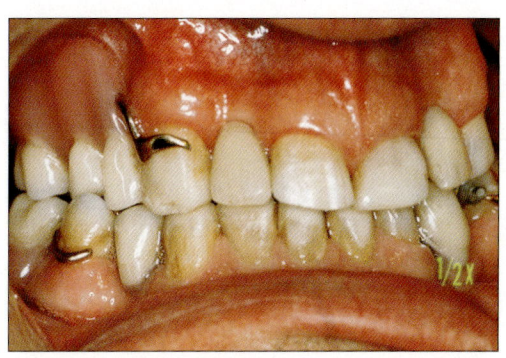

図7-14d 新たな可撤性パーシャルデンチャーを装着し，調和した咬合を与えた．

部は下顎の天然歯との咬合接触を確保するために，コンポジット・レジンで修復した（図7-14c）．その後，患者は新たな上下顎パーシャルデンチャーを装着した（図7-14d）．金属フレームのためのスペースを確保するために，咬合高径を約2mm挙上した．結果として，良好な審美性と，天然歯と人工歯間，または人工歯どうしの均一な咬合接触によって調和のとれた咬合が回復できた．

[症例3]

咀嚼障害と咬合時の顔面高の不調和を訴えている62歳の女性．残存歯は，

$$\frac{6\,5\ \ 3\,2\,1\,|\,1\,2\,3\,4\ \ \ \ }{7\ \ \ \ 4\,3\,2\,1\,|\,1\,2\,3\,4\,5\,6\,7}$$ であった．

4|は，歯が破折しアマルガム修復してあるために，歯冠長が不十分である（図7-15a, b）．下顎臼歯の著しい挺出がみられ，上顎の補綴装置（可撤性パーシャルデン

171

7 可撤性パーシャルデンチャーによる治療

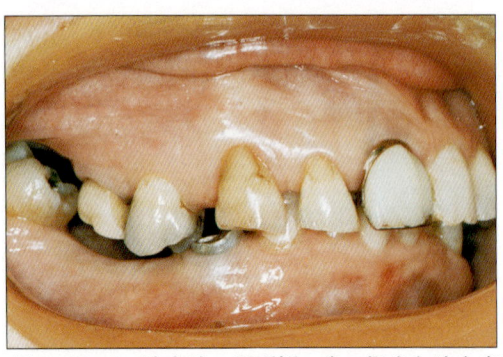

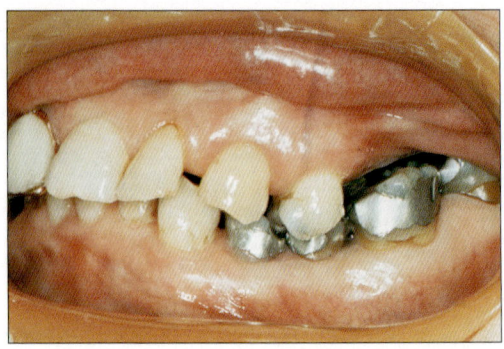

図 7-15a, b 咬合時の側面観．歯の挺出と咬合高径の低下があるために，欠損部分の咬合面間スペースが欠如している．

図 7-15c Ⅲ級の可撤性パーシャルデンチャーで下顎を修復した．|4，|5 および 4| 上にはアンレー・レストがあり，|5 および |6 は義歯で修復されている．

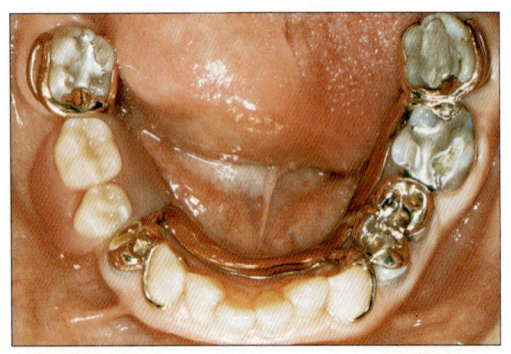

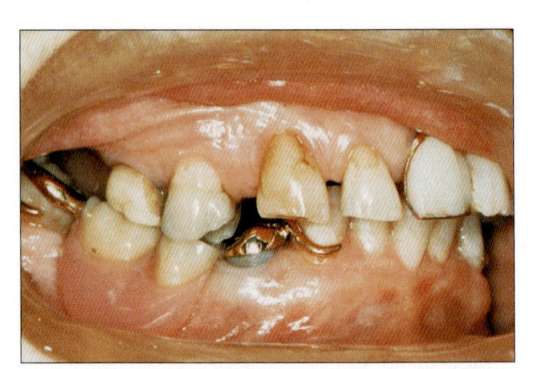

図 7-15d 側面観で咬合高径が約 4 mm 増加され，小臼歯での咬合の確立されたことがわかる．

チャーもしくはインプラント）に利用できる咬合面間のスペースがない．

しかしながら，下顎は |4，|5 および 4| 上にアンレー・レストを備え，|5，|6 を補綴する歯牙支持型の KennedyⅢ級可撤性パーシャルデンチャーにて修復した（図 7-15c）．最大の維持力が確保できるように，義歯には 4 か所に維持クラスプを付けた．患者の側面観では咬合高径が約 4 mm 増加していること（図 7-15d；図 7-15a と比較），および小臼歯での咬合が確立されていることがわかる．

これは歯列と咬合状態が複雑な患者に適用された単純な修復補綴処置の 1 例である．患者の口腔衛生状態が良好であるので，長期間にわたって良好な予後を保っている．

[症例 4]

咀嚼時に下顎前歯が切歯乳頭に咬合接触することによる同部の疼痛を訴えている，

咬合面アンレー・レストを備えた可撤性パーシャルデンチャーの機能的問題と治療

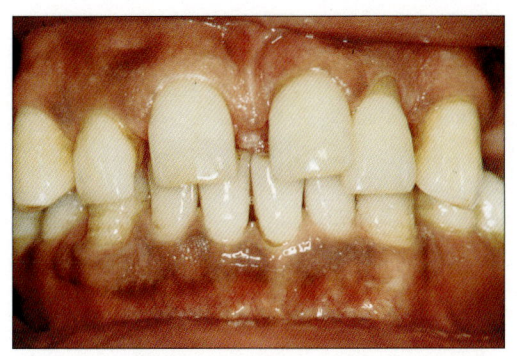

図 7-16a 咀嚼時に切歯乳頭に疼痛がある患者.

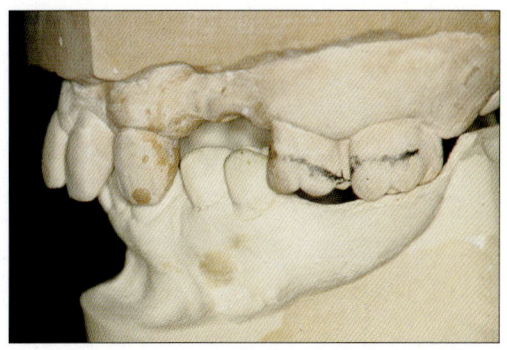

図 7-16b 咬合器上に装着した模型の側面観から．咬合高径を少し増加させても，上顎臼歯が挺出しているので，下顎に可撤性パーシャルデンチャーを装着する間隙が不十分であることがわかる．

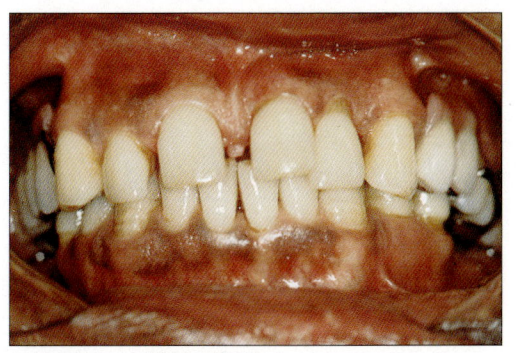

図 7-16c 上顎に可撤性パーシャルデンチャーを装着し，犬歯のアンレーと義歯の金属咬合面で小臼歯での咬合を回復した．

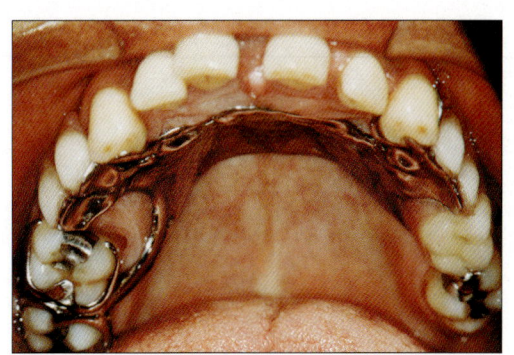

図 7-16d 可撤性パーシャルデンチャーの金属咬合面を示す．

71歳の男性．残存歯は，

7		3 2 1	1 2 3		6 7
	5 4 3 2 1	1 2 3 4 5			

であった．

患者が閉口したときに，臼歯部に咬合接触がなく，下顎前歯が上顎前歯部の口蓋側歯肉と咬合接触していた(図 *7-16a*)．模型に装着した研究模型の側面観から，咬合高径を3〜4 mm増加しても，上顎臼歯が挺出しており，下顎可撤性パーシャルデンチャーを装着するための咬合面間のスペースが不十分であることがわかった(図 *7-16b*)．小臼歯での咬合を獲得するために，歯牙支持型の上顎のパーシャルデンチャーを装着した(図 *7-16c*)．咬合は犬歯上のアンレーと義歯の金属咬合面によって保たれている．これによって，患者は，歯肉組織を咬合することなく咀嚼可能であり，小臼歯での咬合によって十分に咀嚼できた(図 *7-16d*)．

173

結論

　咬合の問題や短縮歯列の患者の補綴治療についてのこれらの例は，比較的容易で，とくに高齢者に適している．しかしながら，複雑な補綴学的状態を解決するこれらの手段は，一方の極端がインプラント支持型クラウン・ブリッジでの修復であり，もう一方がコンプリート・オーバーデンチャーでの修復であり，さまざまな選択肢のなかから選択される．可撤性パーシャルデンチャーによる治療の利点は，治療範囲が限定されて広範囲にならず，患者に疲労をもたらす歯質の形成がないことである．さらに，たとえば患者が義歯や新しい咬合に適応できないことがあれば，再治療可能である．

　この方法の欠点は，可撤性パーシャルデンチャーでは固定性補綴装置よりも患者の適応が困難で，正確にレスト・シートに適合するように鋳造することが技術的に困難なことである．また，患者の協力が十分に得られていないと，可撤性パーシャルデンチャーによる治療は，齲蝕や歯周病を招くおそれがある．

インプラントを支台装置とする可撤性パーシャルデンチャーによる治療

　部分欠損患者において，固定性ブリッジの支台装置としてのインプラントによる治療が比較的よく行われる．歯槽骨による支持がかなり消失している重度歯周疾患罹患患者においても，このような治療は成功すると思われる (Ellegaard, et al, 1997a)．上顎においては，上顎の残存している顎堤に著しい吸収があり，上顎洞が大きいとしても，上顎洞底を外科的に挙上してこの治療を行うことが可能である．高齢者においては，経済的な面での制約や患者がより広範囲な外科的処置を望まないために，このような治療は行えないことが多い．しかしながら，インプラントと可撤性パーシャルデンチャーの併用は，部分欠損のある高齢者に対する治療の選択肢の1つと考えられる (Borgis, et al, 1998)．

　前述のように（第6章参照），高齢患者によくみられる症例は，上顎が無歯顎で対合する下顎は前歯と数本の小臼歯が残存している症例である．この場合，歯槽骨の吸収や，フラビーガムの形成を防止するために，上顎前歯部に過剰な負荷をかけないようにしなければならない (Kelly, 1972)．通法では，上顎にコンプリートデンチャーを装着し，下顎に遊離端の可撤性パーシャルデンチャーを装着する．しかしながら，下顎の遊離端義歯床下の歯槽堤の吸収のために，上顎コンプリートデンチャーの臼歯部咬合支持が短期間に消失しやすい．不安定な咬合になることや，"コンビネーション・シンドローム"が生じるのを避けるために，通常の床裏装法で臼歯部の咬合を回復することが必要である．固定式カンチレバー・ブリッジや，インプラント支持型補綴装置での治療がよい選択肢となる患者もいるが，

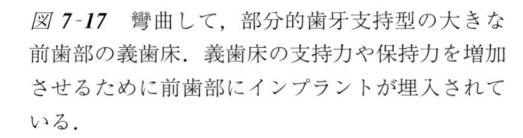

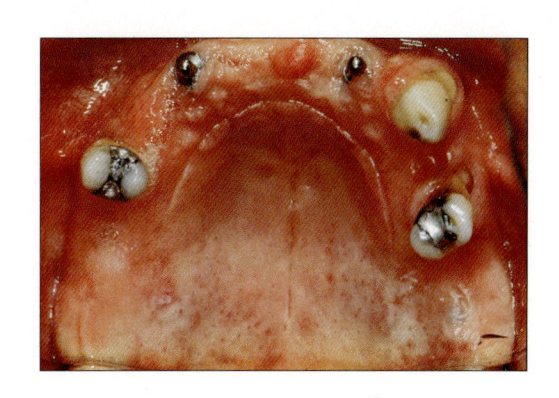

図 7-17 彎曲して，部分的歯牙支持型の大きな前歯部の義歯床．義歯床の支持力や保持力を増加させるために前歯部にインプラントが埋入されている．

経済的に不可能な患者が多い(Budtz-Jørgensen and Isidor, 1990)．

後者における別の治療法として，オッセオインテグレーションしたインプラントによって臼歯部を支持する可撤性パーシャルデンチャーがある(Keltjens, et al. 1993)．このインプラントの効果は以下のとおりである：

- 義歯床部の強固な臼歯部咬合支持の回復
- 義歯床下の歯槽堤の吸収の予防
- 義歯の維持力の増加
- 天然歯の支台歯に加わる力の減少
- 可撤性パーシャルデンチャーの維持に必要なクラスプ数の減少
- 患者の装着感の向上

下顎神経を確認して利用可能な骨量を評価し，インプラントの理想的な埋入位置を決定するために，X線診査が必要である．

補綴的修復が困難であるが，あまり多くはない臨床症例として，上顎が天然歯列であるのに対して，下顎が短縮歯列である患者がある．義歯床面積を最大限に広くし，咬合接触面積を減らしても，このような患者には下顎に遊離端の可撤性パーシャルデンチャーを装着できないことが多い．これは，上顎にコンプリートデンチャーを装着している患者と比較して，咀嚼時に発揮される筋力が大きいためである．このような患者に対しては，咬合力分布をよくするために，遊離端部義歯床下に2本のインプラントを埋入することが最良の方法であると思われる．

可撤性パーシャルデンチャーにインプラントを併用するもう1つの適応症は，大きな歯牙支持型義歯を装着している患者，もしくは義歯の動揺を防止するために支持力の増強が必要な彎曲した歯牙支持型義歯を装着したIV級，もしくはIII級1・2類の不正咬合の患者である(図7-17)．前歯が残存している下顎のI級では患者が前歯部で咀嚼するので，この危険性がとくに大きい．このような症例では，上顎の前歯部に1〜2本のインプラントを埋入することによって上顎義歯の安定が得られる：遠心に延長

した下顎のパーシャルデンチャーの安定は，下顎の欠損部の遠心に1～2本のインプラントを埋入することによって得られる．

虚弱/要介護患者における可撤性パーシャルデンチャーの治療

高齢者におけるパーシャルデンチャーの設計の一般的な原則は，以下のとおりである：

- 人工歯は失われたもとの天然歯の位置に可能なかぎり排列すべきである
- 閉口時に筋肉位から咬頭嵌合位への下顎の有害な偏位がなければ，現在の咬頭嵌合位を維持するべきである
- 義歯床や小連結子による辺縁歯肉の不必要な被覆を避けるべきである
- 義歯床外形を筋圧にそって適切に付与することで，容易に補綴装置に対して筋が順応するようにしなければならない(Iacopino and Wathen, 1993；Budtz-Jørgensen, 1996)

しかしながら，虚弱／要介護高齢者に対する可撤性パーシャルデンチャーの設計には，意見の一致がない．たとえば，維持装置には鋳造の維持装置の代わりにワイヤー・クラスプの利用が，また，可動しやすい粘膜部分への床の延長やワイヤー・クラスプの固定を容易にするために，鋳造金属床の代わりにアクリリック・レジン床の利用が推奨されている(Ibbetson, 1987)．アクリリック・レジンは操作が迅速であり簡単でもあり，低価格で修理もしくは改造がしやすいということから，このように推奨されている(Iacopino and Wathen, 1993)．残存歯がたびたび歯周疾患に罹患し，患者が口腔清掃を怠り，あまり協力もせず，抜歯が必要になれば，アクリリック・レジン製可撤性パーシャルデンチャー・レジンは，容易に修理できる低価格な方法であるので，アクリリック・レジン製可撤性パーシャルデンチャーによる治療が行われることが多い．

アクリリック・レジンの補綴装置は，残存歯の予後と患者の装着感に関しては大きな欠点はあるが，便利な処置であるので推奨されることが多い．したがって，患者の口腔清掃が介護者の助けによって適切に管理されている場合は，他の治療方法よりも現実的である．以下の症例報告では，特定の条件下において，どれほど適切さを欠いた治療法が選択されたかを示している．

［症例報告：C夫人］

C夫人は慢性関節リウマチによって徐々に障害がでてきている88歳の女性である．彼女はもはや歩くことができず，腕や指を動かすことができず車椅子で移動することさえもできない．彼女は自分自身で食事したり自分の歯をブラッシングできず，身体活動については完全に介護されている．さらに，彼女は疲労と倦怠の症状がでる慢性

虚弱/要介護患者における可撤性パーシャルデンチャーの治療

図 7-18 口腔衛生状態を維持できない障害がある88歳の女性の口腔内状態. 臼歯の抜歯とパーシャルデンチャーの装着により, より適切な口腔状態を獲得できる. また介護者によって適切な口腔衛生状態が維持される.

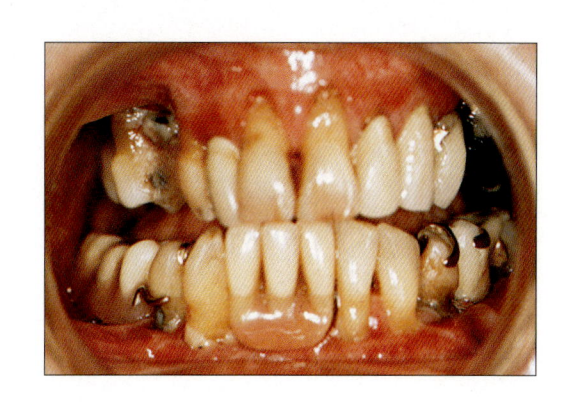

白血病に苦しめられている. 患者は知的能力を維持しているが, 近い将来の死を予期している. 彼女の主訴は上顎右側大臼歯部の激しい疼痛である. 口腔内診査では, 上顎臼歯部は不良な口腔衛生状態や歯周疾患の結果, 歯肉が退縮し根面齲蝕に罹患していた (図 7-18). C夫人は下顎に可撤性パーシャルデンチャーを装着し, 数本の臼歯と前歯3歯を補綴している. 彼女は疼痛のある上顎右側第二小臼歯の抜歯をする最小限の治療を行うことを主張した. さらに, 残存歯を徹底的に清掃し, 彼女の入居する長期療養施設の職員に対し, 一般的な方法で彼女の口腔清掃ケアを行うように指導した.

患者は, 3か月後に上顎左側第二小臼歯に限局した疼痛により再来院し, 当該歯を抜歯し, 残存歯の清掃を徹底的に行った. 直接介護に当たる職員は, どのようにして患者の歯を清掃するかに関して, デモンストレーションを受け, 説明書を与えられた. 患者はいまだに自分がすぐ死ぬと思っていたので, いかなる治療も望んでいなかった.

C夫人は, つぎの年に, 上顎7歯と下顎1歯の合計8歯の臼歯の抜歯のために4回来院し, 最終的には上顎にコバルトクロム合金の金属床を用いた可撤性パーシャルデンチャーを装着した. この治療は複雑ではなく, 患者は義歯の装着に容易に順応した. 介護者は夕方に義歯を外し, 朝に再装着し, 口腔清掃のケアを行った. 残存歯は上顎に6歯の前歯および下顎に両側第一小臼歯, 犬歯および1歯の切歯だけなので, ケアは容易であった. 患者は治療後16か月で亡くなったが, この間にはほとんど歯科的な問題は生じなかった.

この症例報告では, 補綴専門医が虚弱/要介護高齢者に対する治療の際に直面する倫理上矛盾した問題が明確になっている. 生物医学的倫理の原則－不正行為でない, 慈善, 自律性, 公正－について第5章において検討した. 自律性とは患者の希望が尊重されることを意味している. この症例では, C夫人には, いかなる治療も受けたくないという明確な希望があり, 決定を下す知的能力があった. 一方では, 慈善とは臨

床医に損傷を除去もしくは予防し，良好な状態を増進させることである．C夫人にとって，これは，上顎臼歯が齲蝕に罹患しており介護者にとって清潔に保つことが困難であるために，上顎臼歯を治療および予防手段として抜歯することを意味した．ふり返ってみると，早期の段階での治療法の選択に患者の医師や介護者を参加させることが適切であった．そうしていれば，介護者が管理できる患者に関しては倫理上の問題の解決と口腔内状態の改善の両方のために，現実的な治療計画（すなわち抜歯）および上顎可撤性パーシャルデンチャーでの治療の受け入れを患者に納得させることが可能であったと思われる．

将来，施設に入居している残存歯が多い高齢者の数が増えたとき，同様の倫理的問題に頻繁に出会うことになると思われる．

結 論

可撤性パーシャルデンチャーによる治療は，部分欠損患者に対する治療の選択肢の1つである．可撤性パーシャルデンチャーによる治療は，外観，発音，咀嚼機能そして口腔内残存組織の健康維持の改善には簡単で非侵襲的であり，低価格な処置であるという利点をもっている．しかしながら，これらの補綴装置を装着すると，口腔内，とくに支台歯に隣接した部分へのプラークの付着を助長するので，口腔内組織に傷害を与える可能性がある．精神的あるいは肉体的に障害をもつ虚弱／要介護の高齢者においては，この危険性は非常に高い．これらの患者における治療目標は，可撤性パーシャルデンチャーの支台歯として重要な歯を保存し，介護者が口腔衛生状態の管理を容易に行えるようにすることでなければならない．

可撤性パーシャルデンチャーの基本的な設計の原則は，適切な支持，できるだけ少ない歯肉の被覆，強固な連結子の利用，および単純であることである．患者に装着感のよさや審美性，良好な口腔衛生状態の維持を与えるために，金属フレームワークの設計のための，これらの法則に従うことが重要である．単純なアクリリック・レジン製パーシャルデンチャーの装着は，重度の歯周疾患，口腔清掃の不良，あるいは通常の可撤性パーシャルデンチャーによる修復が適応できない歯列が存在する患者に制限すべきである．

参考文献

Addy, M., Bates, J.F. (1977) The effect of partial dentures and chlorhexidine gluconate gel on plaque accumulation in the absence of oral hygiene. J. Clin. Periodontol. 4:41–47.

Bassi, F., Mantecchini, G., Carossa, G., Preti, G. (1996) Oral conditions and aptitude to receive implants in patients with removable partial dentures: a cross-sectional study. Part I: Oral conditions: J. Oral Rehabil. 23:50–54.

Bazirgan, M.K., Bates, J.F. (1987) Effect of clasp design on gingival health. J. Oral Rehabil. 14: 271–281.

Berg, E. (1985) Periodontal problems associated with use of distal extension removable partial dentures—a matter of construction? J. Oral Rehabil. 12:369–379.

Bergman, B., Hugoson, A., Olsson, C.O. (1982) Caries, periodontal and prosthetic findings in patients with removable partial dentures: a ten-year longitudinal study. J. Prosthet. Dent. 48:506–514.

Borgis, S.A., Bernard, J.-P., Belser, U.C., Budtz-Jørgensen, E. (1998) Implantologie et prothèse composite. Real. Clin. 9:553–563.

Budtz-Jørgensen, E. (1986) Restoration of the occlusal face height by removable partial dentures in elderly patients. Gerodontics 2:67–71.

Budtz-Jørgensen, E. (1996) Prosthetic considerations in geriatric dentistry. In Textbook of Geriatric Dentistry. 2nd ed, eds. Holm-Pedersen P., Löe H. pp. 446–466. Copenhagen: Munksgaard.

Budtz-Jørgensen, E., Isidor, F. (1990) A 5-year longitudinal study of cantilevered fixed partial dentures compared with removable partial dentures in a geriatric population. J. Prosthet. Dent. 64:42–47.

Budtz-Jørgensen, E., Bochet, G. (1995) Conception de la prothèse partielle adjointe. Rev. Mens. Suisse Odontostomatol. 105:507–514.

Budtz-Jørgensen, E., Bochet, G. (1998) Alternate framework designs for removable partial dentures. J. Prosthet. Dent. 80:58–66.

Chandler, J.A., Brudvik, J.S. (1984) Clinical evaluation of patients eight to nine years after placement of removable partial dentures. J. Prosthet. Dent. 51:736–743.

Cowan, R.D., Gilbert, J.A., Elledge, D.A., McGlynn, F.D. (1991) Patient use of removable partial dentures: two- and four-year telephone interviews. J. Prosthet. Dent. 65:668–670.

Dahl, B.L., Carlsson, G.E., Ekfeldt, A. (1993) Occlusal wear of teeth and restorative materials. A review of classification, etiology, mechanisms of wear and some aspects of restorative procedures. Acta Odontol. Scand. 51:299–311.

Derry, A., Bertram, U. (1970) A clinical survey of removable partial dentures after 2 years usage. Acta Odontol. Scand. 28:581–598.

Ellegaard, B., Baelum, V., Karring, T. (1997a) Implant therapy in periodontally compromised patients. Clin. Oral Implants Res. 8:180–188.

Ellegaard, B., Kølsen-Petersen, J., Baelum, V. (1997b) Implant therapy involving maxillary sinus lift in periodontally compromised patients. Clin. Oral Implants Res. 8:305–315.

Fenton, A.H. (1994) Removable partial prostheses for the elderly. J. Prosthet. Dent. 72:532–537.

Fernandes, C.P., Glantz, P.O. (1998) The significance of major connectors and denture base mucosal contacts on the functional strain patterns of maxillary removable partial dentures. Eur. J. Prosthodont. Rest. Dent. 6:63–74.

Germundsson, B., Hellman, M., Ödman, O. (1984) Effects of rehabilitation with conventional removable partial dentures on oral health—a cross sectional study. Swed. Dent. J. 8:171–182.

Ghamrawy, E.E. (1976) Quantitative changes in dental plaque formation related to removable partial dentures. J. Oral Rehabil. 3:115–120.

Glantz, P.O., Stafford, G.D. (1980) The effect of some components on the rigidity of mandibular bilateral free end saddle dentures. J. Oral Rehabil. 7:423–433.

Hosman, H.J. (1990) The influence of distal extension removable partial dentures on the periodontum of the abutment teeth. Br. Dent. J. 135:9–18.

Iacopino, A.M., Wathen, W.F. (1993) Geriatric prosthodontics: An overview. Part II: Treatment considerations. Quintessence Int. 24:353–361.

Ibbetson, R.J. (1987) Restoration needs and methods. In Dental Care for the Elderly, eds. Cohen, B., Thompson, H. pp. 141–147. London: Year Book Medical.

Isidor, F., Budtz-Jørgensen, E. (1990) Periodontal conditions following treatment with distally extending cantilever bridges or removable partial dentures in elderly patients. A 5-year study. J. Periodontol 61:21–26.

Kelly, E. (1972) Changes caused by a mandibular removable partial denture opposing a maxillary complete denture. J. Prosthet. Dent. 27:140–150.

Keltjens, H.M.A.M., Käyser, A.F., Hertel, R., Battistuzzi, P.C.F.C.M. (1993) Distal extension removable partial dentures supported by implants and residual teeth: Considerations and case reports. Int. J. Oral Maxillofac. Implants 8:208–213.

Lewis, A.J. (1978) Failure of removable partial denture castings during service. J. Prosthet. Dent. 39: 147–149.

Markkannen, H., Lappalainen, R., Honkala, E., Tuominen, R. (1987) Periodontal conditions with removable complete and partial dentures in the adult population aged 30 years and over. J. Oral Rehabil. 14:355–360.

McGivney, G.P., Castleberry, D.J. (1989) McCracken's Removable Partial Dentures. 8th ed. pp. 325–327. St. Louis: Mosby.

Nada, M., Gharrphy, S., Badawy, M.S. (1987) A two year longitudinal study on the effect of removable partial denture design on the health of the remaining teeth. Egypt Dent. J. 33:85–95.

Rissin, L., House, J.E., Conway, C., Lofthus, E.R., Chauncey, H.H. (1979) Effect of age and removable partial dentures on gingivitis and periodontal disease. J. Prosthet. Dent. 42:217–223.

Runov, J., Kroone, H., Stoltze, K., Maeda, T., El Ghamrawy, E., Brill, N. (1980) Host response to two different designs of minor connector. J. Oral Rehabil. 7:147–153.

Taylor, D.T., Pflughoeft, F.A., McGivney, G.P. (1982) Effect of two clasping design assemblies on arch integrity as modified by base adaptation. J. Prosthet. Dent. 47:120–125.

Tuominen, R., Ranta, K., Paunio, I. (1989) Wearing of removable partial dentures in relation to periodontal pockets. J. Oral Rehabil. 16:119–126.

Walter, J.D. (1995) A study of partial denture designs produced by an alumni group of dentists in health service practice. Eur. J. Prosthodont. Rest. Dent. 3:135–139.

Wills, D.J., Manderson, R.D. (1977) Biomechanical aspects of the support of partial dentures. J. Dent. 5:310–318.

Witter, D.J., Van Elteren, P., Käyser, A.F., Van Rossum, G.M. (1990a) Oral comfort in shortened dental arches. J. Oral Rehabil. 17:137–143.

Witter, D.J., Cramwinckel, A.B., van Rossum, G.M., Käyser A.F. (1990b) Shortened dental arches and masticatory ability. J. Dent. 18:185–189.

Witter, D.J., De Haan, A.F., Käyser, A.F., Van Rossum, G.M. (1994) A 6-year follow-up study of oral function in shortened dental arches. Part II: Craniomandibular dysfunction and oral comfort. J. Oral Rehabil. 21:353–366.

Wright, P.S., Hellyer, P.H., Lynch, E., Heath, M.R. (1992) Salivary levels of mutans streptococci, lactobacilli, yeasts, and root caries prevalence in non-institutionalized elderly dental patients. Int. J. Prosthodont. 5:39–46.

Yli-Urpo, A., Lappalainen, R., Huuskonen, O. (1985) Frequency of damage to and need for repairs of removable dentures. Proc. Finn. Dent. Soc. 81: 151–155.

Yusof, Z., Isa, Z. (1994) Periodontal status of teeth in contact with denture in removable partial denture wearers. J. Oral Rehabil. 21:77–86.

Zach, G.A. (1975) Advantages of mesial rests for removable partial dentures. J. Prosthet. Dent. 33: 32–35.

8 歯根支持型のオーバーデンチャー

　オーバーデンチャーは天然歯の歯根，もしくはインプラントによって支持される可撤式の補綴装置と定義される．オーバーデンチャーは，固定性ブリッジもしくは可撤性パーシャルデンチャーの支台歯としては，状態が悪くて不十分であると考えられる歯が少数残っている患者において，通常のコンプリートデンチャーに代わるものとして大きな人気を得てきた(Renner, et al. 1984；Ettinger, 1988；Toolson and Taylor, 1989)．このように，オーバーデンチャーの支台歯は短期間および長期間の両方において，コンプリートデンチャーの安定と維持の改善に重要な役割を果たす．高齢患者において，広範囲にわたる歯の欠損，著しい歯周アタッチメント・ロス，もしくは複雑な咬合状態がある患者あるいはインプラント支持の補綴装置が経済的もしくは解剖学的理由で実行できない場合には，とくに有効である(Budtz-Jørgensen, 1996)．しかしながら，オーバーデンチャーの有効性は，齲蝕や進行性の歯周疾患に対する支台歯の感受性によって制限を受ける(Ettinger and Jacobsen, 1990)．

　1920年代以降，非常に多くの維持のシステムが開発されてきた．この種のシステムはいまだに市場にでており，さらに歯根支持とインプラント支持の両方の修復に適した技法が，最近になって概略が提示された(Preiskel, 1996)．「オーバーデンチャー」という用語には，被覆されていないかドーム形をした金合金の根面板を装着した何本かの歯根，もしくはインプラント(埋伏あるいは埋伏していない)によって支持されるコンプリートデンチャーとパーシャルデンチャーの両方が含まれる(表8-1)．どちらの場合においても，アタッチメント・システムを義歯の維持を増すために利用することが可能である．埋伏された(たとえば，粘膜で覆われた)歯根は歯槽堤を保存すると思われる；しかしながら，ほとんどの場合，歯根が露出するようになり，その後，臨床

表 8-1　オーバーデンチャー治療の概念.

- 粘膜下にある歯根の維持
- 単純なオーバーデンチャー
  - 形成されていない支台歯
  - 形成された支台歯
- アタッチメント維持のオーバーデンチャー
  - 直接法
  - 間接法
- 可撤性パーシャルデンチャー

的な失敗がみられることが多い(von Wowern and Winther, 1981). 本章では，天然歯の歯根によって支持されるコンプリート・オーバーデンチャーを使用している高齢者のリハビリテーションについて検討した.

適応症

高齢の患者におけるコンプリート・オーバーデンチャーでの治療の原則的な適応症は：

- 少数残存歯症例や残存歯配置不良症例で，可撤性パーシャルデンチャーによる処置が考えられている場合
- 固定性ブリッジが適用できない患者であり，歯根膜のアタッチメント・ロスが重症である(図 8-1a, b)
- 可撤性パーシャルデンチャーもしくは固定性ブリッジでの修復を困難にしている歯の移動のために，機能的もしくは審美的条件が複雑になっている(図 8-2a～d)
- 垂直的咬合高径の減少を伴う伴わないにかかわらず，前歯の摩耗を誘発した大きな臼歯欠損がある(図 8-3a～d)
- 先天的な歯の欠損がある(図 8-4a, b)

オーバーデンチャーは許容できる垂直的咬合高径で安定した咬合状態を確立する比較的簡単な方法であるといえる.

歯根を保存する利点

支台歯によって支持されるオーバーデンチャーは，通常のコンプリートデンチャーよりも望ましい(表 8-2). 主な利点は以下のとおりである：

1. 義歯が歯根によって完全もしくは部分的に支持されているために，義歯の維持および咬合の安定がよくなる. さらに，歯根は歯槽堤を保存するのを助ける(Crum and Rooney, 1978)
2. オーバーデンチャーから受ける機能圧を負担する支台歯の圧力感覚の維持は，咀嚼時の咬筋活動のコントロールを容易にするのに重要な役割を果たすことができる(Mushimoto, 1981). そのうえ，歯根を保存することは加齢による咀嚼筋の退化を防ぐのを助ける(Newton, et al, 1993). 実際，オーバーデンチャーを装着している患者は，咀嚼能力の約80％を維持しており，この値は通常のコンプリートデンチャーを装着している患者よりもはるかに大きい

歯根を保存する利点

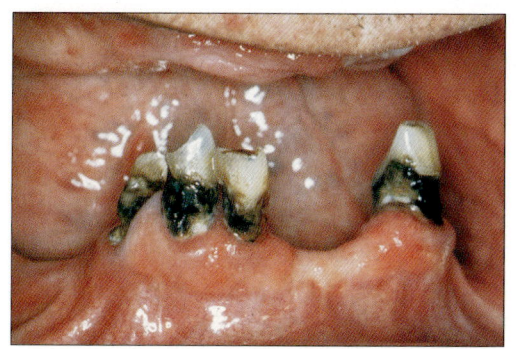

図 8-1a 歯肉退縮，口腔衛生状態の悪さ，広範囲にわたる急性の根面齲蝕が認められる73歳の男性の症例を示す．

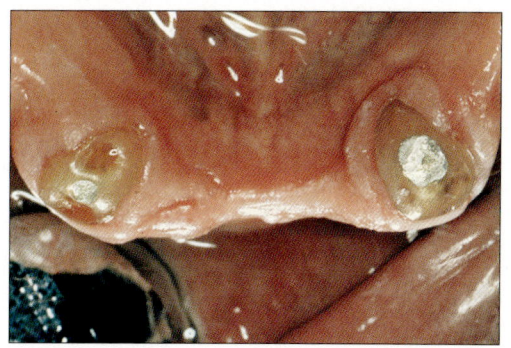

図 8-1b 単純なオーバーデンチャーによる治療の2年後．齲蝕のために犬歯を歯肉縁の高さで切断している．患者は健全な口腔衛生状態を維持できている．

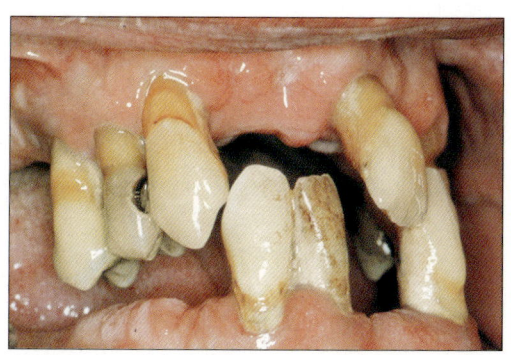

図 8-2a 口腔衛生状態が悪く，複雑な機能的状態の原因となった残存歯の挺出がある71歳の男性の症例を示す．

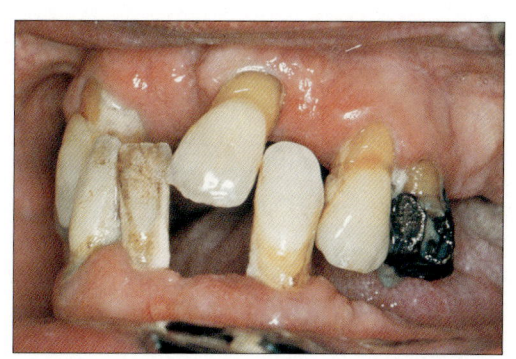

図 8-2b 固定性ブリッジもしくは可撤性パーシャルデンチャーでの治療を困難にする歯の存在が明白である．

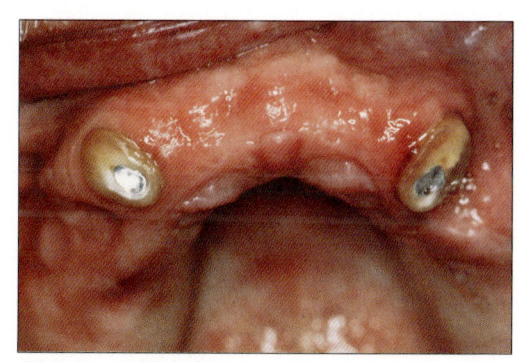

図 8-2c 上顎犬歯はコンプリートデンチャーのためのオーバーデンチャーの支台歯として保存される．

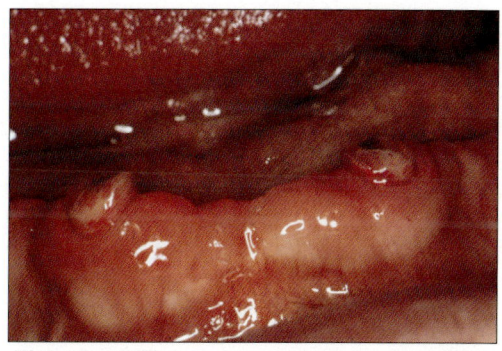

図 8-2d 下顎のオーバーデンチャーは犬歯によって支持される．審美的・機能的な複雑な術前の状態は解決されている．

8 歯根支持型のオーバーデンチャー

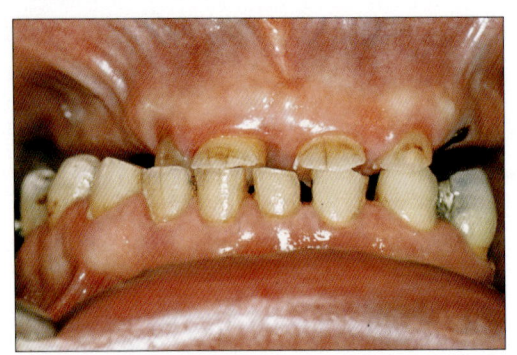

図 8-3a 前歯の極度の咬耗と咬合高径の減少がある65歳の退職看護婦の症例を示す.

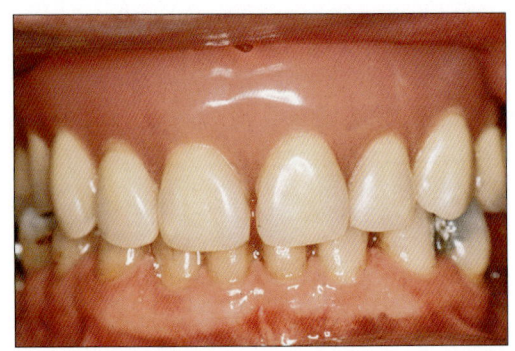

図 8-3b 支台歯には何らの形成も行わずに上顎のコンプリート・オーバーデンチャーを装着. 垂直的咬合高径を回復している.

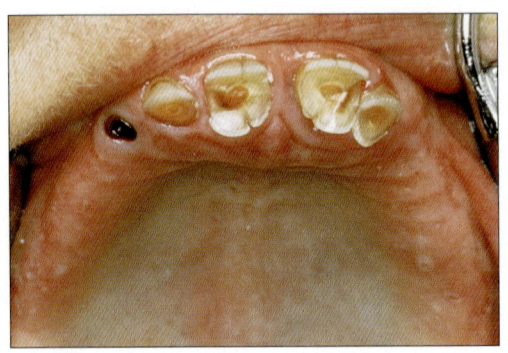

図 8-3c オーバーデンチャー装着前の支台歯の咬合面観を示す.

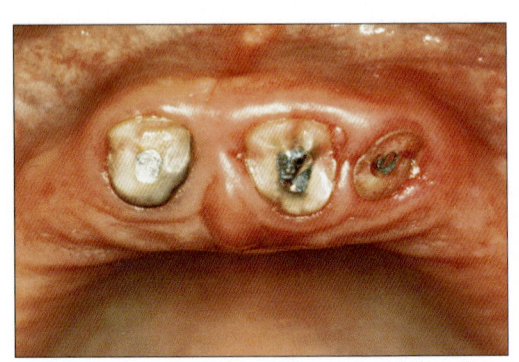

図 8-3d 4年後の咬合面観. 患者が夜間に義歯を装着していないので, 支台歯の咬耗が続いている. 根面板を装着すればこれ以上の歯の咬耗は防止できる.

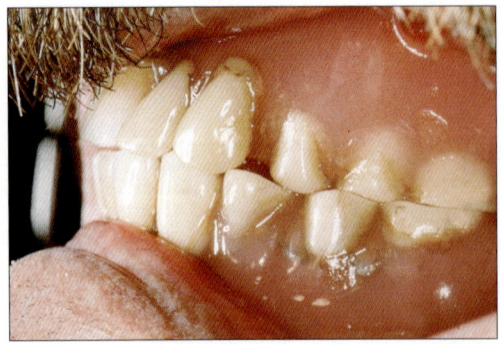

図 8-4a 25年間同じオーバーデンチャーを装着していた, 先天的な多数歯欠損のある52歳の男性の症例を示す.

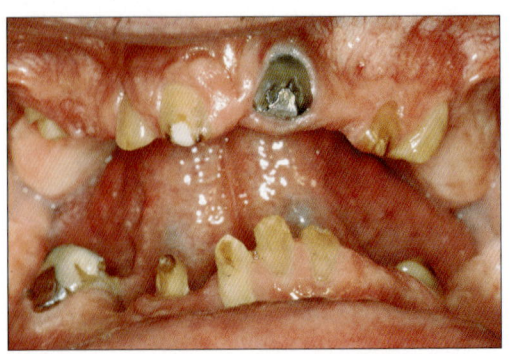

図 8-4b まずまずの口腔内状態が保たれている.

表 8-2 通常のコンプリートデンチャーに対するオーバーデンチャーの利点.

咀嚼システムの神経筋機能の保存
知覚力の保存
咀嚼能力の向上
刺激感受性と唾液分泌
歯槽堤の維持
義歯の安定の保持
咬合の安定の保持
可逆性

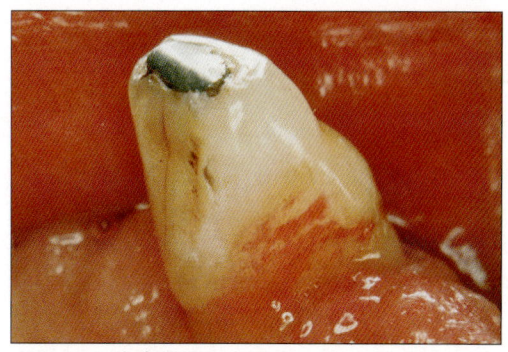

図 8-5a 歯肉退縮があるパーシャルデンチャーの支台歯．プラークの染め出しによって近心にプラークが認められる．

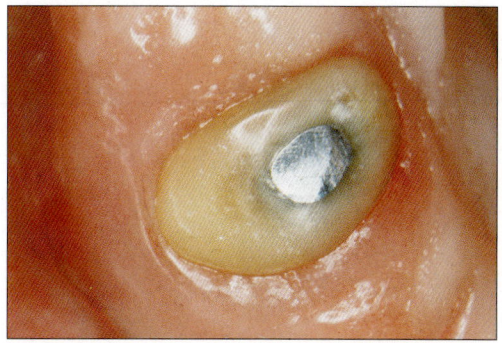

図 8-5b オーバーデンチャーの支台歯として使用するために歯が修正された．健全な口腔衛生状態と健康な歯周状態である．

3. 歯根の垂直壁が義歯に水平的な安定をもたらすので，患者の装着感がよくなる．支台歯の平行な垂直壁もしくはアタッチメントによって，維持が増す．さらに，何本かの歯を保存することは，無歯顎であるという患者の自己観念を抑えることによって，心理学的にプラスの影響がある．アタッチメントを装着することによって，義歯の維持を増すことができる場合，もしくはコンプリートデンチャーに順応することが困難で固定性ブリッジあるいは可撤性パーシャルデンチャーが用いられる場合には，高齢の患者がより安心感を得ることが多い
4. 歯周靭帯が著しく減少している場合は，コンプリート・オーバーデンチャーが可撤性パーシャルデンチャーよりもよい選択である．オーバーデンチャーの装着による歯冠歯根比の減少は，顎に植立している歯の安定に好ましい影響を与える

オーバーデンチャーの欠点

患者の動機付け，適切な口腔衛生状態が維持できる場合，高齢の患者においては，通常のコンプリートデンチャーと比較してオーバーデンチャーには欠点はほとんどない．オーバーデンチャーの支台歯は孤立しているパーシャルデンチャーの支台歯（図 8-5a, b）よりも清掃しやすいが，義歯が支台歯とその歯肉縁を覆っているので，効果

表 8-3 高齢の患者に対する単純なオーバーデンチャーの関連事項.

費用の有効性
構造の簡単さ
清掃の容易さ
コンプリートデンチャーへの容易な移行
可逆性
ブラキシズム，咬耗
顎間スペースの減少と垂直的咬合高径の増加

表 8-4 オーバーデンチャー支台歯の理論的規準.

両側に存在
対合歯として天然歯もしくはインプラント
根管治療が可能
≧5 mm の歯根膜のアタッチメント
≧3 mm の付着歯肉
2〜3 mm の支台歯の高さ
骨にアンダーカットがない

的なプラーク・コントロールが不可欠である．根管治療およびカリエスと歯周疾患を予防するための装着後のケアの必要があるので，治療費が増加する．

オーバーデンチャーは，とりわけ支台歯付近の骨のアンダーカットのために，通常のコンプリートデンチャーよりもかさが大きいことがある．これによって口唇の不適当なふくらみができることがある．結局のところ，オーバーデンチャーを装着している患者が通常のコンプリートデンチャーを装着している患者よりも補綴装置に大きな力をかけること，および，ひずみや応力に耐えるのに適当な大きさがある義歯を設計するのに十分な垂直的なスペースがないことによって，技術的な失敗が発生する．

高齢患者における適応症

オーバーデンチャーによる高齢患者の治療は，以下の状態の場合にとくに適する．

- 極度の咬耗もしくはブラキシズムのような咀嚼筋の機能亢進を臨床徴候として示す患者（図 8-3a）
- 咬合高径の減少が認められないのに顎間スペースが小さく，義歯のために十分なスペースをつくるために，咬合高径を増加させなければならない患者
- 顔面の筋組織の機能亢進，著しい嘔吐反射，以前のパーシャルデンチャーに対しての順応性の悪さ，歯槽堤の著しい吸収などから，コンプリートデンチャーへの順応が非常に困難であると予想される患者．このような場合，単純なオーバーデンチャーよりもアタッチメント支台のオーバーデンチャーを検討すべきである

治療計画

最終義歯を決める前に，患者の口腔衛生状態と予測される協力度を評価することが重要である．ほとんどの高齢者が口腔衛生に関する動機付けや指導に順調に応じるけれども，患者に単純な（究極的には即時の）オーバーデンチャー（表 8-3）を装着するこ

とから，治療を始めるのが賢明である．健全な口腔衛生状態が維持され，歯周組織の予後がよければ，アタッチメント支台のオーバーデンチャーを後になって装着する．

支台歯の選択

支台歯の選択には以下の判定基準を用いる(表 8-4)：

1. 機械的刺激および歯肉部の疼痛を予防するために，支台歯には 5 mm 以上の歯根膜アタッチメントがあり，できれば 2〜3 mm の付着歯肉がなければならない．しかしながら，付着歯肉をもたない歯を利用することも可能である (図 8-6a, b)
2. 適切な根管治療ができなければならない；しかしながら，歯髄狭窄がある極度の咬耗状態の症例においては，支台歯を生活歯のままで利用できることが多い
3. 犬歯と第二大臼歯は，義歯の支持に理想的な位置にある．対顎に天然歯があり，咀嚼筋の機能亢進がある場合には，オーバーデンチャーの支持が歯槽堤の吸収を防ぐのには重要である．Kennedy I 級パーシャルデンチャーの支台歯として下顎に前歯が残存している場合，上顎オーバーデンチャーの最適な歯牙支持が犬歯および 1 本の中切歯を支台歯として用いることによって得られる．上顎にコンプリートデンチャーがある症例においては，犬歯は通常下顎のオーバーデンチャーに十分な安定を与える；一方では，対角線上にある 2 本の支台歯は鉤間線を中心とする回転によって，義歯を不安定にすると思われる．インプラント支持オーバーデンチャーがこれまでの下顎コンプリートデンチャーに代わるものとして現実的であり，優れていることが多いが，オーバーデンチャーの支台歯として上顎に何本かの歯根を残しておくことは，上顎前歯部吸収を防止し，咬合を安定させるために重要な方法である．したがって，複雑で高価なインプラント支持の上顎の補綴装置を製作する必要はない
4. 義歯床内面の歯肉をリリーフするためには，支台歯には約 2 mm の高さがなければならない．支台歯の形状には，口腔清掃を容易にするドーム形，あるいは義歯の横方向の安定を増す天然歯形態がある．支台歯に適切な形状もしくは高さを与えるのが不可能な場合には，セメント合着した根面板もしくはコンポジット・レジンで修復すべきである．一般的には，露出した根管にコンポジット・レジンもしくはアマルガム修復を行うことで十分である．プラークの蓄積をできるだけ減らし，清掃が容易にできる歯面であるように，修復物と残存している象牙質は滑沢に研磨する(図 8-7a〜c)．義歯装着後短期間に齲蝕が発生する場合は，歯根を鋳造根面板で覆うとよい

8 歯根支持型のオーバーデンチャー

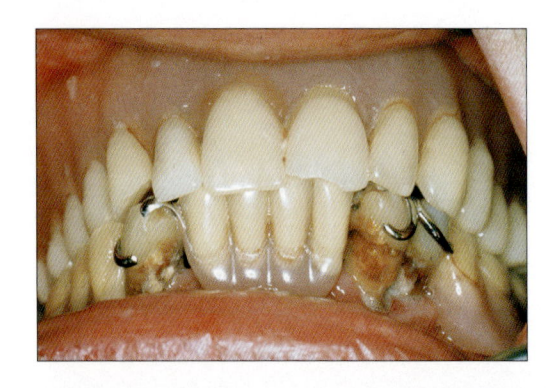

図 8-6a　上顎にコンプリートデンチャー，下顎に可撤性パーシャルデンチャーを装着している76歳の女性の症例を示す．口腔清掃が悪く，支台歯が根面齲蝕に罹患している．

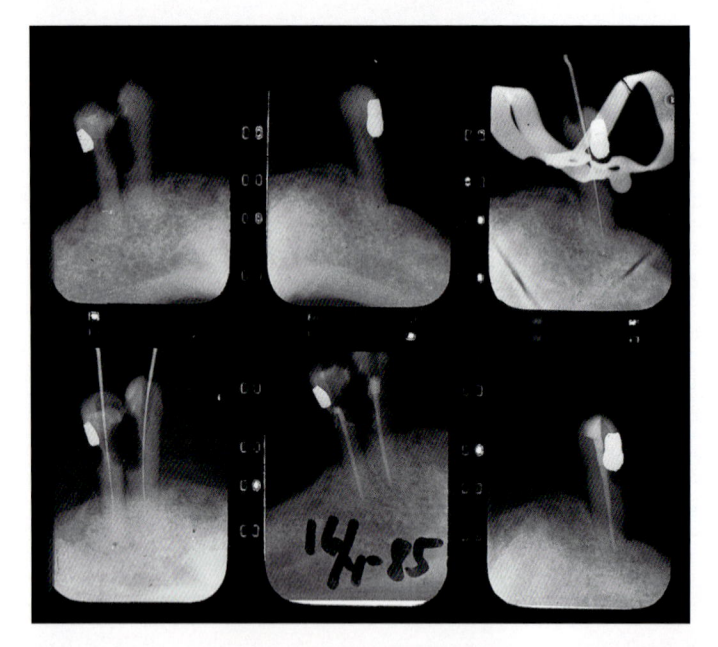

図 8-6b　X線写真は，根管治療前(上)と治療後(下)の状態を示す．

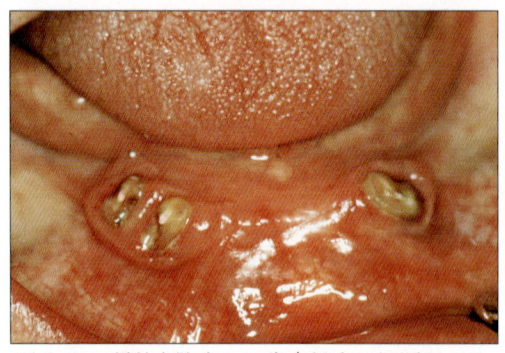

図 8-6c　齲蝕を除去して歯肉縁まで切断された支台歯．付着歯肉はない．

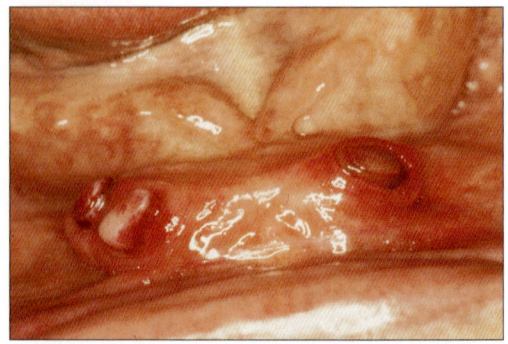

図 8-6d　オーバーデンチャー装着5年後．$\overline{3|}$および$\overline{4|}$は義歯の水平的な安定に作用するようにコンポジット・レジンで咬合面部が修復されている．

治療計画

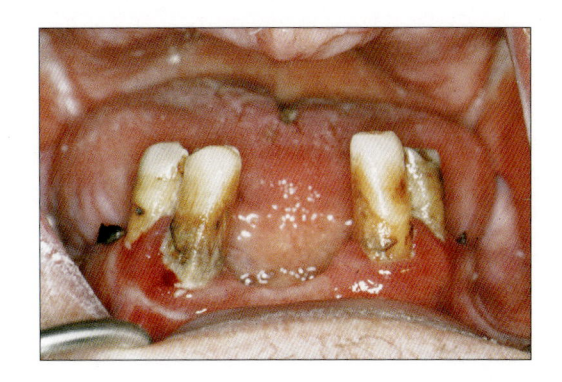

図 8-7a　口腔清掃が悪く，歯肉退縮が認められる67歳の男性の症例を示す．

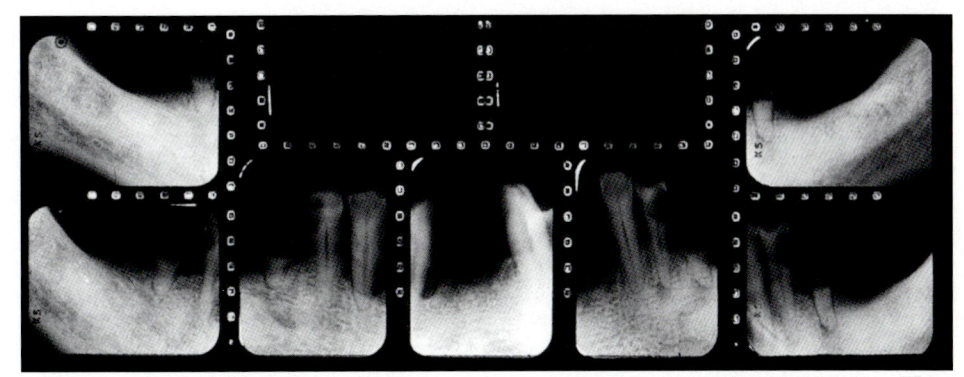

図 8-7b　X線写真は，極度の歯根膜アタッチメント・ロスおよび残存歯の齲蝕を示す．3̲ および 4̲ は支台歯として保存できる．

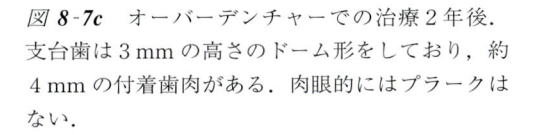

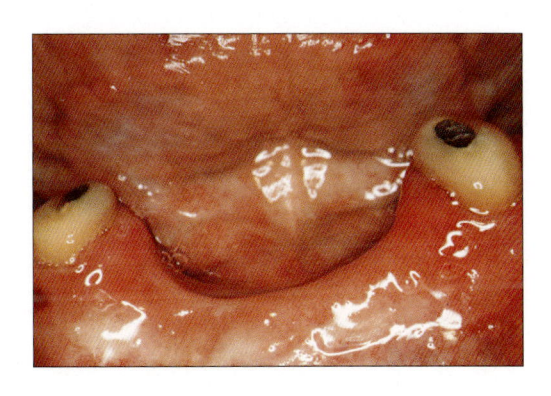

図 8-7c　オーバーデンチャーでの治療2年後．支台歯は3mmの高さのドーム形をしており，約4mmの付着歯肉がある．肉眼的にはプラークはない．

189

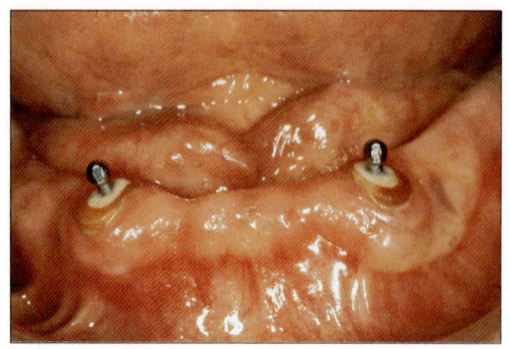

図 8-8 直接法を用いて Dalbo Rotex アタッチメントを適合させた下顎のコンプリート・オーバーデンチャーの支台歯である 3̅ および 3̲ を示す.

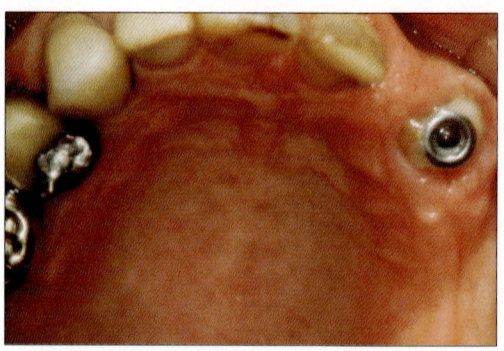

図 8-9a 事故で 3̲ が破折した83歳の女性の症例を示す.咬合面間のスペースが非常に少なくてすむ Zest Anchors(Zest Anchors, Inc, San Diego, CA)を適合させている.

アタッチメント支台のオーバーデンチャーでの治療を検討する場合は,人工歯,アクリリック・レジン,維持装置,および究極的には金属フレームが利用できるスペースを慎重に診査することが重要である.スペースが不十分である場合には,固定性ブリッジもしくは可撤性パーシャルデンチャーがより適当な解決策といえる.精密なアタッチメントに適合した鋳造根面板は,義歯の維持および患者の装着感に対してはよいが,技術的に失敗する危険性が増すうえ,費用がかかる解決策である.したがって,この解決策は,より強い維持が必要で,支台歯の予後が良好である患者に対して用いるべきである.一般的には,すぐにはアタッチメント支台の義歯を製作せずに,隣在歯の抜歯後の治癒を待ち,患者の協力度を評価して単純なオーバーデンチャーを装着することを勧める.

アタッチメントの選択

何種類かの精密アタッチメントが直接もしくは間接法で利用できる.残存している象牙質を露出したままにして,形成された根管に直接装着するアタッチメントを用いることは興味がもたれる；これは,診療時間が少なくてすむ安価な方法である(図 8-8,8-9a〜c).このようなアタッチメントは高齢の患者の補綴治療用に開発されており,支台歯の予後がはっきりしない場合に応用できる.しかしながら,アタッチメントの維持と安定は既製の根管内ポストだけで保たれているので,歯根が破折する危険が増す.したがって,既製のダイレクト・アタッチメントシステムは,最終的なアタッチメント支台のオーバーデンチャーもしくは通常のコンプリートデンチャーでの治療の前に暫間的に用いられるのみである.

最終的なアタッチメント支台のオーバー

治療計画

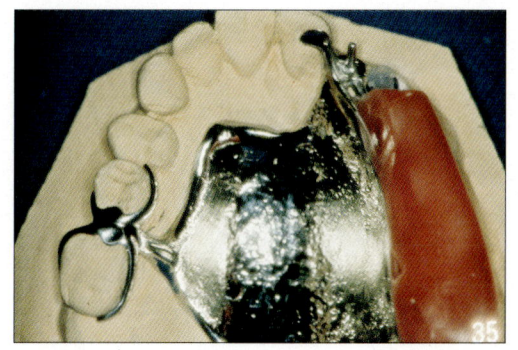

図 8-9b ⌊1 に Bonwill クラスプと基底結節レストがある設計の可撤性パーシャルデンチャーのための鋳造フレーを示す．

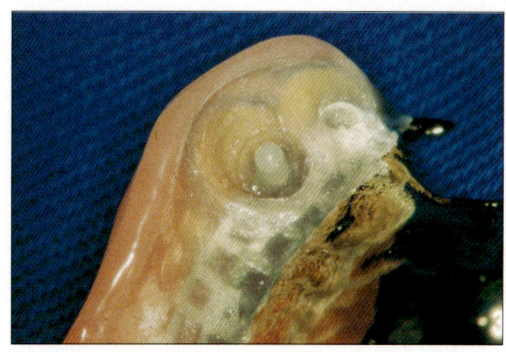

図 8-9c 間接法を用いて義歯に装着されたアタッチメントのメール部を拡大して示す．

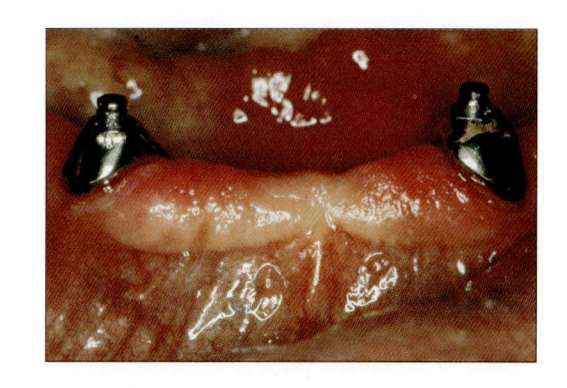

図 8-10 緩圧性のある Dalbo 根面アタッチメントを示す．

デンチャーに対しては，4つの異なるアタッチメント・システムがある：根面アタッチメント，磁性アタッチメント，バー・アタッチメントおよびテレスコープ・クラウンである．高齢の患者においては，簡単に義歯を装着でき，簡単に清掃できるアタッチメント・システムが好ましい．

根面アタッチメントは孤立した支台歯，とくにアタッチメント・ロスが40％以下の上下顎いずれかの犬歯に主に利用される（図 8-10）．維持機構部のフィメール部は，メール部を把持して摩擦による維持を発揮するか，補綴装置が嵌合するアンダーカットが備わっている．根面アタッチメントは緩圧性があってわずかな垂直的な移動を可能としているか，緩圧性がないかのどちらかである．緩圧性および非緩圧性のスタッドの双方ともに，いくらかは自由に蝶番運動ができる．緩圧性アタッチメントはインプラントに伝わる荷重を減じるので，インプラント支持のオーバーデンチャーにとくに適する．

スナップ/ボール・アタッチメントは装着初期の維持力は大きいのであるが，摩擦によって維持力を発揮するアタッチメントほどには長期間にわたって機能することは

191

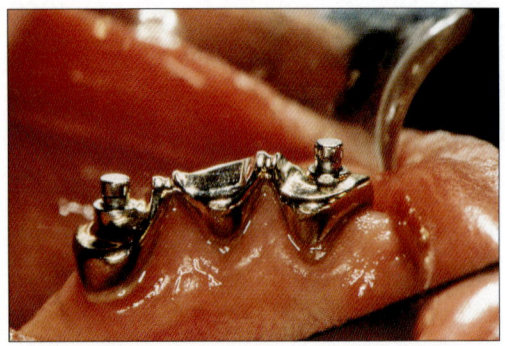

図 8-11a 下顎義歯の維持のための根面アタッチメント(Baer). 残存歯は|3, |4 および |5 だけであり, 固定されてアタッチメントが装着されている. アタッチメントは短く, 摩擦があり, 維持力の調整が可能である.

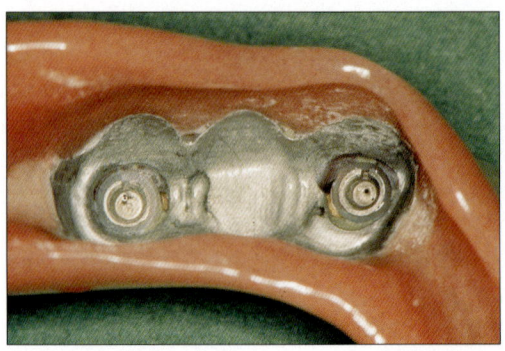

図 8-11b 義歯の金属フレームにろう付されたフィメール部を示す.

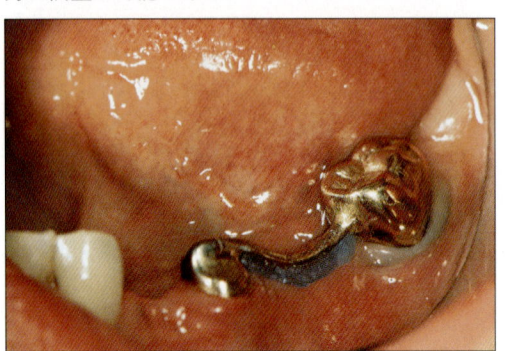

図 8-12a 可撤性パーシャルデンチャーの維持を得るために設置されたDolderバーを示す. 間接法を用いて新義歯のためのバーの印象採得をするためにブルーのワックスでアンダーカットをブロックする.

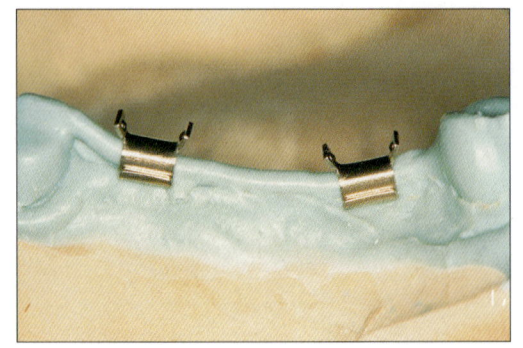

図 8-12b 印象にはエポキシ樹脂を流す. 維持シェルは正確な位置で義歯に装着される.

ない. 維持力増強可能なフリクショナル根面アタッチメントは, 調整しやすく, 適応しやすく, 患者が義歯を装着するのが簡単であるので, 高齢の患者には都合がよい.

多くの種類の根面アタッチメントがある. 一般的には, 利用できる垂直的なスペースによって選択が決まる. 咬合面間スペースが十分にある場合は, Dalbo根面アタッチメント(Cendres and Métaux, Biel-Bienne, Switzerland)が維持力調整可能であり優れた維持力を発揮するので, 具合がよい(図8-10). 咬合面間隙が非常に少ない場合は, BaerもしくはFäh根面アタッチメント(Cendres and Métaux)が満足のいくものであり, どちらも維持力調整可能である(図8-11a, b). 根面アタッチメントの非常に大きな利点は, フィメール部がチェアサイドにおける直接法によってオーバーデンチャーに装着可能なことである. 間接法と比べると, 直接法は正確であり安価である.

治療計画

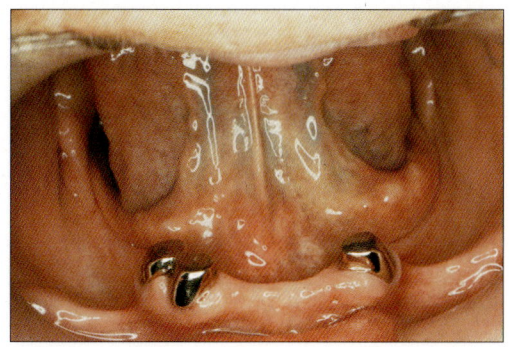

図 8-13a　装着したテレスコープ・クラウン．可撤性パーシャルデンチャーのための支台歯としてクラウンでの補綴よりも適している．

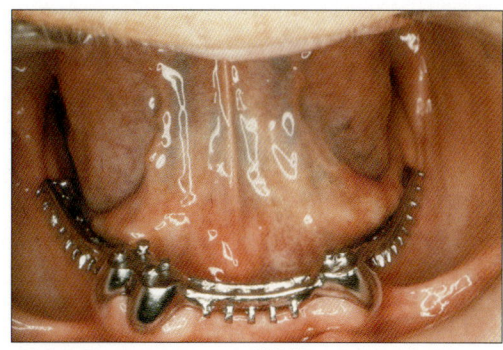

図 8-13b　テレスコープ維持システムをもったコバルトクロム合金金属フレームが装着されている．

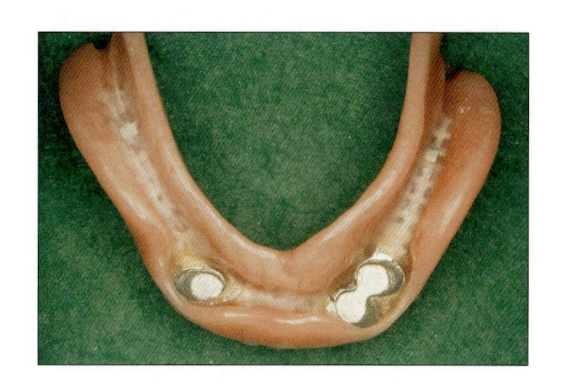

図 8-13c　鉤間線を中心に回転することができない強固なテレスコープ義歯を示す．義歯の安定は，生物学的あるいは手技的失敗を避けるために，定期的に調整しなければならない．

根面アタッチメントを利用した場合には，通常は義歯を金属フレームで補強する必要はない．

磁性アタッチメント（例，カプセルに入った磁性アタッチメント）は，剪断力にわずかにしか抵抗しないので，支台歯に側方力を伝えないという利点がある．このような維持システムは維持力の急速な減弱，磁石の腐食および床用レジンの変色のために有利性が制限されている（van Waas, et al, 1996）．

通常，バーは根管充填された歯の根面板に装着され，歯根を固定する（図 8-12a, b）．バー・ユニット（強固な固定）もしくはバー・ジョイント（回転運動を許容する）が義歯に装着される．このような維持システムは，維持がよく，緩圧性があり，適応が簡単であり，弱体な支台歯を安定させる利点がある．これらのアタッチメントの問題点は，スペース（粘膜と人工歯の間に少なくとも 6 mm の間隙が必要である）をとること，および根面アタッチメントよりも患者が清掃するのが難しいことである．さらに，一般的には費用のかかる金属フレームで床用レジンを補強する必要がある．

テレスコープ義歯は，非対称的あるいは片側の利用できる支台歯が少ししかない場

193

合に，主として上顎に適応される(Molin, et al, 1993)(図8-13a〜c)．支台歯にセメント合着された内冠と義歯の金属フレームについている外冠によって維持される．長く使用するためには，適切な高さ（4mm以上）のオーバーデンチャーの垂直壁，十分な厚さ（≧0.7mm）および周囲に6°のテーパー角が与えられていることが必要である．上顎のテレスコープ義歯は，通法のコンプリートデンチャーを装着するのが困難と思われ，インプラント維持による治療ができない高齢の患者においてはとくに有効である．

オーバーデンチャーによる治療

オーバーデンチャーの治療手順は3つの異なる治療様式に基づいて計画される：単純な即時オーバーデンチャー；使用中のパーシャルデンチャーの改造；もしくはアタッチメント支台のオーバーデンチャーである．

単純な即時オーバーデンチャー

この治療法は，通常の即時コンプリートデンチャーでの治療法と同様である．臼歯の抜歯，支台歯の根管治療の終了3〜4週後に，補綴治療を開始する．骨がリモデリングすることを考えて骨の治癒期間を待っていると，コンプリートデンチャーに順応するのが妨げられることが多い；即時オーバーデンチャーを装着したあと，リライニングを行う必要がある．最終印象は機能印象で行うべきである．アルジネート印象材を使用する場合は，通常，熱可塑性の材料で個人トレーの辺縁形成をする必要はない．フェイスボウ記録と，中心位での咬合関係と適切な咬合高径の記録によって，作業模型を咬合器に装着する．臼歯部の排列を行い，咬合関係の確認を行う．抜歯する予定の歯は，石膏模型から1歯ずつ削除し，該当する人工歯に置き換える．最後に，支台歯を歯肉縁上2〜3mmの高さに削除する．支台歯の歯周ポケットが深い場合は，削除量を多くするべきである．義歯を装着している間に支台歯をサージカル・テンプレートをガイドとして用い，同じ高さに切断する．深い歯周ポケット（≧6mm）は外科的に消失させるべきである(Budtz-Jørgensen, 1995)．浅いポケットは，隣接歯を抜歯した側での歯周組織が退縮によって自然に消失する．最終的な床裏装あるいはアタッチメント支台のオーバーデンチャーでの治療は，抜歯後の歯槽堤のリモデリンクが終了する3〜6か月後に行う．

使用中の可撤性パーシャルデンチャーの改造

患者が可撤性パーシャルデンチャーを装着している場合は，これをコンプリート・オーバーデンチャーに改造可能である．現在の義歯を床裏装する必要がある場合は，まず義歯の裏装印象を採得し，その後にアルジネート印象材で義歯と残存歯を一緒に印象採得する．印象に石膏を流し，そして

単純なオーバーデンチャーの項で記述したように，製作した模型から歯を削除し，模型を改造する．使用中の義歯の人工歯を置き換えることもあるが，そのような場合は模型を咬合器に装着する必要がある．人工歯の排列を行った後，オーバーデンチャーを常温重合型アクリリック・レジンでリライニングするとともに製作完成する．

　これは，オーバーデンチャーの治療において低価格な治療法であって，高齢患者はその義歯に慣れているという利点がある；したがって，順応が悪いこともあまりない．しかしながら，技工室での作業中，患者が義歯をもっていないことやチェアサイドでの義歯調整に必要な時間が多くかかることが都合の悪いことである．最終的にアタッチメント支持型オーバーデンチャーでの治療を計画している場合は，この方法がとくに適している．抜歯後の期間中は，口腔衛生状態の維持に関する患者の協力度を評価することが重要である．動機付けが低い場合は，アタッチメント支持型オーバーデンチャーは適応しない方がよい．

アタッチメント支台のオーバーデンチャー

　即時オーバーデンチャーや使用中の義歯を改造したオーバーデンチャーを装着してから3～6か月後に，機能面，審美性，患者の満足度，口腔衛生状態の最終的な評価を行う．患者の観点からその状態が満足のいくものである場合，これは上顎がコンプリート・オーバーデンチャーである症例が多いが，リライニングして最終義歯とすることができる．しかしながら，患者はリライニングを行っている間に義歯がなくて不便になることがないように，別の義歯を求める．以下のような場合もまた，アタッチメント維持のオーバーデンチャーの適応症である．

- 現義歯の維持と安定の不良
- 単純なオーバーデンチャーを心理的に拒絶
- 咬合高径の修正の必要性
- 審美的要求

　アタッチメント維持のオーバーデンチャーが必要となるのは，主にはじめの2つの点である．アタッチメント維持のオーバーデンチャーの製作に必要な臨床および技工手順の詳細な解説を行うのは，本書では対象としていない．しかしながら，高齢患者における技術的，生物学的な治療の失敗の危険を最小限にするためには，以下の点が重要である：

1. 設計は単純なものにすべきである；すなわち適切な維持力を検討し，アタッチメントを装着する支台歯数を2本に制限すべきである．その他の支台歯は，補綴装置の支持を最大限にし，欠損部顎堤の吸収を予防するためにコーピングで咬合面を覆うか，そのままにして保存すべきである
2. 歯周組織状態の良好な歯だけを保存す

8 歯根支持型のオーバーデンチャー

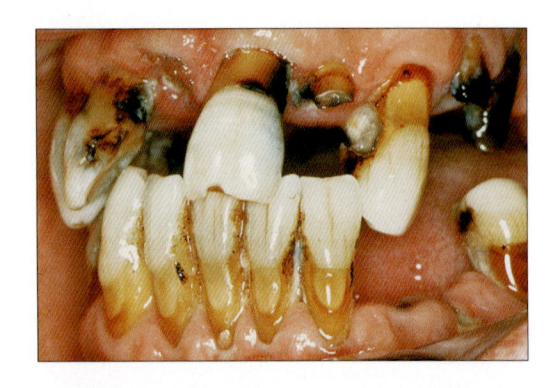

図 *8-14a* 歯科的，歯周病学的状態が不良な躁うつ病の71歳の男性の症例を示す．

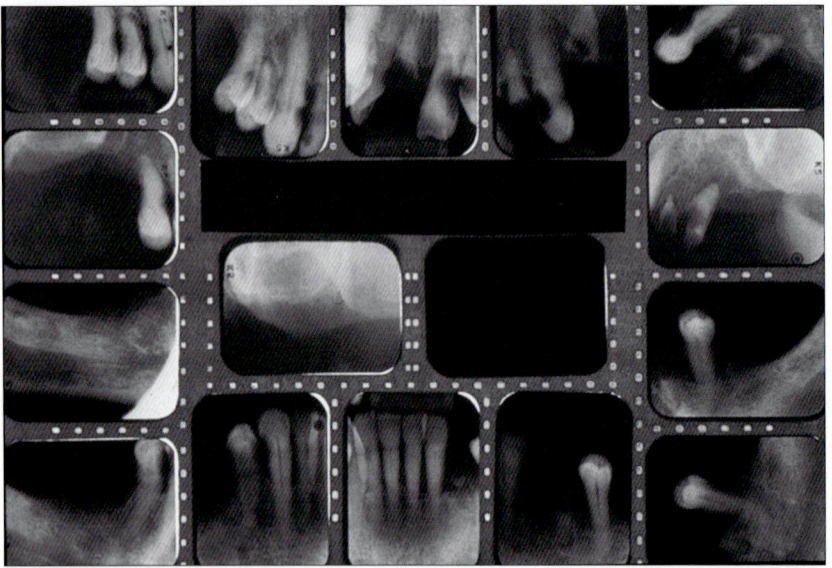

図 *8-14b* デンタルX線写真はとくに上顎において，不良な歯周病学的状態を示す．

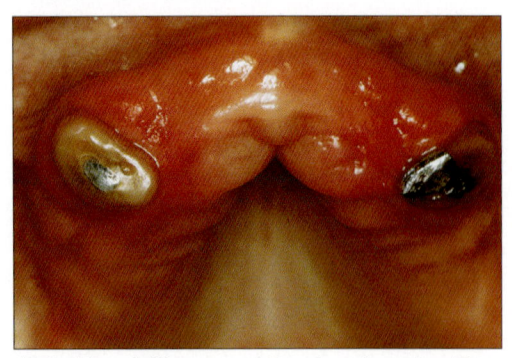

図 *8-14c* 上顎のコンプリート・オーバーデンチャーでの治療3年後．良好な患者の協力が得られ，支台歯には目に見えるプラークの付着はない．

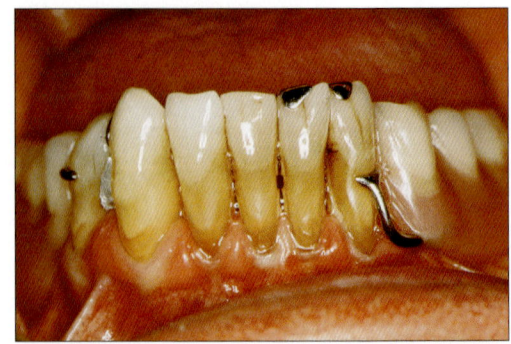

図 *8-14d* 健康な歯周組織および下顎の可撤性パーシャルデンチャーの支台歯は良好な口腔衛生状態である．

オーバーデンチャーによる治療

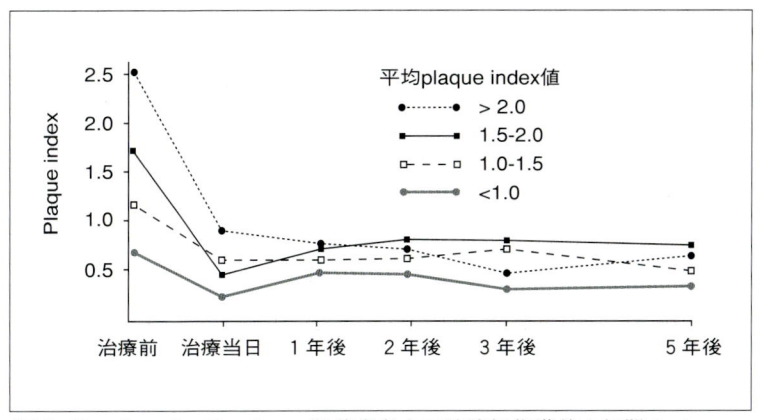

図 8-15 オーバーデンチャー装着患者を口腔清掃指導前の初期の plaque index の値で 4 群に分けた．その 4 群の補綴治療完了後の経過観察中における平均 plaque index の値の推移を示す．4 群とも同じような協力を得ている（Budtz-Jørgensen：J Oral Rehabil, 22：3-8, 1995.より引用）．

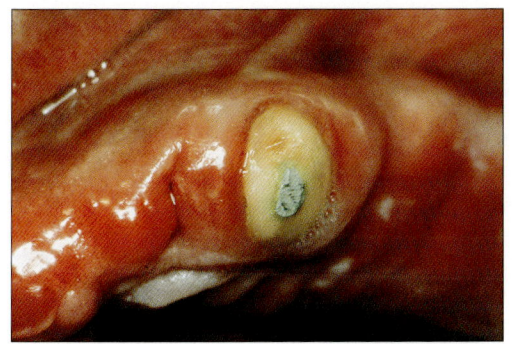

図 8-16a 即時オーバーデンチャー装着 2 週間後に大量プラークの付着がみられたオーバーデンチャーの支台歯を示す．

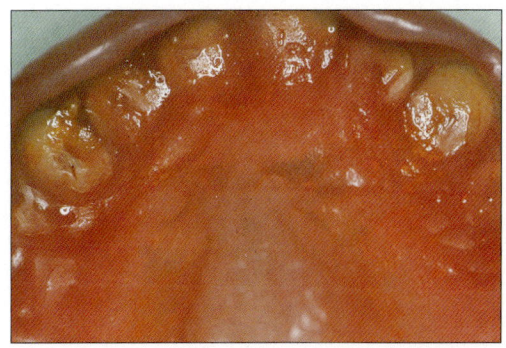

図 8-16b この患者の義歯には義歯床粘膜面，とくに支台歯を覆っている部分に大量のプラークの付着がみられる．

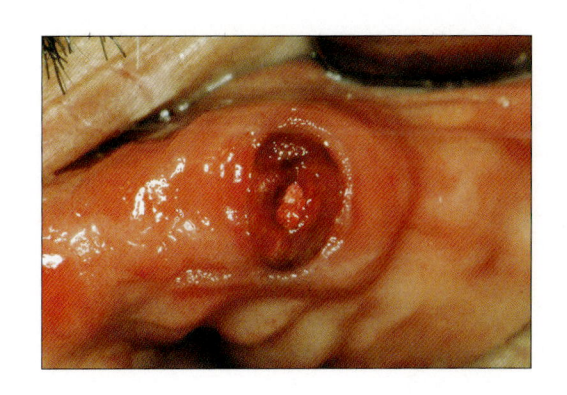

図 8-16c 齲蝕と修復したアマルガムの脱落を示す 6 か月後の状態を示す．

べきである．臨床的に動揺はなくても，深い歯周ポケットを有する支台歯は，急性歯周炎の原因となるおそれがあり，また，歯周疾患に罹患していない他の支台歯に感染を波及させるおそれがある．アタッチメントの有無にかかわらず，コンプリート・オーバーデンチャーでの治療は歯周疾患の危険因子になることを認識すべきである

3．アタッチメントや金属フレーム，人工歯を含めたオーバーデンチャーに利用できるスペースを，慎重に評価すべきである．アタッチメント維持のオーバーデンチャーでの治療やアタッチメントの選択を最終的に決定する前に，研究模型を咬合器に装着し，人工歯の排列を行い，審美的な評価を行うべきである．もし十分なスペースがないのであれば，外科的な前処置が必要な場合もある

4．コーピング自体に適切な維持を付与することは，セメント合着の失敗，歯根内の齲蝕および歯根破折の危険性を減らす．インプラント治療の受けられない高齢患者では，短い残根は適切な維持と安定を与えるポストのための形成ができなくても，単純なオーバーデンチャーの支台歯として保存すべきである．しかしながら，齲蝕予防のためには，コーピングで歯根の咬合面部を被覆した方がよい．バー・アタッチメントを考えているときには，義歯使用時に働く負荷や応力の予測や制御が困難であるので，とくにポストの維持が十分でなければならない

オーバーデンチャーの予後

　口腔衛生状態が保持できているオーバーデンチャー装着者に対する5～10年間の長期間にわたる研究によれば，オーバーデンチャーの支台歯の喪失は5～20％の割合であり，大部分はその補綴装置を使用していた（Ettinger, 1988；Toolson and Taylor, 1989；Budtz-Jørgensen, 1991, 1994；Keltjens, et al. 1994）．このような素晴らしい結果になったのは，良好な患者の協力と定期的なリコールのためである．この点に関しては，初期の口腔衛生状態は，オーバーデンチャーの治療における患者の協力度と長期間の予後を予測する指標とはならない．オーバーデンチャーの治療前は歯列と歯周組織の状態および口腔衛生状態が不良であった高齢患者が，口腔衛生状態を改善し，治療完了後5年間良好な水準を維持することが可能であった（図 8-14a～d）．実際，はじめは口腔衛生状態が不良であった患者群においても，オーバーデンチャーの治療前に口腔衛生状態が良好であった患者群と同じくらい支台歯の予後は良好であった（図 8-15）．

　オーバーデンチャーの装着は，たとえ予防的処置がとられていても，支台歯の齲蝕の罹患と歯周疾患の進行を促すと思われる（Ettinger, 1988；Budtz-Jørgensen, 1995）．理由の1つは，よく適合した義歯直下に多く細菌が繁殖することである（Budtz-Jørgensen, et al, 1983 ; Gusberti, et al, 1985). プラークは唾液や口腔粘膜由来の微生物の増殖によって形成されており，歯と歯肉の境界部に形成され，齲蝕や歯肉炎を誘発するプラークと同じグラム陽性通性嫌気性菌がほとんどを占めている(Theilade, et al, 1983 ; Theilade and Budtz-Jørgensen, 1988)(図8-16a～c). プラークの形成は，大量の砂糖の消費，口蓋粘膜の炎症，義歯の持続的な装着，不良な口腔衛生状態によって促進される．プロービング後の出血は，支台歯の歯周組織に問題のあることを示すもっとも信頼のある臨床的指標である(Ettinger and Jacobsen, 1996).

単純なオーバーデンチャー

単純なオーバーデンチャーの治療において，齲蝕は比較的頻度の高い合併症である．しかしながら，齲蝕が抜歯の理由となることは稀で，通常は，一般的な保存療法で治療が行われる(Toolson and Taylor, 1989)．口腔清掃の改善，補綴装置を利用したフッ素またはクロルヘキシジン・ゲルの毎日の使用，夜間は義歯を装着させないことなどによって，急性の齲蝕病巣が慢性に変化することがある(Keltjens, et al, 1990 ; Budtz-Jørgensen, 1994). 歯肉縁下に辺縁を設定したコーピングを装着すると，また別な齲蝕予防処置になる(Molin, et al, 1993).

高齢オーバーデンチャー装着者において，歯周組織の問題が主たる支台歯の喪失の原因である(Reitz, et al, 1980 ; Ettinger, 1988 ; Budtz-Jørgensen, 1994). たとえば，このような患者では，オーバーデンチャーを装着していないものの同じ部位のplaque indexの値よりも，gingival indexの値が高い．義歯を持続的に装着すると，嫌気的状態を維持し，緩衝能や抗菌性をもち，抗体を含んでいる唾液の自由な流入を遮断することによって，プラークの病原性が増加すると考えられる．オーバーデンチャー装着者は，良好な歯周組織の予後を獲得するために，適切な口腔衛生状態が確立されていなければならない(Budtz-Jørgensen and Thylstrup, 1988 ; Keltjens, et al, 1991). さらに，現存する歯周ポケットをオーバーデンチャーの治療前あるいは治療中に消失させ，患者に夜間に義歯を装着することを禁じることが重要である(Budtz-Jørgensen, 1994).

アタッチメント維持のオーバーデンチャー

コーピングとアタッチメントがあるオーバーデンチャーについて臨床的に詳細に長期間記録したデータは乏しく，支台歯の歯周組織的状態にまで言及したものはほとんどない．この治療は，とくに固定性ブリッジや可撤性パーシャルデンチャーの支台歯にアタッチメント・ロスがある高齢患者に適用されているので，このような治療の長期的成果を明らかにすることは重要なことと思われる．パーシャルあるいはコンプリート・オーバーデンチャーで治療した109名の患者を平均経過観察期間が5.9年で

10年まで経過観察した研究がある(Mericske and Mericske-Stern, 1993). すべての患者は補綴治療に先行して歯周治療を受けた. 経過観察期間中, 支台歯の24％に問題が生じ, その半数は抜歯しなければならなかった. 問題が生じた主な理由は, 齲蝕や歯周疾患の合併である. しかしながら, 義歯の装着期間および支台歯の歯周組織支持の最初の状態は, オーバーデンチャーの支台歯の残存率に大きな影響を与えなかった. この研究においては, 定期的なメインテナンス・ケアに対する協力は高く, 技術的な失敗と同様に生物学的な失敗を予防する効果があったものと思われる.

平均装着期間2.5年の60個のコーヌス・テレスコープ支台の義歯で治療した57名の患者のリコールに関する追跡調査において, 248本の支台歯のうち8本(3％)が喪失していた(Molin, et al, 1993). その経過観察中, 13名の患者に39か所の齲蝕の罹患がみられ, 齲蝕のなかの38か所は歯肉縁上であった. ほとんどの症例では, デンチャーの維持は優れていた.

10年以上装着している152床のコーヌス・テレスコープ支台の義歯に関する最近の研究において, 義歯の破折もしくは維持部の破損は装着後, 平均1.5回発生しているのに対して, 16％の支台歯に破折が起こっていたことが判明した(Igarashi, et al, 1997). 残存歯の少ない患者において, 支台歯の喪失率がとくに高かった(35％).

上顎のコーヌス・テレスコープ支台の義歯での治療の利点は, パラタル・プレートのない義歯設計が可能なことである. この補綴装置は, 歯列上の分布の状態が悪い歯しかほとんど残っていないか, 予後がはっきりとしない患者にとくに適応される. しかしながら, この状態では, 機能圧の分配が不適当であるために, 支台歯の予後はよくないであろう.

結論

オーバーデンチャーでの治療の主な危険性は, 齲蝕の罹患と支台歯の歯周疾患の進行である. それゆえ, 固定性ブリッジあるいは可撤性パーシャルデンチャーで治療可能な場合は, オーバーデンチャーでの治療を考えるべきではない. 技術的には, 支台歯が喪失しても, 普通は義歯の適合性を向上させることやインプラントによって天然歯を置換することで, 容易に克服できる. しかしながら, 単純なタイプであっても, アタッチメント維持型であってもオーバーデンチャーでの治療は, 口腔衛生状態の維持に関する患者の協力度を評価することなしに, 行うべきではない. オーバーデンチャーは通常のコンプリートデンチャーやインプラント支持型コンプリートデンチャーでの治療を行う前段階ではなく, 良好な協力のもとで, 予想どおりで妥当な長期間にわたる良好な予後を獲得できる治療であることを, 患者に理解してもらうことが重要である. それゆえ, 患者の口腔衛生状態が介護人によって維持できない場合, 協力不能な患者に対してはオーバーデンチャーによる治療を行うことはできない.

参考文献

Budtz-Jørgensen, E. (1991) Effect of controlled oral hygiene in overdenture wearers: a 3-year study. Int. J. Prosthodont. 4:226–231.

Budtz-Jørgensen, E. (1994) Effect of denture-wearing habits on periodontal health of abutment teeth in patients with overdentures. J. Clin. Periodontol. 21:265–269.

Budtz-Jørgensen, E. (1995) Prognosis of overdenture abutments in elderly patients with controlled oral hygiene. A 5 year study. J. Oral Rehabil. 22:3–8.

Budtz-Jørgensen, E. (1996) Prosthetic considerations in geriatric dentistry. In Textbook of Geriatric Dentistry. 2nd ed, eds. Holm-Pedersen P., Löe H. pp. 446–466. Copenhagen: Munksgaard.

Budtz-Jørgensen, E., Theilade, E., Theilade, J. (1983) Quantitative relationship between yeasts and bacteria in denture-induced stomatitis. Scand. J. Dent. Res. 91:134–142.

Budtz-Jørgensen, E., Thylstrup, A. (1988) The effect of controlled oral hygiene in overdenture wearers. Acta Odontol. Scand. 46:219–225.

Crum, R.J., Rooney, G.E. (1978) Alveolar bone loss in overdentures—A five year study. J Prosthet. Dent. 40:610–613.

Ettinger, R.L. (1988) Tooth loss in an overdenture population. J. Prosthet. Dent. 60:459–462.

Ettinger, R.L., Jacobsen, J. (1990) Caries: a problem in an overdenture population. Community Dent. Oral Epidemiol. 18:42–45.

Ettinger, R.L., Jacobsen, J. (1996) Periodontal considerations in an overdenture population. Int. J. Prosthodont. 9:230–238.

Gusberti, F.A., Gada, T.G., Lang, N.P., Geering, A.H. (1985) Cultivable microflora of plaque from full denture bases and adjacent palatal mucosa. J. Biol. Buccale 13:227–236.

Igarashi, Y., Goto, T. (1997) Ten-year follow-up study of conical crown-retained dentures. Int. J. Prosthodont. 10:149–155.

Keltjens, H.M.A.M., Schaeken, M.J.M., van der Hoeven, J.S., Hendriks, J.C.M. (1990) Caries control in overdenture patients: 18-month evaluation on fluoride and chlorhexidine therapies. Caries Res. 24:371–375.

Keltjens, H.M.A.M., Schaeken, M.J.M., van der Hoeven, J.S., Hendriks, J.C.M. (1991) Effects of chlorhexidine gel on periodontal health of abutment teeth in patients with overdentures. Clin. Oral Implants Res. 2:71–74.

Keltjens, H.M.A.M., Creugers, T.J., Mulder, J., Creugers, N.H.J. (1994) Survival and retreatment need of abutment teeth in patients with overdentures: a retrospective study. Community Dent. Oral Epidemiol. 22:453–455.

Mericske, E.A., Mericske-Stern, R. (1993) Overdenture abutments and reduced periodontium in elderly patients. Schweiz. Monatsschr. Zahnmed. 103:1245–1251.

Molin, M., Bergman, B., Ericson, A. (1993) A clinical evaluation of conical crown retained dentures. J. Prosthet. Dent. 70:251–256.

Mushimoto, E. (1981) The role in masseter muscle activities of functionally elicited periodontal afferents from abutment teeth under overdentures. J. Oral Rehabil. 5:441–455.

Newton, J.P., Yemm, R., Abel, R.W., Menhinick, S. (1993) Changes in human jaw muscles with age and dental state. Gerodontology 10:16–22.

Preiskel, H.W. (1996) Overdentures Made Easy: A Guide to Implant and Root Supported Prostheses. London: Quintessence.

Reitz, P.V., Weiner, M.G., Levin B. (1980) An overdenture survey: second report. J. Prosthet. Dent. 43:457–462.

Renner, R.P., Gomes, B.C., Shakun, M.L., Baer, P.N., Davis, R.K., Camp, R.D.H. (1984) Four-year longitudinal health status of overdenture patients. J. Prosthet. Dent. 51:593–598.

Theilade, E., Budtz-Jørgensen, E., Theilade, J. (1983) Predominant cultivable microflora of plaque on removable dentures in patients with healthy oral mucosa. Arch. Oral Biol. 28:675–680.

Theilade, E., Budtz-Jørgensen, E. (1988) Predominant cultivable microflora of plaque on removable dentures in patients with denture-induced stomatitis. Oral Microbiol. Immunol. 3:8–13.

Toolson, L.B., Taylor, T.D. (1989) A 10-year report of a longitudinal recall of overdenture patients. J. Prosthet. Dent. 62:179–181.

van Waas, M.A.J., Kalk, W., van Zeller, B.L., van Os, J.H. (1996) Treatment results with immediate overdentures: an evaluation of 4.5 years. J. Prosthet. Dent. 76:153–157.

von Wowern, N., Winther, S. (1981) Submergence of roots for alveolar ridge preservation. A failure (4-year follow-up study). Int. J. Oral Surg. 10:247–250.

9 無歯顎患者の治療

　第1章で述べたように先進工業国の65歳以上の無歯顎者は，相当減少するように考えられている．しかし，65歳以上の無歯顎者の絶対数は2030年までに2倍に増加する見通しであり，コンプリートデンチャーを必要とする人の数はほとんど一定になる．このことは，コンプリートデンチャー補綴学の知識と臨床的技術は，今後もなお重要であることを意味している(Lang, 1994)．さらに，近い将来コンプリートデンチャーをはじめて装着する人々の高齢化が生じ，それにつれて，コンプリートデンチャーをうまく装着するのに必要な神経筋機構上の慣れについて困難度が増加する．こうした困難を克服するために歯科医師には，十分な臨床的技術と患者中心の取り組みが要求される．

　すでにコンプリートデンチャーを装着している，あるいはこれから必要としている患者の治療で要求されることは，以下の治療項目である．

- 専門医から治療について意見を聞く
- 即時コンプリートデンチャーの装着
- 使用中の義歯の修正
- 使用中の義歯の複製
- 新しいコンプリートデンチャーの装着
- インプラント支台コンプリートデンチャーの装着

　コンプリートデンチャー治療を始めるには，まず，患者について徹底的に診査を行って，治療に際しての危険因子を確認する必要がある(第4章参照)．また，使用中の義歯も十分な診査が必要である．これらの診査によって，まず，補綴治療を行うべきかどうか，行うとしたならどのような処置が適応となるかを決定する．

使用中の義歯の診査

　使用中の義歯のトラブルは，口腔内で長

期間使用したため義歯の摩耗や劣化によって起きる場合，また，トラブルがはじめからあった場合に生じる．使用中の義歯の診査の目的は，患者の訴えと装着している使用中の義歯の状態との相関関係を確認することである．また，使用中の義歯を診断的に修正し，正しい治療の方向性を示すかをみる．

主訴とその原因

患者の主訴の原因は，診断が困難な場合がある．「義歯がゆるい」という訴えは，維持不良，筋肉の不均衡および咬合の不安定に起因する．「義歯が合わない」という訴えは，義歯が不適合であるということであり，それは床下粘膜組織の痛みであり，また，咬合高径設定の誤りである．"痛い"という訴えは，義歯と支持組織との適合不良，不安定な咬合および咬合面間の安静空隙量が不十分である場合が考えられる．患者が義歯で咀嚼できないということは，人工歯の摩耗，咬合高径の減少，咬合の不安定および筋力の減退との関連が考えられる．問題の原因を診断し，維持，支持，筋肉の不均衡および咬合のバランスに影響を与える義歯の設計について注目することが必要である(Hammond and Thomson, 1982)．この段階では，使用中の義歯の外形を修正することによって診断できる．たとえば，咬合の不安定，義歯床縁の不適合を修正してみることが必要である．咬合の不安定は，咬合器に義歯をリマウントすることによって容易に修正できる．床縁が短い場合，熱可塑性材料で辺縁形成して，直接に義歯床の維持と安定について修正前後で診査することができる．しかしながら，患者は修正したものよりも修正前の方がよいと訴えることがあるので，歯科医師は使用中の義歯に不可逆的な修正を加える場合，常に心配しながら行っている．このことは，安易な診断による修正，たとえば咬合調整や過度に拡張した床縁を削除することなど，患者がインフォームド・コンセントの同意を示さないかぎり，行ってはならないことを意味している．もし，床縁過剰部の削除を行うときは，その舌側および頬側のボーダーを含む診断模型をつくるのが望ましい．

使用中の義歯の修正による診断

義歯装着者は使用中の義歯の適合が不十分であっても，あまり不満を示さないことがある．たとえば，咬合高径の著明な減少，不安定な咬合状態および義歯床粘膜面への適合不良があるかもしれない．このような患者では，新義歯により咬合および審美を回復するのが現実的である．予測できる治療結果を得るために，使用中の義歯を診断用に利用し，患者がどのような変化を受け入れられるかどうかを決定することが重要である．これはいくつかの方法によって達成できる．

1. 患者が協力的で，使用中の義歯の修正および治療法に対して理解を示す場合，

使用中の義歯の診査

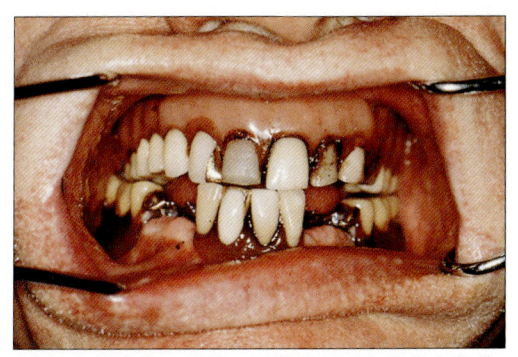

図 9-1a 68歳の男性．長期間不適合義歯を装着している．咬合高径は非常に減少している．

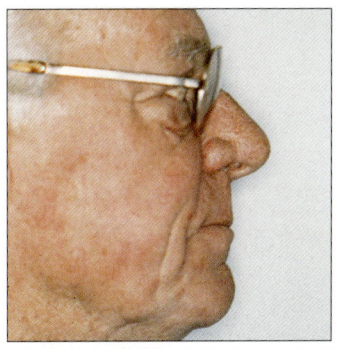

図 9-1b 義歯によるリップサポートは失われている．

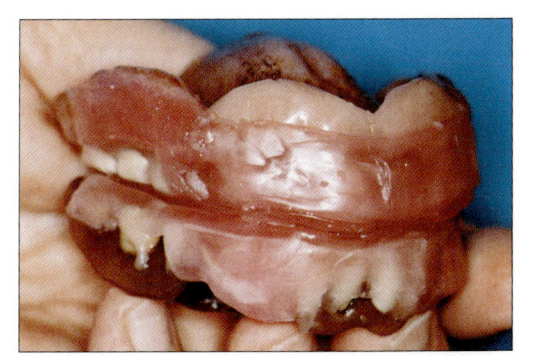

図 9-1c ワックスを咬合面，頰側および舌側に添加することによって，咬合高径，リップサポートは改善される．

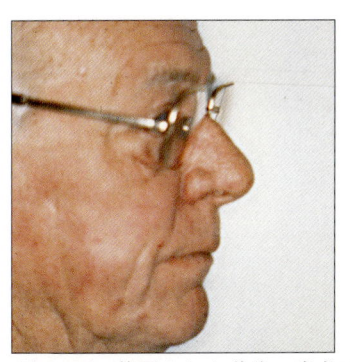

図 9-1d 修正された義歯．患者はその修正を受け入れられるかどうか返答する．

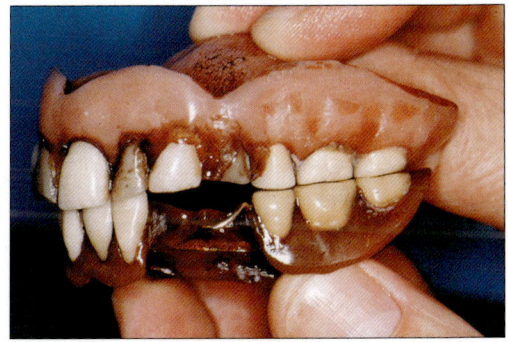

図 9-1e 修正前の義歯側面観を示す．

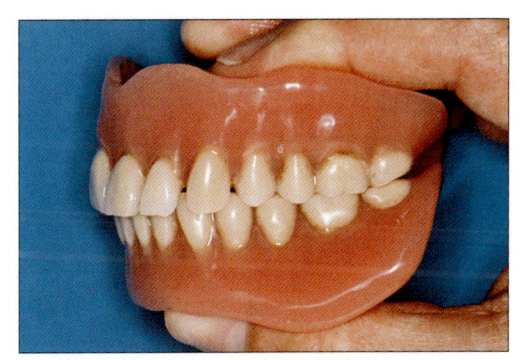

図 9-1f ワックスで咬合高径を修正することによって，義歯の咬合高径を上げた新義歯の側面観を示す．

205

修正による診断はワックスで行うことが可能である(図9-1a〜f)．ワックスを，咬合面に加えることで咬合高径の回復に利用でき，また，義歯研磨面に加えることによってリップ・サポートや舌との関係を回復することができる．患者はこの方法によって，どのような修正が，審美的および機能的に受け入れることができるか決定できる

2．暫間裏装は，咬合高径の回復，平衡咬合の確保，審美性の回復および顎堤粘膜と周囲組織との適合のために用いられる(Budtz-Jørgensen, 1996)

臨床術式は以下の方法による：

- ティッシュ・コンディショナーで上顎義歯をリライニングする
- 正しい咬頭嵌合位を確立して，義歯を口腔外に取り出し，コンパウンド印象材かワックスによってこれを止める
- 下顎義歯の粘膜面に熱可塑性コンパウンド印象材を盛り，咬合高径のストップを設けて上顎との対向関係を設定する．この術式を用いると，義歯の正しい中心咬合位が得られる：すなわち患者は，ソフトなコンパウンド印象材によってストップができ，正しい咬合高径になるまで閉口することができる
- 閉口法で機能印象を行うことによって，診断義歯のアウトラインを完成する

患者には2〜3週間診断義歯を使用させて，経過観察を行い，その適否を確認する．その後，診断義歯は新義歯製作のための機能印象のトレーとして，また，咬合高径を決定するためのガイドとして用いる．もし，診断義歯の機能や審美性が患者に受け入れられるならば，改造された義歯は，最終機能印象によってリベースする．この術式を応用するための条件としては，患者が顎間関係の記録に協力的であることが必要である．さらにこの術式は，下顎の顎堤の著明な吸収を，下顎義歯の高径を高くさせることによって補償することができる

3．適切な咬合高径は，小臼歯と大臼歯の咬合面にアクリリック・レジンを添加することによって，徐々に増加させることができる．あまり協力的でない患者では，義歯を咬合器に装着してアクリリック・レジンを下顎咬合面や義歯床下に添加するのが望ましい．患者が修正した義歯に十分慣れた時点で，確立した咬合高径で新義歯を製作することができる

専門医への対診

患者の苦情の原因を診断することができない場合や，患者が義歯装着困難な場合は，補綴専門医への対診依頼が必要である．専門医はいくつかの方法で歯科医師を助けることができる(Hammond and Thomson, 1982)：

- 患者の訴えの原因を診断して，治療計画

に関する助言を与える
- 診断の目的で使用中の義歯を修正する
- 治療の一部，あるいはすべてを専門医が行う

患者が「口腔灼熱症」の拡散現象や義歯装着困難に悩んでいる場合(第4章参照)，専門医への対診依頼の適応症となる．通常，徴候ははっきりしないが，その程度はさまざまで以下のものがある．

- 口蓋粘膜や舌，唇の灼熱感
- 唾液分泌の減少，増加
- 嘔吐
- 嚥下障害
- 味覚障害

これらの徴候は，義歯装着者と同様に非装着者にも起こる可能性がある．義歯装着者に起こると，患者は，いつも義歯が原因していると思うものである．そこには，義歯による慢性的な刺激，感染およびアレルギー反応による組織の炎症があるかもしれない．このような臨床症状のときは「口腔灼熱症」という病名を使用するべきである．しかし，口腔灼熱症に悩む患者は，臨床的に問題のないことが多い．口腔の灼熱感は閉経後の婦人にもっとも頻繁にみられ，高齢者にはじめて起こる場合もあり，その原因は複数組み合わさっていることがある．

義歯装着者では，新義歯の装着あるいは使用中の義歯を修正装着した最初の段階でしばしばその徴候を呈し，徐々に現われ，疼痛は一日をとおして増悪する傾向にある

表 9-1 科学的根拠による口腔灼熱症症候群の原因．

局所的因子
機械的な刺激
アレルギー
慢性的な感染(舌，床下粘膜)
口腔習慣と異常機能
顎関節の異常
身体的因子
ビタミン欠乏症
鉄分不足による貧血
口腔内乾燥症
更年期障害
糖尿病
投薬
心理的因子
精神的なストレス
うつ病
不安

(Basker, et al, 1978 ; Tourne and Fricton, 1992 ; Maresky, et al, 1993 ; Cibirka, et al, 1997. より)

のが特徴である．口腔内の疼痛に加えて，他の症状が現われる．たとえば，頭痛，不眠症，性欲減退，いらいらおよび抑うつ症などが頻繁に現われる．

口腔灼熱症の原因となる因子は，局所的，全身的および心因性の3つに分けられる(表 9-1)．抑うつ症や不安などの心因性の因子は，この症候群に苦しめられる患者のもっとも一般的な特徴である．局所的および全身的な因子は，一部の患者には重要な原因因子かもしれないが，すべての患者についてこの症候群と相関があるとは限らない．しかしながら，以下のことは明らかで

ある．口腔灼熱症症候群の原因の診断によって，痛みの部位にリリーフなどの処置を受け，正しい治療を受ければ多くの場合症状を改善させることができる(Lamey and Lamb, 1994)．これらの治療方法は，ビタミン(B_1とB_6)投与による治療，造血欠乏の改善，血糖値の正常化，心理学的な改善，関連アレルゲンの回避，口腔内疾患の除去および関連する義歯の欠点の修正などを含む．

口腔灼熱症に悩む患者の治療術式は難しくて，確立された治療法はない．結果として，体系的な診断方法が原因を同定するのに必要である．これは心理学者，精神科医，一般医師および特別に経験をもつ歯科医師によるチームで実行されるべきである．患者は，しばしば自己の心理的な不調が補綴治療の結果であると訴えるので，補綴治療への取り組みはいつも慎重であるべきである．患者の症状は，いつも真剣に受け止めるべきであるが，インプラント支持のオーバーデンチャーを含む総合的な補綴治療は，チーム体制で実行されるべきである．チームに参加する補綴家は，これらの患者を治療する際には特別な知識が必要となる．

即時コンプリートデンチャー

通常の即時コンプリートデンチャーは，最後の歯を抜去直後，喪失した歯と周囲組織を置き換える補綴装置である．抜歯後，抜歯窩が完全に治癒する2〜3か月後に始められる通法によるコンプリートデンチャー補綴に比べて，この治療術式は有利である．このように，即時コンプリートデンチャーでは，義歯が天然歯の機能を受け継ぐので義歯装着者における生理学的適応が比較的簡単であり，患者は無歯顎になることによる心理学的な苦痛から解放され，また，義歯は抜歯窩からの出血を抑制するのを助け，食物などによる物理的な損傷を護るためのステントとして機能する．

コンプリートデンチャー治療を必要とする高齢患者において，上顎の即時コンプリートデンチャーの治療では，はっきりした禁忌はない．しかし，この治療法においては患者の十分な協力と術者の十分な経過観察処置能力を要する．また，もしこの治療が下顎に適応された場合，欠損部歯槽堤の疼痛や吸収を伴うことがある．協力的でない高齢患者では，以下のような治療術式を行うことが賢明である．

- 使用中のパーシャルデンチャーを修正しながら段階的に抜歯を行う
- 最終的にコンプリートデンチャーとなる即時パーシャルデンチャーの治療(オーバーデンチャーの支台歯としていくつかの根を残すか，またはコンプリートデンチャーを維持するためのインプラントが必要な場合が多い)
- 残存歯を抜歯して，2週間の創傷治癒の期間の後に，コンプリートデンチャー治療が行われる

下顎の治療では，上記3種の治療法がとくに適切となる．

即時コンプリートデンチャー

図 9-2 外科用の透明アクリリック・レジンのテンプレートを用いて即時コンプリートデンチャーの適合性を観察する．

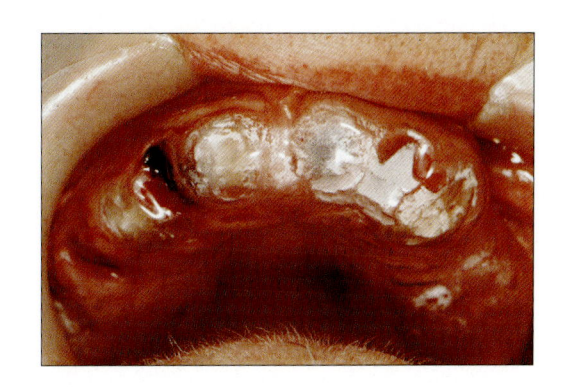

治療計画

3～6か月経過した後リライニングされた即時コンプリートデンチャーは，最終義歯であると考えるべきである．義歯製作中，適合性，咬合関係，審美性および安定などすべてに関し，詳細にチェックするべきである．

以下に治療のステップを示す：

1. 臼歯部の抜歯は，即時コンプリートデンチャーの印象採得の3～4週間以前に行わなければならない．咬合高径を維持するため，臼歯部で1～2か所の咬合接触部位を残しておくことは有用である
2. 予備印象
3. 個人トレーで機能印象を採得する
4. 中心位での顎間関係と咬合高径の記録
5. 正しく設定された咬合関係で臼歯部人工歯の排列
6. 前歯の排列．通常，義歯における神経筋機構と生理学的適応を求めるために，天然歯の位置をガイドとして位置づける
7. 抜歯によって生じる軟組織の変化を補うために，作業模型を修正する．通常，大きな骨質のアンダーカットが存在するとき，補綴前処置を行うとともに作業模型を修正する
8. 義歯床の適合を，抜歯，軟組織，および歯槽骨の最終的な修正を行った後，アクリリック・レジンの透明なテンプレートで観察する(図 9-2)．もし必要なら，咬合調整を行い，その後，患者には義歯をはずさないよう指示し，次回の来院まで帰宅させる

装着後の処置は，口腔と義歯の衛生指導や咬合関係，および義歯床の適合状態を観察する．抜歯後数か月間，組織および骨吸収を補うために軟質裏装材やティッシュ・コンディショナーが用いられる．しかし，これらの材料はまだ理想的な材質を有するとは言い難い．なぜなら，表面荒れで粗糙になり，また，*C. albicans* などの微生物の

209

発生によって汚染される(Nikawa, et al, 1993；Braden, et al, 1995). したがって，リライニングは大きな組織変化が認められる抜歯後3～6か月の間，2週間に1回繰り返す．その後，即時コンプリートデンチャーをリライニングまたはリベースするか，もしくは新義歯を製作する．

使用中の義歯の修正

欠損部歯槽堤の吸収は，義歯床の適合性を減じ，維持および安定を損なう．もし，義歯の適合以外に問題がなければ，リベースまたはリライニングを行う．義歯の適合と咬合の状態を改善する程度にしたがって，3通りの臨床術式が用いられる．

- 咬合関係は修正しないでよい不適合状態：義歯床縁が長い場合は削除する．また，床縁が短い場合には不足部分を修正する(たとえば熱可塑性材料で辺縁形成を行う)．最終印象は(シリコーン印象材，酸化亜鉛ユージノール印象材を用いて)閉口法で機能印象を行う．この方法では，患者は正しい位置で閉口し，義歯床下で裏装印象を行い，引き続いて，患者には辺縁形成のため，機能運動を行わせる
- 咬合関係不良によって生じた義歯負担域の修正：これはよくある適応症で，患者が新義歯を希望しない場合，また，全身疾患をもっている高齢患者ではリベースまたはリライニングを行う．このようなケースでは，咬合や義歯床の適合を改善

するためにティッシュ・コンディショナーを用いる．患者は，1～2週間ティッシュ・コンディショナーで義歯を使用し，最表層のティッシュ・コンディショナーを行い，最終印象に替える．必要なら，咬合調整はリライニングした義歯を咬合器にリマウントして行うこともできる

- 義歯に十分順応している高齢者で，非常に粘膜組織が悪化して著明に咬合高径が減少し，不安定な咬合状態，および義歯床の義歯負担粘膜と不十分な適合性の義歯装着者：このような状況では，審美不良および機能的な状態を回復するため，使用中の義歯を用いることが必要である．一時的に，ティッシュ・コンディショナーでリライニングし，同時に使用中の義歯を診断的修正を加えて咬合の回復を図る．この術式は臨床的に難しくて，患者の協力を必要とする．一般的に，咬合関係が著しく不良な場合は新義歯の適応症である

リベースやリライニングの非適応症は，つぎの場合である：

- 義歯の床縁が過大である場合．この場合は，削除しなければならない
- 不安定な咬合状態，義歯の維持および安定不良の大きな原因である．咬合の修正は義歯を咬合器にリマウントして行う
- 咬合平面設定の誤り．この場合は，新しく義歯を製作する適応症である
- 人工歯が舌側に排列されすぎている場

合：人工歯が舌側に排列されて，適切な舌のスペースが得られない．この場合は，新しく義歯を製作する適応症である
- 人工歯が頬側に排列されすぎている場合，義歯の頬側研磨面が咬合面側に向けて異常な形となる．この場合，頬筋が収縮するたびに義歯は不安定になる．これは，新しく義歯を製作する適応症である

虚弱で，治療に耐えられない高齢患者においては，使用中の義歯の咬合調整，義歯床縁の拡大およびリライニング，リベースがしばしば有効な術式となる．これらの治療は，簡単で便宜的，また，比較的安価ですむ．これらの治療によって生じる主な不都合な点は，患者の使用中の義歯を使用あるいは修正することにある．治療の結果，患者の満足が得られなかった場合，歯科医師としては：患者が治療に不安を抱いたり，患者自身のもともとの義歯も失われているという問題が起こる．使用中の義歯を診断用義歯として用いることによって，リライニングやリベースを行う前に，患者が使用している使用中の義歯を診断用に改造して数週間使用させて満足を得れば，このような危険性を減ずることができる．

使用中の義歯の複製による新義歯製作

高齢患者では，使用中の義歯から新義歯への適応は難しい．したがって，高齢患者の新義歯治療には，患者が新義歯の使用に慣れるために最大限の努力を払わなければならない．種々問題のある使用中の義歯ではあるが，その特徴を忠実に再現した使用中の義歯のコピーを用いることは，新義歯への適応が達成できる最良の治療法である (Heath and Johnson, 1981 ; Yemm, 1991)．これは，使用中の義歯の複製もしくはレプリカで，印象用トレー，咬合床および人工歯の排列用として用いられる．本術式の利点は，臨床的ステップを少なくできることである：

- 臨床的な診断段階で，使用中の義歯の特徴と修正の必要性を判断する
- 技工段階，使用中の義歯の陰型がつくられる．この後，義歯は患者に返される．陰型には床となる即時重合アクリリック・レジンとワックスを注入する．ワックス－アクリリック・レジン複製義歯は印象用トレーと咬合床として使用される
- 臨床の第2段階，複製義歯を用いて中心位と適切な垂直的な顎間関係を記録したのち機能印象が行われる
- 技工操作の第2段階，作業模型が製作される．複製義歯とともに作業模型は咬合器に装着する．人工歯排列は，顎間関係を検討したうえで行われ，その後，義歯は通常の方法で製作する
- 臨床の第3段階，コピー義歯を口腔内に試適する

試適段階で審美性と咬合を点検する．もし，安全な手順を選ぶならば，印象採得は

この段階まで延ばすべきである．最終印象は複製義歯を用いて閉口印象法で行われる．つぎに，石膏を注入してマスター模型が製作され，義歯は通常の方法で製作する．

本術式の欠点は，技工料金が比較的高価であることである．上記の代用術式として，旧義歯のワックス・レプリカを用いることがある（Yemm, 1991）．これらのレプリカは，堅いベース・プレートから成り，機能印象用個人トレー，咬合採得および人工歯排列に用いられる．

新義歯
（新規コンプリートデンチャー）

通法によるコンプリートデンチャーは，上下顎の全歯列と組織を再現する可撤性補綴装置である；それらは，固有の口腔構造および口腔関係を用いて製作される．多くの場合，高齢無歯顎患者はすでにコンプリートデンチャーを装着している．義歯をもたない，あるいは診断義歯を受け入れない無歯顎患者は，従来の治療法が適応となる．患者にはあらかじめ，インプラント治療が不適応になる場合，下顎のコンプリートデンチャーはとくに治療が困難で，治療効果もおもわしくないことも伝えておく．高齢で精神的なハンデをもつ患者では，適度に満足のいく上顎のコンプリートデンチャーを製作し，下顎コンプリートデンチャーの製作は避けることが賢明である．

一般的処置法

通常のコンプリートデンチャーは以下の手順で製作される：

1．既製トレーによる予備印象
2．予備印象の模型上で製作した個人トレーによる機能印象
3．顎間関係の記録
4．人工歯排列された蠟義歯の試適
5．完成義歯の装着
6．口腔内での咬合調整など

つぎの症例は高齢患者の下顎コンプリートデンチャーを通常の術式によって行った治療例を示す．

［症例：S夫人］

S夫人は74歳．大きいアパートで夫と同居している，やや老人特有の症状を有する女性であった．彼女の夫（S夫人に歯科医院に同伴した）は，妻には咀嚼困難があり，いつも食事のとき咀嚼能力の不満を訴え，それは彼女との食事を非常に不快なものにしていると述べた．S夫人は薬物治療（抗うつ剤）と精神安定剤の使用によって引き起こされる慢性の低血圧症であった．彼女には，頸部関節炎による慢性的な首の痛みおよび頭痛がある．彼女は，認識の機能不全，物忘れ，全身的な不安感など，アルツハイマー病の初期の徴候を呈している．5年前に，彼女は上下顎の前歯を抜歯して，

即時義歯を装着した．その後，上顎コンプリートデンチャーは満足に機能したが，下顎コンプリートデンチャーは常に何らかの問題を抱えていた．

使用中の義歯の診査の結果，咬合と咬合高径は適切であったが，下顎コンプリートデンチャーの切歯の排列があまりにも唇側に偏位していた（図 9-3a）．上顎の義歯はそのまま使用し，下顎義歯のみ新義歯を製作することにした．その目的のために，下顎の印象に1つの印象テクニックが用いられたが，それは義歯研磨面の形と同時に支持粘膜を印象し，また，水平的および垂直的な咬合関係が記録されるようにした．

機能的な予備印象は，既製トレー中に低粘度のアルジネート印象材を注入して行った．個人トレーのアウトラインは予備印象（図 9-3b）に外形線を印記し，研究模型に写された（図 9-3c）．個人トレーはアクリリック・レジン床と咬合堤で製作した（図 9-3d）．咬合床は上顎義歯に合わせて，これが患者に受け入れられることを確認し，咬合高径を設定した（図 9-3e, f）．機能印象はゴム質弾性印象材を用いて閉口印象法で採得した（図 9-3g）．印象を口腔内に置いたまま患者は正しい咬合平面，咬合高径，床縁の長さおよび咬合床の適合性を知ることができる（もし，機能印象が適合性の悪いものであったなら，とても最終義歯の適合性は得られない）．この症例では，患者は舌後退症であった．それは予後についてはマイナス因子である．口腔底の機能的な印象が得られた（図 9-3h）．これは，口腔底と舌縁の封鎖に大事な義歯舌側のフレンジの幅を形成した．顎間関係は咬合採得用ペーストで記録する．下顎の印象から作業模型がつくられ，咬合器に装着する．人工歯は咬合器上で上顎の第二大臼歯を除いて排列した（図 9-3i, j）．これにより，咀嚼力は顎堤に対して垂直に伝わるようになり，下顎義歯の咀嚼時の前方への推進を減少させることができた．さらに，下顎第二大臼歯を傾斜させることによって，前後運動，側方運動時の咬合接触が得られ平衡咬合を与えることができた．

下顎の機能印象に咬合床を用いるのは，上下顎顎間関係が異常で咬合採得が困難な場合に非常に有効である（図 9-4a～d）．そのような状況のとき，咬合床は審美性，機能性および安定性が得られる．下顎の最終印象によって，下顎義歯床のもっとも適切なスペースが得られ，患者にとっても好都合である．

咬合床を用いた試適操作

上顎義歯は装着しているが，下顎義歯は装着していない患者に試適義歯を製作することは，咬合高径の決定と下顎義歯の適切な外形を示すことがある．つぎの症例ではその術式について述べる．

［症例：P氏］

患者は73歳の男性で，口腔底部の有棘細胞癌の手術を受け，その後皮膚移植を受け

9 無歯顎患者の治療

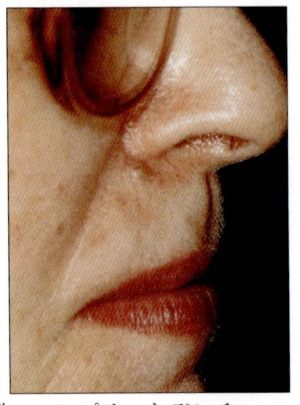

図 9-3a　74歳の女性．コンプリートデンチャーを装着した側貌を示す．下唇の側貌は下顎前歯が明らかに頬側に排列されすぎていることを示している．

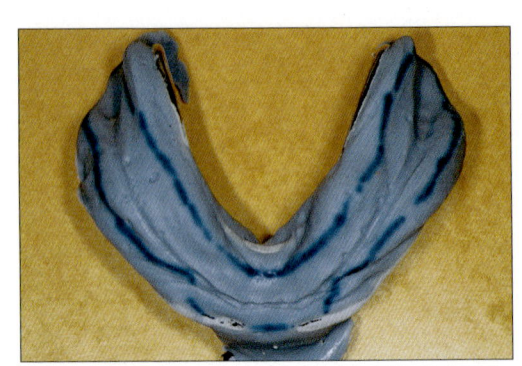

図 9-3b　個人トレーの外形線が解剖的予備印象上に記入されている．

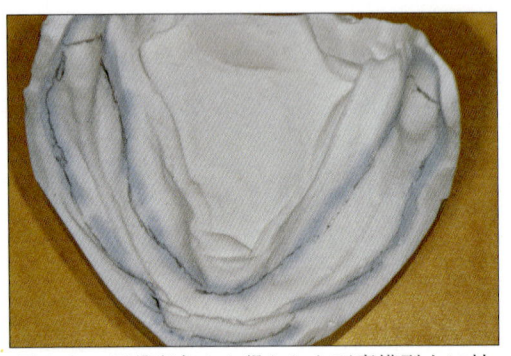

図 9-3c　予備印象から得られた石膏模型上に外形線が転写されている．

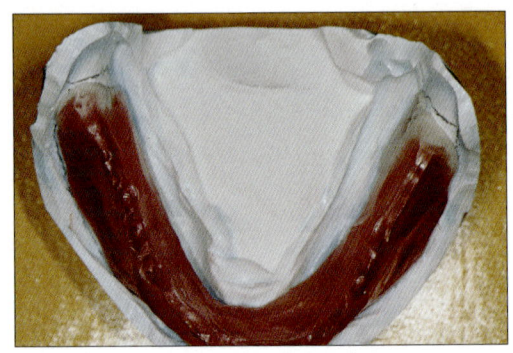

図 9-3d　アクリリック・レジン床とワックスの咬合堤で個人トレーを製作する．

た（図 9-5a）．通常の機能印象で下顎前歯部の組織形態と機能を，再現するのは困難であった．アルギン酸による予備印象を行い，個人トレーを製作した．個人トレーを用いて，熱可塑性の材料で辺縁形成し，低粘度のシリコーン印象材を用い，機能印象を行った（図 9-5b）．研磨面と同様，義歯負担域は，基底部，頬側および舌側に印象材を応用することによって決定された．シリコーンのパテ状印象材を用いて，印象に圧接してコアを取った．印象を取り外し，

アクリリック・レジンを注入することによって，機能印象されたレプリカが得られた（図 9-5c, d）．複製義歯であるレプリカは上顎義歯と適切な咬合高径を得るために咬合調整を行った．レプリカは，粘性流動の低いティッシュ・コンディショナーでリライニングされ，患者は日中だけレプリカを装着するように指導された．

リコールを定期的に行い，レプリカを修正した．正しい咬合関係が得られたとき，下顎にレプリカを，上顎に使用中の義歯・

新義歯(新規コンプリートデンチャー)

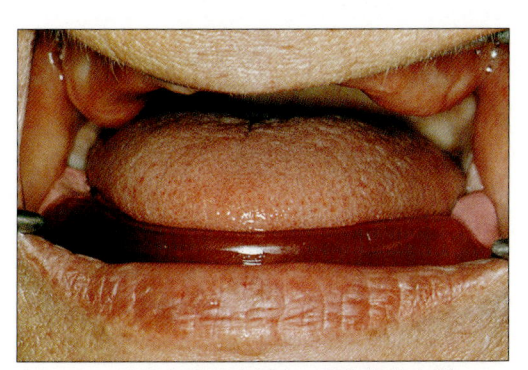

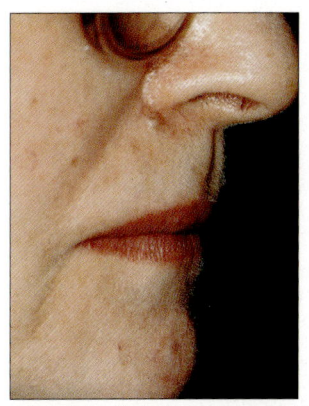

図 9-3e 適正な咬合高径は，咬合堤を上顎コンプリートデンチャーに適応させて設定した．

図 9-3f 前歯部，ワックス咬合堤を用いて自然なリップサポートがつくられた．

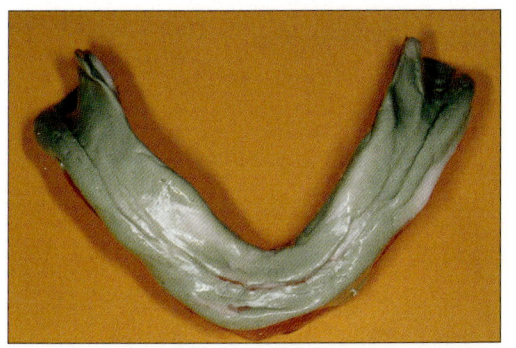

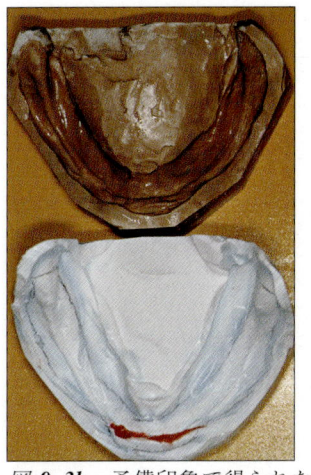

図 9-3g 機能印象は，閉口印象法でラバー印象材を用いて行われた．

図 9-3h 予備印象で得られた研究模型と，機能印象によって得られた作業模型との比較．口腔底の機能的印象が得られている．

図 9-3i 側方運動時の作業側は良好な咬合関係が得られている．

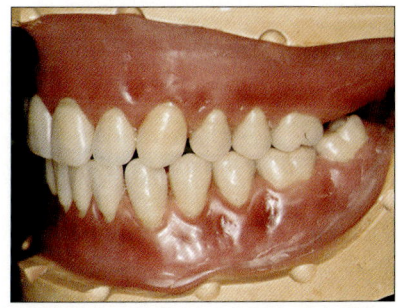

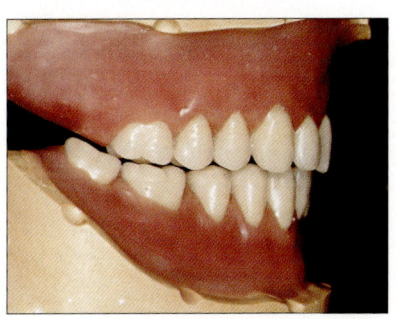

図 9-3j 側方運動時の平衡側，傾斜を与えた下顎の第二大臼歯と上顎の第一大臼歯とが咬合接触している．

215

9 無歯顎患者の治療

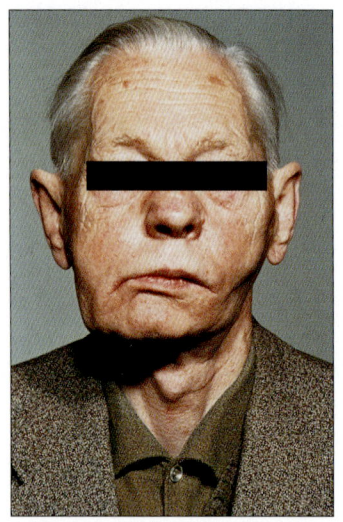

図9-4a 下顎骨骨折のため右側に正中がずれている無歯顎患者を示す.

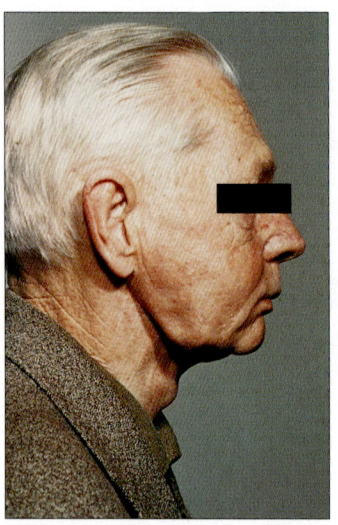

図9-4b 患者の側面観.義歯によって上下口唇の支持が保たれている.

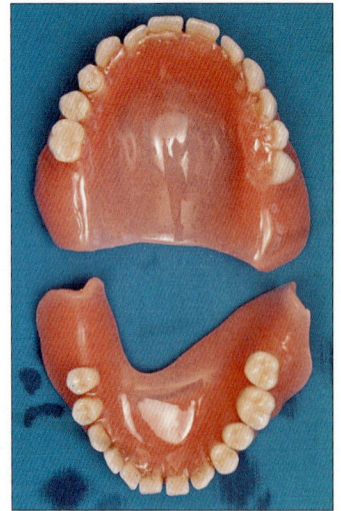

図9-4c 義歯の咬合面観.正中がずれているにもかかわらず,咬合接触は臼歯部で保たれている.

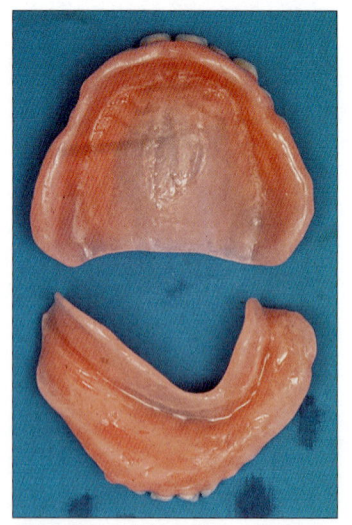

図9-4d 下顎の印象.印象は,咬合床を個人トレーとして用いた.咬合床は上顎咬合床とで口唇の支持と咬合接触を得るように,ワックスで外形を再現した.

咬合床を適合して最終印象と中心位での上下顎間関係の記録を行った(図9-5e)．人工歯排列は咬合器上で行い，口腔内で蠟義歯の試適を行った．義歯は，最終的にアクリリック・レジンに置き換えられて，患者の口腔内に装着された(図9-5f, g)．

この術式は，協力的な高齢無歯顎者ではあるが，解剖学的あるいは顎間関係の条件の悪い症例，および下顎コンプリートデンチャーが適応しにくい難症例にも適している．この術式はインプラント補綴にも応用できるかもしれない．レプリカは将来の義歯に関して，適切なインプラント植立位置を選択するガイドとして使用することができる．

インプラント支持のコンプリートデンチャー

高齢患者では，新しいコンプリートデンチャーに適応し，可撤性義歯として良好な装着感，効率的な口腔機能を得ることが困難な場合がある(Agerberg and Carlsson, 1981)．その理由は，年齢とともに義歯に対する神経生理学的な受容性が減少するためである．したがって，高齢者が高齢になってからはじめて義歯を装着したり，また，新義歯が使用中の義歯とは異なった形態の義歯である場合，さまざまな問題が生じることはよくみられることである．そのうえ，患者は使用中の義歯に心理的に慣れていない場合がある．このことも，神経生理学的な受容性にマイナス効果を示す．

このことから，臨床家はつぎの3つの重要な問題に対処しなければならない：

- 顎堤吸収の著しい患者の治療と，神経筋機構に調和した義歯の提供
- 義歯を心理的に受け入れることが困難な患者の治療
- 欠損部顎堤のより一層の吸収を防ぐこと，もしこれがあると長期間義歯を装着した場合に不確実な予後を引き起こすことが予想される

これらの困難を軽減するため，2つの異なった術式がある：(1)外科的補綴前処置によって，義歯負担域の組織の質と量を改善する．(2)オッセオインテグレイティッド・インプラントによって義歯の維持と安定を高める．

外科的補綴前処置

歯肉頬移行部を深くすることや，欠損部顎堤を増加させるといったような伝統的な外科的補綴前処置が，義歯負担域の適正な拡大を得るために使用されてきた．これは，論理的なように思われるが，長期的には，外科的補綴前処置によって改善された顎堤形態と補綴の予後とに，決定的な関連性はない．一方では，義歯床下組織における病的状態の処置は，不快感と病的状態を最小とすることに関連しており，患者の要求は容易に満たされる(Hillerup, 1994)．著しい

9 無歯顎患者の治療

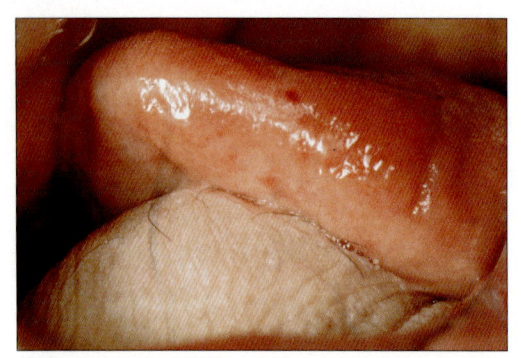

図 9-5a　73歳の男性．口腔底の spinocellular（棘細胞）癌で手術が行われ，皮膚移植を受けた．

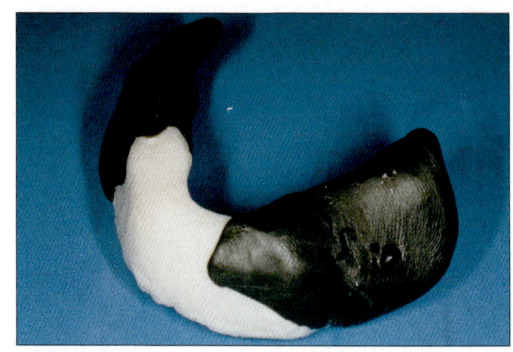

図 9-5b　熱可塑性の材料で修正された個人トレー．このトレーは粘性の低いシリコーン印象材で機能印象を採得するのに用いられる．

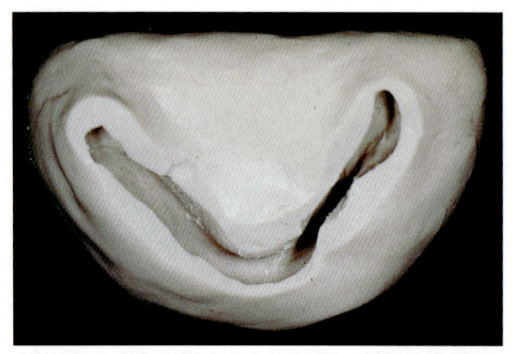

図 9-5c　印象が撤去された状態．印象は全周囲にわたってシリコーンパテ状材料の中に埋められていた．

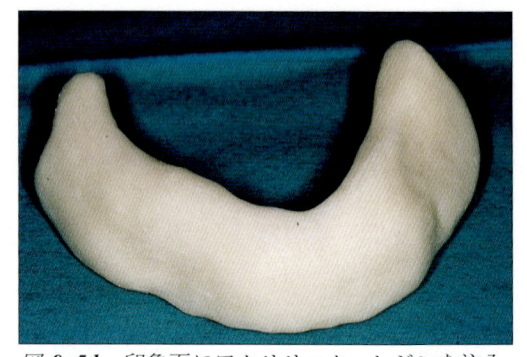

図 9-5d　印象面にアクリリック・レジンを注入して得られた機能的なレプリカ．レプリカは，咬合調整を上顎の使用中の義歯に対して行い，ティッシュ・コンディショナーでリライニングされる．それは，その日1日だけ一日中装着させ，その後，通法によって患者の満足が得られるまで定期的に調整する．

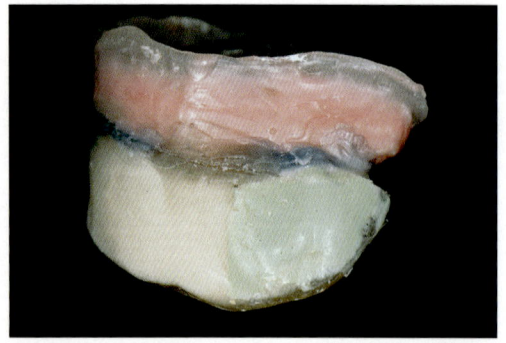

図 9-5e　2週間後に得られた下顎の最終印象は，同時に上顎咬合床に対して中心位における顎間関係が記録されている．

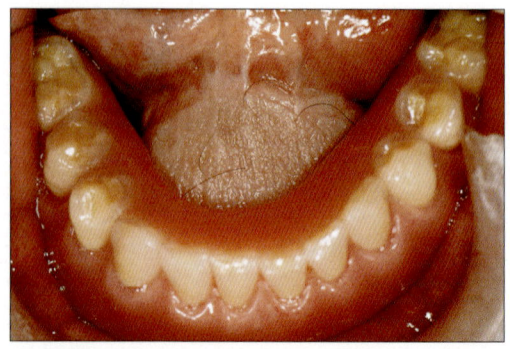

図 9-5f　レプリカに対応した形態をもつ下顎義歯の咬合面観を示す．

インプラント支持のコンプリートデンチャー

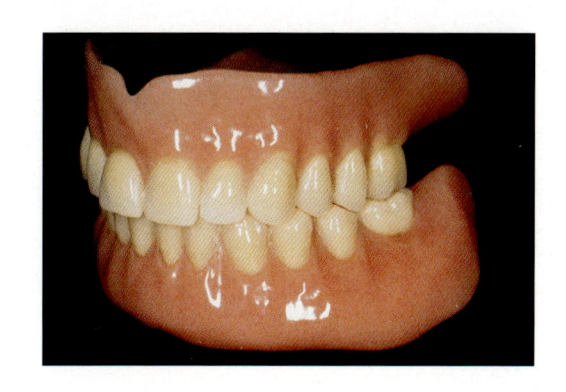

図 9-5g　上下顎義歯の側面観を示す.

顎堤の吸収がみられる症例において，強く結合したインプラント周囲の角化粘膜を必要とする場合，口蓋粘膜の遊離片移植を伴う口腔前庭形成術が効果的である (Buser, 1987)．顎堤形成術は，骨内インプラントを行うには顎堤吸収が大きな，高齢患者にのみ用いられるべきである (Hillerup, 1994)．極端な欠損部顎堤の吸収があり，従来のインプラント治療が不可能なときに，そのような治療方法は上顎で用いられる場合がある．しかしながら，これは上顎の骨質，骨量ともに良好な状態の場合のインプラントに比べ，成功率は低く合併症も伴う困難な術式である (Widmark, et al, 1998)．

固定性および可撤性の補綴装置

インプラント支持補綴装置の治療を受ける無歯顎患者には，3つの可能性がある：6～8本のインプラント体で維持される固定性のインプラント，4～6本のインプラント体で維持される固定性・可撤可能なインプラント，2～4本のインプラント体で維持されるインプラント支持型のオーバーデンチャーである．固定性の方が，インプラント支持型のオーバーデンチャーよりも快適で，適合および咀嚼機能が良好なのは明らかである．しかしながら，欠損部顎堤がきわめて吸収しているときは，インプラント支持型のオーバーデンチャーは，固定性修復よりも審美的で発音障害もなく安価である．また，インプラント支持型のオーバーデンチャーは，すでにコンプリートデンチャーを装着している高齢患者にとっては素晴らしい治療法である．

固定性陶材焼付け補綴装置

高齢患者におけるインプラント支持の固定性補綴装置では，素晴らしい結果が報告されている (Jemt, 1993)．固定性インプラントは，上顎で欠損部顎堤の吸収が少ない

か，または中等度の場合とくに適応症となる．通常，強い曲げ力を防ぐために，少なくとも6本のインプラント体を埋入して，前歯部に左右2本ずつのアバットメントを，遠心に左右1本ずつ以上のアバットメントを設置するのが通常の基本である(Rangert, et al, 1989；Beumer, et al, 1993)．最終的な陶材焼付け修復を施す前に，固定性のプロビジョナル・レストレーションをセメントで仮着する(Sadowsky, 1997)．仮着して，審美性，咬合様式および咬合高径の確認を行う．さらに，初期のインプラントの不適合もこの仮着の段階で発見でき，失敗を防ぐことが可能である．

陶材焼付け補綴装置を用いるには難点がある．経費がかかり，一部の患者においては断念せざるをえない．また，ロングスパンのフレーム・ワークの場合，分割またはろう付しなければならない．また，陶材が破折したとき，修理するのは難しく，高価なものとなる．しかしながら，顎堤の吸収が少ない場合，下顎のインプラント支持の固定性義歯は望ましい結果が得られる．

固定性・可撤可能な補綴装置

インプラント支持による固定性・可撤式補綴装置は，ネジによってインプラント体に結合されるメタルフレームを含む固定性義歯である．この補綴装置は，中等度から高度な吸収を含む上顎が適応で，15年装着後の成功率が92％と報告され，高く評価されている(Adell, et al, 1990)．通常，梃子作用を受ける補綴装置を支持するため，前歯部に4〜5本のインプラント体が設置される．中等度から高度の骨吸収の場合，固定性・可撤式インプラント義歯は，顎骨や軟組織欠損の骨吸収の形態再現をすることができる．しかしながら，吸収した上顎での補綴治療は，外科的補綴前処置とインプラントを用いても困難で，複雑である(Chan, et al, 1996)．下顎に中等度から高度の骨吸収がみられる場合，固定性・可撤式インプラントの治療は上顎と同様に適応となる．長期観察では，下顎は上顎よりも成功率が高い(Adell, et al, 1990；Friberg, et al, 1991)．

オッセオインテグレーションは加齢によって骨性治癒に影響を受けているかもしれない．しかしながら，高齢者と中高年者の口腔インプラントを比較する研究では，インプラント残存率に統計的に有意な差はみられなかった(Kondell, et al, 1988；Bass and Triplett, 1991；Jemt, 1993；Zarb and Schmitt, 1994；Bryant and Zarb, 1998)．研究報告では，インプラントの成功率は高齢者で94〜97％，若年者で88〜99％と報告されている．インプラント補綴装置設計の多くは，5〜6本のインプラント体を用いた固定性・可撤式インプラントを使用しているが，これら以外に，2〜3本のインプラント体によって支持される下顎オーバーデンチャーも多くみられる．高齢患者のためのオッセオインテグレーションにおけるトロント大学の研究報告は，患者の口腔衛生がよくなくても，長期的なインプラントの経過観察では禁忌とはならないと結論づけ

た(Zarb and Schmitt, 1994).

オーバーデンチャー

軽度から中等度に吸収した顎堤を対象としたインプラント治療の成功によって，より広範な骨欠損を伴う顎堤への試みがなされるようになってきた．上顎が吸収した患者の回復のためには，6本あるいはそれ以上のインプラントと骨移植，またはインプラント植立の改良技法が必要となる(Jemt, et al, 1992; Gunne, et al, 1995; Widmark, et al, 1998)．しかしながら，下顎では極端な骨吸収があっても，2〜4本のインプラント支持オーバーデンチャーによって治療することができる(Mericske-Stern, 1994; Zarb and Schmitt, 1994)．最近の文献に基づいて，臨床的な状態を考慮したインプラント体によって支持されるオーバーデンチャーの，設計に関する治療概念が示された(Batenburg, et al, 1998)．この治療案によれば，義歯の安定と咀嚼能率を増大するための一般的概念は，バーによって連結された2本のインプラント体を用いることである(Batenburg, et al, 1998)．骨の高さが12mm未満の場合，下顎の歯槽弓が狭い場合，上顎に残存歯を有する場合，および下顎粘膜に慢性的な疼痛のある場合には，4本のインプラント体をバーによって連結することが好ましい．2本のシングル根面アタッチメントは，口腔衛生がうまく行われない患者，およびインプラント体を遠心に設置するような下顎の歯槽弓が狭い患者に適応する．バーを後者の場合に設置すれば，バーが舌の動きを障害するであろう．根面アタッチメントかバー・アタッチメントかの選択は，いくつかの視点から考慮すべきである．

バー・アタッチメント

バー・アタッチメントの利点は，インプラント体とのよりよい力の伝達と，よりよい維持力の発現である．欠点は，技工操作が複雑であること，インプラント基底部の口腔衛生を容易にするため，バーと粘膜部の間に十分なスペースを垂直的間隙にとらなければならないことである(図 9-6a, b)．維持は，金属またはポリオキシメチル・プラスティッククリップで行われるが，プラスティッククリップは比較的頻繁に取り替えなければならない(Chan, et al, 1996)．義歯を重合した後に小さな間隙が残っているように，バーとクリップの間にスペーサーを置くことが賢明である．このことによって，バーと義歯とが接触する前に咀嚼時に義歯の垂直的な移動が可能となる．

根面アタッチメント

根面アタッチメントの利点は，シンプルであり，安価で，さらにインプラント体に平行性がなくてもよいことである．このシステムはとくに高齢者の下顎に有効である．なぜなら，使用中の義歯を利用することができ，その結果，経費を節約することができるからである．インプラント植立は，下顎犬歯相当部位に位置すべきである：しかしながら，下顎オーバーデンチャーが1本

9 無歯顎患者の治療

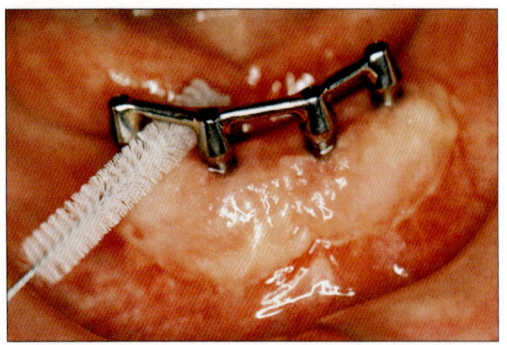

図 9-6a　バー・アタッチメントで4本のITI Bonefitインプラントを連結した．このことによって良好な力の配分をもたらす．バーと粘膜との間に適切な口腔衛生が可能な十分なスペースがある．

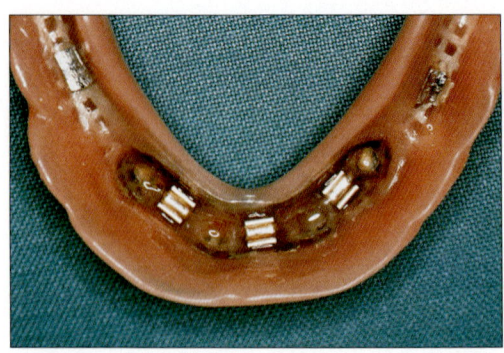

図 9-6b　義歯は維持クリップ（フィメール）が装着されたコバルトクロム合金のフレーム・ワークで補強されている．

のインプラントを支台として装着された患者においても，満足のいく治療結果が得られている（Cordioli, et al, 1997）．インプラントを過度に評価する危険性はバー・システムよりも重大であると考えられているようである：下顎オーバーデンチャー支持に，バー・アタッチメントか根面アタッチメントのどちらを用いるかの選択は，臨床的に明確であるとは思えない（Gotfredsen, et al, 1993；Wismeijer, et al, 1997）．

ほとんどのシステムでは，根面アタッチメントの固定はフィクスチャーにネジで止められるが，フィメールは義歯のレジンに埋められる．フィメールは，つぎの3つのタイプのうちの1つになる：

- O-リング．これを維持しているのはゴムリングである．これはすり切れるため，年に3～4回取り替えなければならない．ただ，取り替えのとき，インプラント体と義歯を同時にメインテナンスできる．

インプラントには平行性があるべきで，そうでないとゴムは数週間以内に擦り減るであろう

- 金属でつくられたフィメール Dalbo Rotex システム．このシステムでは，緩圧性は少ししかないが，維持力はO-リング・システムの2倍である
- フィメールがスプリングを含む球状の金属アンカー．このアタッチメントは弾性があり，容易に動く利点がある

磁性アタッチメント

原則として，磁性アタッチメントと根面アタッチメントとは同一の適応症である．磁性アタッチメントの利点は，インプラントに対する水平的な力が排除されて，また，インプラント体間に多少平行性がなくても義歯装着が可能であることである．磁性アタッチメントの欠点は口腔内環境において腐食する傾向があり，また，O-リング・アタッチメントほど効果的でないことであ

る(Burns, et al, 1995a, 1995b).

インプラント支持オーバーデンチャーによるリハビリテーション

使用されるインプラントのタイプによって，それぞれの術式で進めなければならない．本章では，ITI-Bonefitシステムのテクニックについて述べる．現在では，中空シリンダ，中空スクリューおよび充実スクリューの3種類から選択することができる．2～4本のインプラント体がバータイプ・アタッチメントによって連結されるか，2本のインプラント体で根面アタッチメントで維持する方法がある．通常，インプラント体の埋入は，1回の外科処置で歯肉貫通法で行われる．インプラント体が植立されてから，適合している義歯基底面はインプラント部位にリリーフを設定して，オッセオインテグレーション(骨結合)がなされる3～6か月間待つ．

バー・アタッチメント応用オーバーデンチャー

インプラント植立3～6か月後，インプラントの印象を採得することができる．アルミニウム・トランスファー・ピンをインプラント体に固定して，シリコーンによる機能印象を行う．技工用のインプラント体(テンポラリー・アバットメント)が印象用キャップ(トランスファー・ピン)に固定される．そして，印象面に超硬石膏を注入する．ゴールド・キャップを作業模型上の技工用のインプラント体(テンポラリー・アバットメント)にオクルーザル・スクリューで固定する．そして，バーは通常の術式でゴールド・キャップにろう付される．バーと粘膜部のスペースは最低3mmとなるように注意する．ゴールド・キャップにろう付されたバーは，つぎに，作業模型上で適合を確実にするためにテンポラリー・アバットメントにネジで固定される．適合は患者の口腔内でも確認される．作業模型は咬合器に装着して人工歯排列が行われる．その後，クリップがバーに取り付けられる．それが4本あるいはそれ以上のインプラントによって支持されるならば，義歯を補強するためにスケルトンがつくられる．義歯を支持するインプラント体が2～3本でしかない場合，リジッドな設計はインプラント体に対して荷重が大きくなりすぎるため，設計上好ましくない．

もし使用中の義歯が客観的に満足なものであり，インプラントに装着しても問題がないと思われるとき，患者に新義歯を製作するのは不必要である．インプラントが埋入された後，使用中の義歯の内面の埋入部分をくり抜き，インプラント上部構造に圧力がかからない．維持クリップの位置を変えずに，義歯は間接法でリライニングすることができる．

根面アタッチメント応用オーバーデンチャー

根面アタッチメントをインプラントに用いるには，つぎの2つの術式が考えられる．1つは新義歯をつくる方法，他方は使用中

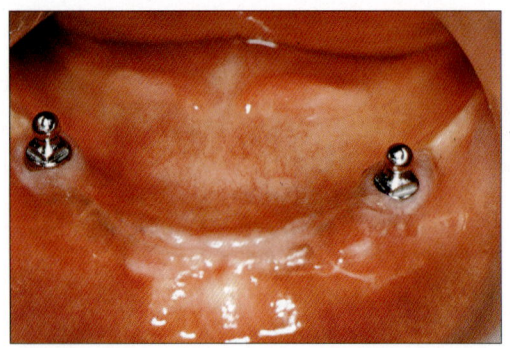

図 9-7a 2つのITI-Bonefit インプラントに直接固着された球状のシングル・アタッチメント（Dalla Bona）．（Straumann, Waldenburg, Switzerland）．下顎の使用中の義歯は満足な状態である．

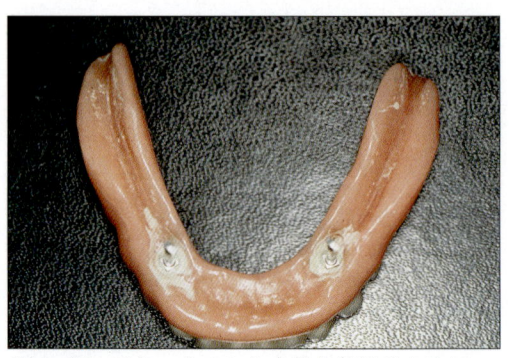

図 9-7b アタッチメントを取り付けるために，窪みを付与した義歯．義歯をトレーとして用いて，アタッチメントのメールの印象が採得され，印象内にインプラント・アバットメントアナログが置かれている．

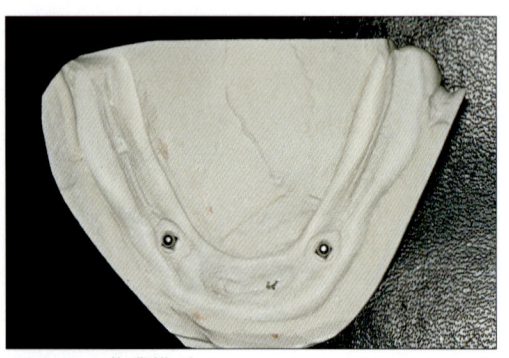

図 9-7c 作業模型にアバットメント・アナログが固定されている．

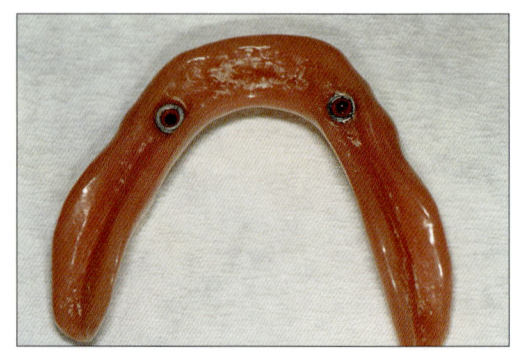

図 9-7d フィメールの維持装置をアバットメント・アナログに設置し，模型上で義歯床を重合する．

の義歯を改造して用いる方法である．新義歯を製作する術式は，既製の印象キャップを用いて機能印象を行う：印象キャップは技工用インプラント体に正確に固定するのに用いる．義歯は通常の術式で，床用レジンにアタッチメントと一体化して従来の手順で製作する．

　もし，使用中の義歯を使用することができるのであれば，フィメールの位置となる義歯床粘膜面をくり抜いて，常温重合レジンで直接法あるいは間接法によって，アンカー・ヘッド用フィメールを止めることができる（*図 9-7a～d*）．

結　論

　臨床医は無歯顎患者の機能回復のために，使用中の義歯をリライニングしたり修理するか，あるいは複製するか，または通法に

結論

表 9-2 天然歯支台とインプラント支台とのアタッチメント維持オーバーデンチャーの比較.

	天然歯根	インプラント
カリエスリスク	−	++
歯周組織／インプラント周囲組織の併発症	+	+
口腔衛生の容易さ	+	++
顎堤吸収の程度	++	++
咬合力・感覚のフィードバック	++	+
補綴的困難性	++	++
患者の快適さ	++	++
コストの有効性	++	++

++：良，+：可，−：不可．

よって新義歯を製作するか，インプラント支持のオーバーデンチャーや固定性陶材焼付けブリッジを適用するなど，広範な治療術式をもっていなければならない．患者の要求，治療の可能性，および客観的な治療の必要性に応じて，健康な高齢者にすべての治療方法を適用することができる．しかしながら，治療を求める患者の希望は，しばしば患者のこれまでの経験や，自尊心および社会経済的な状況に基づく．この背景からすれば，異なった治療方法の可能性の広範な情報を事前に説明するのは重要である．高齢であるという理由だけから，種々の適切な治療法を受けさせず，ただ1つの術式のみに限定させてはならない．これは，たとえ高齢者であっても健康な患者では，インプラント支持コンプリートデンチャーの長所に関する説明を受けるべきであることを意味する．結局のところ，年齢はインプラントのオッセオインテグレーション（骨結合）には影響しないし，インプラント周囲骨の骨吸収の速度は1年に0.1〜0.2mmであるので，高齢の患者がオッセオインテグレーション（骨結合）反応よりも長生きしないことは明白である（Bryant, 1998）．実際，インプラント支持オーバーデンチャーは，容易に調整・修復が可能で，取り外しのできる義歯として口腔衛生上も有利である．その結果，これらのインプラント支持オーバーデンチャーは，介護によって口腔衛生管理を必要とする虚弱高齢患者にも適応となる（Mericske-Stern, 1994）．

1つの疑問が，歯科医師間で大きな議論になるかもしれない：すなわち，歯を保存すべきなのか，インプラントに置き替えるべきなのかということである．臨床医が患者に適切な口腔衛生を保つように動機づけようとする，そのもっとも強い理由の1つは，天然歯を保存することが，補綴処置を避けるために重要であるからである．しか

し，歯科医師は欠損歯列となって何らかの補綴治療を必要とし，カリエスの進行をコントロールすることが困難な高齢患者の場合，抜歯を行ってインプラントを選択することを考える傾向にある．この選択は，上顎が小数歯残存あるいは無歯顎である場合，また，下顎の犬歯を含む前歯がカリエスに冒されている場合の下顎骨において，とくに試みられる(表9-2)．天然歯根に替えてインプラントを適用するメリットは，カリエスリスクがないこと，口腔衛生が容易なことである．主な短所は，感覚のフィードバックが天然歯支持による義歯と比較して減少することである．これはインプラント支持オーバーデンチャーの場合，比較的頻繁に調整と修理が必要となる理由を物語っている(Walton and MacEntee, 1997)．

インプラント支持型のオーバーデンチャーの場合，上顎義歯が緩くなり，臼歯部よりも前歯部での咬合圧が増加することによる上顎前歯部の歯槽骨吸収がみられることから，インプラント支持型のオーバーデンチャー装着後3年間の経過観察が必要である(Lechner and Mammen, 1996)．しかしながら，この危険性は下顎前歯部が天然歯で，上顎がコンプリートデンチャーにおいてもみられる．できれば，上顎の天然歯根は，咬合の安定と上顎前歯部歯槽骨吸収を防ぐため保存されるべきである．もし，上顎のインプラント体によって義歯を支持させようとする場合には，強固に連結された少なくとも4本のインプラント体が必要である．

治療に理解を得られない痴呆患者にとっては，使用中の義歯を一時的にリライニングするのが，患者にとっての快適さ，咀嚼能率の改善のためにもっともよい方法である．もし，使用中の義歯がない場合には，下顎コンプリートデンチャーを製作するのは避けて，審美的な理由で上顎コンプリートデンチャーのみを製作するのが賢明である．原則どおりに下顎コンプリートデンチャーによる治療を行う前に，患者の希望することに臨機応変に対処することが必要である．

参考文献

Adell, R., Eriksson, B., Lekholm, V., Brånemark, P.I., Jemt, T. (1990) Long term follow-up study of osseointegrated implants in the treatment of totally edentulous jaws. Int. J. Oral Maxillofac. Implants 5:347–359.

Agerberg, G., Carlsson, G.E. (1981) Chewing ability in relation to dental and general health: analysis of data obtained from a questionnaire. Acta Odontol. Scand. 39:147–153.

Basker, R.M., Sturdee, D.W., Davenport, J.C. (1978) Patients with burning mouth. A clinical investigation of causative factors including the climacteric and diabetes. Br. Dent. J. 145:9–16.

Bass, S.L., Triplett, R.G. (1991) The effects of preoperative resorption and jaw anatomy on implant success. Clin. Oral Implants Res. 2:193–198.

Batenburg, R.H.K., Meijer, H.J.A., Raghoebar, G.M., Vissink, A. (1998) Treatment concept for mandibular overdentures supported by endosseous implants: A literature review. Int. J. Oral Maxillofac. Implants 13:539–545.

Beumer, J., Hamada, M.O., Lewis, S. (1993) A prosthodontic overview. Int. J. Prosthodont. 6:126–130.

Braden, M., Wright, P.S., Parker S. (1995) Soft lining materials—A review. Eur. J. Prosthodont. Rest. Dent. 3:163–174.

Bryant, S.R. (1998) The effects of age, jaw site, and bone condition on oral implant outcomes. Int. J. Prosthodont. 11:470–490.

Bryant, S.R., Zarb, G.A. (1998) Osseointegration of oral implants in older and younger adults. Int. J. Oral Maxillofac. Implants 13:492–499.

Budtz-Jørgensen, E. (1996) Prosthetic considerations in geriatric dentistry. In Textbook of Geriatric Dentistry. 2nd ed, eds. Holm-Pedersen P., Löe H. pp. 446–466. Copenhagen: Munksgaard.

Burns, D.R., Unger, J.W., Elswick Jr., R.K., Beck, D.A. (1995a) Prospective clinical evaluation of mandibular implant overdentures: Part I—retention, stability, and tissue response. J. Prosthet. Dent. 73:354–363.

Burns, D.R., Unger, J.W., Elswick Jr., R.K., Giglio, J.A. (1995b) Prospective clinical evaluation of mandibular implant overdentures: Part II—patient satisfaction and preference. J. Prosthet. Dent. 73:364–369.

Buser, D. (1987) Vestibuloplasty with free mucosal grafts in implants in the edentulous mandible. Surgical method and preliminary results. Schweiz. Monatsschr. Zahnmed. 97:766–772.

Chan, M.F.W.-Y., Johnston C., Howell, R.A. (1996) A retrospective study of the maintenance requirements associated with implant stabilised mandibular overdentures. Eur. J. Prosthodont. Rest. Dent. 4:39–43.

Cibirka, R.M., Nelson, S.K., Lefebvre, C.A. (1997) Burning mouth syndrome: A review of etiologies. J. Prosthet. Dent. 78:93–97.

Cordioli, G., Majzoub, Z., Castagna, S. (1997) Mandibular overdentures anchored to single implants: A five-year prospective study. J. Prosthet. Dent. 78:159–165.

Friberg, B., Jemt, T., Lekholm, V. (1991) Early failures in 4,641 consecutively placed Brånemark dental implants: a study from stage 1 surgery to the connection of completed prosthesis. Int. J. Oral Maxillofac. Implants 6:142–146.

Gotfredsen K., Holm, B. Sewerin, I., Harder, F., Hjörting-Hansen, E., Pedersen, C.S., Christensen, K. (1993) Marginal tissue response adjacent to Astra Dental Implants® supporting overdentures in the mandible. A 2-year follow-up study. Clin. Oral Implants Res. 4:83–89.

Gunne, J., Nyström, E., Kahnberg, K.-E. (1995) Bone grafts and implants in the treatment of the severely resorbed maxillae: A 3-year follow-up of the prosthetic restoration. Int. J. Prosthodont. 8:38–45.

Hammond, J., Thomson, J.C. (1982) Diagnosis of complete denture difficulties. Dent. Update 9:35–40.

Heath, J.R., Johnson, A. (1981) The versatility of the copy denture technique. Br. Dent. J. 150:189–193.

Hillerup, S. (1994) Preprosthetic surgery in the elderly. J. Prosthet. Dent. 72:551–558.

Jemt, T. (1993) Implant treatment in elderly patients. Int. J. Prosthodont. 6:456–461.

Jemt, T., Book, K., Lindén, B., Urde, G. (1992) Failures and complications in 92 consecutively inserted overdentures supported by Brånemark implants in severely resorbed edentulous maxillae: A study from prosthetic treatment to first annual check up. Int. J. Oral Maxillofac. Implants 7:162–167.

Kelly, E. (1972) Changes caused by a mandibular removable partial denture opposing a maxillary complete denture. J. Prosthet. Dent. 27:140–150.

Kondell, P.A., Nordenram, A., Landt, H. (1988) Titanium implants in the treatment of edentulousness: Influence of patient's age on prognosis. Gerodontics 4:280–284.

Lamey P.-J., Lamb, A.B. (1994) Lip component of burning mouth syndrome. Oral Surg. Oral Med. Oral Pathol. 78:590–593.

Lang, B.R. (1994) A review of traditional therapies in complete dentures. J. Prosthet. Dent. 72:538–542.

Lechner, S.K., Mammen, A. (1996) Combination syndrome in relation to osseointegrated implant-supported overdentures: A survey. Int. J. Prosthodont. 9:58–64.

Maresky, L.S., van der Bijl, P., Gird, I. (1993) Burning mouth syndrome. Evaluation of multiple variables among 85 patients. Oral Surg. Oral Med. Oral Pathol. 75:303–307.

Mericske-Stern, R. (1994) Overdentures with roots or implants for elderly patients: A comparison. J. Prosthet. Dent. 72:543–550.

Nikawa, H., Hagashi, S., Nikawa, Y., Hamada, T. (1993) Interactions between denture lining material, protein pellicles and Candida albicans. Arch. Oral Biol. 38:631–634.

Rangert, B., Jemt, T., Jörneus, L. (1989) Forces and moments on Brånemark implants. Int. J. Oral Maxillofac. Implants 4:241–247.

Sadowsky, S.J. (1997) The implant-supported prosthesis for the edentulous arch: Design considerations. J. Prosthet. Dent. 78:28–33.

Tourne, L.P.M., Fricton, J.R. (1992) Burning mouth syndrome. Critical review and proposed clinical management. Oral Surg. Oral Med. Oral Pathol. 74:158–167.

Walton, J.N., MacEntee, M.I. (1997) A prospective study on the maintenance of implant prostheses in private practice. Int. J. Prosthodont. 10:453–458.

Widmark G., Andersson, B., Andrup, B., Carlsson, G.E., Ivanoff, C.-J., Lindvall, A.M. (1998) Rehabilitation of patients with severely resorbed maxillae by means of implants with or without bone grafts. A 1-year follow-up study. Int. J. Oral Maxillofac. Implants 13:474–482.

Wismeijer, D., Van Waas, M.A.J., Vermeeren, J.I.J.F., Mulder, J., Kalk, W. (1997) Patient satisfaction with implant-supported mandibular overdentures. Int. J. Oral Maxillofac. Surg. 26:263–267.

Yemm, R. (1991) Replacement complete dentures: no friends like old friends. Int. Dent. J. 41:233–239.

Zarb, G.A., Schmitt, A. (1994) Osseointegration for elderly patients: The Toronto study. J. Prosthet. Dent. 72:559–568.

10 予防法と治療後のメインテナンス・ケア

　高齢者に対する歯科および補綴診療の目的は，過度の治療をしないように適切な予防法を決定し，咀嚼系の健康と機能を持続することにある．したがって，どのような補綴治療においても，その開始前にできるかぎり最善な口腔衛生方法を決定することと，患者の協力度を考慮した合理的な治療計画を立案することが重要である．

　補綴治療後には，口腔衛生予防法に重点を置いた患者のリコール方法を策定しなければならない．この間，治療上起こりうる技術的な失敗や修復処置，あるいは支持組織をいかにして維持するかにも注意を払わなければならない．リコールの来院は6～12か月ごとといったように定期的な間隔で計画されるべきである．齲蝕や歯周疾患に関してリスクが高いとみなされる患者は，頻繁にリコールすることが重要である．とくに問題なのは，高齢の虚弱で家に閉じこもっている，あるいは施設に入居している人たちの適切な口腔衛生状態のメインテナンスである．多くの場合，これらの患者は以前に歯科医院に来院したことがあり，何年もの間彼らを治療してきた主治医に，歯科および補綴診療を受診できればありがたいと思うであろう．このことは，開業医が必要なときに患者の家庭を訪問する準備ができており，家庭での歯科ホーム・ケアを実行するのに必要なものを備えていなければならないことを意味している．長期介護施設で生活している高齢者に対して，施設で勤務している歯科医師は，介護者と一緒に口腔衛生，および補綴的なメインテナンスに関する施設居住者の必要性を個々に考慮して，リコール方法を立てなければならない．

齲蝕予防法

　過去20年以上，西ヨーロッパにおける齲蝕の罹患率は低下しており，人口に対する

残存歯数は増加している(Todd and Lader, 1991). 同時に, いくつかの国では人口の高齢化と膨張が起こっており, その結果, 65歳以上の高齢者の数の急激な増加が起こり, このような世代の人に対する齲蝕予防計画の必要性が増加すると思われる(Galan and Lynch, 1993). 高齢者は, 動作の緩慢化と(もしくは)精神的および肉体的な健康の障害から, 臨床医が歯科充填治療を行うことが困難となっていることが多いので, 高齢者に対する効果的な齲蝕予防法を導入することは非常に重要である(Simons, et al, 1997). 歯科診療を受ける際に, 高齢者が抱えている問題は別としても, 根面齲蝕の充填処置は通常困難であり, 充填をしない処置が治療の最善の選択であることも多い(Fejerskov, 1994). 歯冠および根面齲蝕に対する予防法は基本的には同じであり, 口腔衛生, 食餌のカウンセリング, フッ素処理および齲蝕誘発菌に対する抗菌剤の投与を含むものでなければならない.

口腔衛生

プラークの除去は齲蝕予防に重要な役割を果たす. 実際, 急性の根面齲蝕は良好な口腔衛生によって慢性の齲蝕に変わりうる(Nyvad and Fejerskov, 1986). したがって患者は, いかにして露出根面をプラークから防御するかということのため, 入念かつ損傷しないように清掃するかといった口腔衛生指導を受けなければならない. 歯根部象牙質の細菌侵入の危険を減じるため, 1日にこれを1度もしくは2度行わなければならない; そうしなければ, 露出根面の象牙細管は病原微生物貯蔵所となる(Giuliana, et al, 1997). 頬側歯肉に極度の退縮がある前歯は, ブラッシング中には歯肉部分は見過ごされやすいので, 特別な配慮がいる.

食 餌

糖質の多い食餌は齲蝕と関連付けられることが多い. このことは, 根面齲蝕スコアと食餌中の糖質濃度との関係を示したコメネズミ(rice rat)を用いた動物実験によって裏付けられている(De Palma, et al, 1983). しかしながら, 食餌の糖分と人間の根面齲蝕の関係を証明するのはより困難である. 以下の変動因子の組み合せが齲蝕の危険性を高めると考えられてきた(Vehkalati and Paunio, 1988). すなわち, 高齢, 精製炭水化物の摂取とほとんど歯磨きをしないこと; 精製炭水化物の摂取と不定期な歯科検診である. 精製された炭水化物の摂取だけでも, 女性の場合には根面齲蝕を生じる前提条件とみなされる. したがって, 根面齲蝕は高齢者の一般的な口腔衛生状態と関係があると思われる. しかしながら, 頻繁な糖分摂取は齲蝕の危険因子となり, このような摂取は制限されなければならないことを患者に告知しなければならない. しかしこれは, 倫理的および医学的観点からみると, 高齢者の食餌習慣を変えることは困難であり, 問題がある.

フッ素およびクロルヘキシジン

　高齢患者の根面齲蝕に対するフッ素の効果に関する情報は比較的少ないが，ある研究によると，フッ素添加した飲料水供給地域では，住民がフッ素添加していない飲料水を利用していた地域と比較すると，根面齲蝕のある人は少なかった(Stamm, et al, 1990)．このことは，フッ素が高齢者の根面齲蝕の予防に利用できることを示している．また，フッ素添加歯磨剤と2％フッ化ナトリウム溶液を用いたブラッシングによって，歯の頬面の活性の高い病変を不活性に変えることが可能である(Nyvad and Fejerskov, 1986)．この方法で，保存修復治療を避けることが可能である．

　根面齲蝕の進行を抑制するもう1つの方法は，3か月ごとに露出根面を乾燥させ，フッ素塗布(Duraphat, Woelm, Eschwege, Germany)を局所適用することである(Schaeken, et al, 1991)．フッ素ゲルもしくはマウスリンスの口腔での応用は口腔乾燥症の患者に有効である．なぜならば，フッ素が普通の患者の症例におけるよりも高いピーク値で，長期間口腔内で保たれるからである(Billings, et al, 1988)．別の研究では，放射線治療前1週間，および放射線治療中および放射線治療後の4週間に，0.05％のフッ化ナトリウム溶液，1日1回の口腔洗浄に続き0.2％クロルヘキシジンを用いた1日2回の口腔洗浄からなる養生法を行ったところ，齲蝕感受性の高い患者群の齲蝕抑制にきわめて好結果であった(Joyston-Bechal, et al, 1992)．

　9か月の観察期間中，根面齲蝕の細菌相および根面齲蝕の進行に関して，フッ素とクロルヘキシジンのバーニッシュの効果を比較したところ，根面上のストレプトコッカス・ミュータンスは，クロルヘキシジン塗布によって顕著に抑制されたが，フッ素塗布では効果はなかった(Schaekan, et al, 1991)．さらに，齲蝕および充填された根面数の増加は，クロルヘキシジン群およびフッ素群の両方で，口腔衛生指導だけを行った対照群よりも低かった．したがって，根面齲蝕は，たとえ高い感受性の患者であっても，通常の予防法を応用して大きく抑制もしくは阻止できるのである．

　個人の齲蝕感受性を決定するもっとも因果関係の明確な方法は，急性，慢性を識別して齲蝕数および疾患の急性度を評価することである(Nyvad and Fejerskov, 1997)．急性の病変は特徴として軟らかくてプラークで覆われているのに対して，慢性または進行が停止している病変は，硬くてプラークが付着していない．急性の病変には細菌(ストレプトコッカス・ミュータンス，乳酸桿菌および酵母菌)数の増加がある(Beighton, et al, 1993)．ストレプトコッカス・ミュータンスについては，Dentocult-SM strip mutans methodが，乳酸桿菌については，Dentocult-LB, Vivadent, Schaan, Leichtensteinの唾液中の濃度の各記録法が開発されている．齲蝕の進行を検知するこれらの試験の可能性は，いまだ論議の余地がある(Nyvad and Fejerskov, 1997)；しかしながら，唾液中の細菌数はある程度口腔衛生状態を反映している．

根面齲蝕の予防法を検討し，3つの異なる危険度の部類とそれに対する予防法の概略が提起されている．

- 露出根面に病変がなく，唾液中のストレプトコッカス・ミュータンスレベルが低い場合．これらの患者に対しての予防は，露出根面，口腔清掃，食餌の危険因子およびフッ素含有歯磨剤の利用の重要性についての教育をするべきである
- 比較的長期間にわたって根面齲蝕が少なく，唾液中のストレプトコッカス・ミュータンス量が少ない場合．これらの患者に対しては，フッ素塗布などのフッ素療法を追加するのがさらに望ましい
- 根面に短期間に進行した多くの齲蝕がある，エナメル質齲蝕が進行している，唾液中に非常に多くのストレプトコッカス・ミュータンスがある，あるいは天然歯根によって支持されているオーバーデンチャーを装着している場合．予防を強化し，クロルヘキシジン・ゲルなどの抗菌剤の使用にまで広げなければならない

高齢の患者における根面齲蝕は重大な問題である．修復物の辺縁で新たな齲蝕が急速に進行するので，根面齲蝕の修復は，通常うまくはいかない．口腔清掃方法およびフッ素とクロルヘキシジン療法は，根面齲蝕の防止および急性齲蝕の慢性齲蝕への転化のために，患者の必要性に応じて用いられなければならない．修復処置は主に審美的要求により行われることになる．

歯周疾患の予防法

歯肉縁上プラークを毎日完全に除去する本人が行う口腔清掃は，歯周組織の健康を維持する方法として正しいものである．適切な口腔清掃方法は，歯周炎の防止あるいは進行を遅らせるために重要である(Linde and Nyman, 1984)．全身的な健康状態に問題がある高齢の患者では，病的なポケット内の病原性微生物が肺炎などの合併症を引き起こす可能性がある(Scannapieco and Mylotte, 1996；Mojon, et al, 1997)．これらの患者に対する適切なプラーク・コントロールは，全身の健康に確実な効果があるはずである．

機械的なブラッシングはプラーク除去のもっとも一般的に行われている方法であり，頬側および舌側歯面上のプラークの除去については，高齢者から通常は十分な理解が得られるはずである．しかしながら，動機付けが困難であったり身体的な疾患のため，歯周組織の健康に必要な程度の清掃を行っていない人が多い．歯間部の清掃はより困難で時間がかかり，器用さと視力のよさが必要である．

デンタル・プラークの除去を補助するために，さまざまな電動ブラシが開発されている．これらの器具のいくつかでは，歯肉縁上のプラークの除去に対して手用のブラシと同等もしくはそれ以上の効果があることが示されている(Baab and Jonson, 1989；Boyd, et al, 1989)．電動で回転するブラシの利用は，刷毛によって歯面を摩耗させる危険がある；しかしながら，残りの人生が

限られている高齢の患者が使用する場合は，この否定的な因子はあまり重要ではないと考えられる．最近，直接の機械的なプラークの除去と刷毛の先端からの液体浸透作用の両方を用いた音波歯ブラシが開発された．それは歯面を直接機械的に刷掃する刷毛周囲の音波振動と力学的な液体の作用を併用している．音波歯ブラシと手用の歯ブラシの効果を比較した研究によると，音波モデルはすべての歯面においてプラークの除去が優れた水準にあることが明らかとなった(Johnson and McInnes, 1994)．音波歯ブラシを用いた場合の基準スコアからのプラークの減少量は，平均すると手用歯ブラシを用いた場合よりも3倍大きかった．

患者による効果的な口腔清掃の実践が歯周疾患の治療の助けになることを歯科医師は広く認めている；しかしながら，患者の口腔清掃の習慣を変えることは通常困難である．チェアサイドにおいて短い時間で，主として知識を伝授する指導が患者教育の通常のアプローチであった．最近，より高齢の歯周疾患患者に対して，専門的な歯周疾患の予防処置の補助として，グループごとに行動を指導したモデルについて，臨床および行動の変化の両方を測定する臨床試験が行われた(Little, et al, 1997)．中程度の歯周炎がある50〜70歳の患者(n=107)が無作為に通常のケア・グループ，もしくは行動を指導したグループとして指定された．行動の指導は，技術訓練，自己監視，歯肉の出血位置についての毎週のフィードバック，および長期間にわたる習慣の変化に焦点を絞った集団支援からなる5回の毎週90分間の講習とした．4か月の追跡調査で，指導したグループの口腔清掃技術，口腔清掃および歯周組織には，通常の歯周保全グループに比して有意な改善がみられた．集団口腔衛生指導は患者が彼ら自身によるケア技術を改善するのを助け，効果的な自分自身によるケアを固守するように彼らを動機づける，効果的で比較的安価な方法となりうると結論された．

プラークおよびプラークが関与する歯肉炎を減らす化学薬品は，日常の歯科処置と患者の日常の口腔清掃の両方に価値がある．これらの化学薬品はクロルヘキシジンやMeridol(Ciancio, 1988；Brex, et al, 1993)などの抗菌剤および抗菌レベルが低い表面活性剤 delmopinol hydrochloride である(Collaert, et al, 1994；Hase, et al, 1995)．これらの薬剤は歯肉縁上の細菌とある程度の歯肉縁下の細菌叢を抑制する．一般に，クロルヘキシジンは Meridol よりもプラーク・コントロールに効果があるが，歯の変色も起こしやすい(Brex, et al, 1993)．Delmopinol hydrochloride はプラーク形成を減じ，細菌叢の顕著な変化を起こすことなくプラークの成長を妨げる(Collaert, et al, 1994)；しかしながら，知覚を敏感もしくは麻痺させたり歯を変色させることがある(Hase, et al, 1995)．

多くの状況において，抗菌剤による口腔洗浄がプラークおよび歯周疾患の抑制に価値があると思われると述べられてきた(表10-1)(Ciancio, 1988)．適切な機械的なプラーク・コントロールの実行を困難にしている複雑な歯科的状況がある場合には，こ

表 *10-1* 高齢の患者でプラークおよび歯肉炎を抑えるために口腔洗浄を行う適応症.

  機械的なプラーク・コントロールが
    うまくできない
  口腔乾燥症
  多数歯の固定
  多数歯のブリッジ
  露出根面
  オーバーデンチャーの支台
    (歯根およびインプラント)
  歯周手術

のような洗浄の利用はとくに必要である.口腔乾燥症を引き起こす薬物を服用している高齢者は特殊な状況にある.唾液の抑制効果が減じられるので,結果的にプラーク・コントロールはさらに効果があるはずである.また,抗菌剤は歯肉縁下のプラークの抑制を高める洗浄手段として用いることもできる.

 機械的な歯間部の清掃と歯磨きとを行った場合と比較すると,歯磨きと抗菌剤含有の口腔洗浄剤の併用は,歯間部の炎症の縮小もしくは防止には効果的ではない(Caton, et al, 1993).このことは洗浄法では効果を生じるに十分な濃度では薬剤が歯間部に浸透しないことを示している.したがって,抗菌剤での口腔洗浄は機械的なプラーク・コントロールを補うものではあるが,代替することはできない.

 予防ケアに対する防腐剤に関する最近の調査では,口腔洗浄に使われるだけでなくチューインガム,ゲル,歯磨剤,スプレーもしくは歯肉縁下イリゲーションに使われるクロルヘキシジンがもっとも効果的な歯肉縁上プラークの予防剤であると結論づけられている(Addy and Renton-Harper, 1997).しかしながら,クロルヘキシジンは,専門家による歯の清掃を行っていないと,すでに存在している疾患を軽減させることには効果がない.

口腔粘膜炎の治療

 化学療法薬および放射線は,細胞の成長と成熟を阻害することによって,口腔内常在菌による持続的な局所感染のための経路をつくり,口腔および咽頭の最初の粘膜防壁を阻止する.口腔粘膜細胞は再生速度が比較的速いので,このような治療にとくに感受性が高い.免疫抑制薬による化学療法を受ける患者は典型的な炎症反応の恩恵を受けない;したがって,中程度のプラークや粘膜に常在する細菌が局所感染やひどい口腔内の疼痛を起こして苦しめる.患者が化学療法や放射線治療を受けており,口腔粘膜炎が口腔内微生物によって可逆性の損傷を受けた上皮の重複感染に由来するのであれば,口腔洗浄はこれらの口腔合併症に対する優れた予防となる.

 マウスリンスの実際的な効果を明確にするために,指数をつくって粘膜炎の程度にスコアをつけた(表 *10-2*)(Ferretti, et al, 1987).この指数に従うと,クロルヘキシジンの予防使用は骨髄移植を受けた患者の

表 *10-2* 口腔粘膜炎の臨床的指標．

等級	徴候／症状
0（なし）	なし
1（軽度）	1～2個の小さな潰瘍形成（＜1cm）がある粘膜の発赤
2（中程度）	1～2個の大きな潰瘍形成（＞1cm）がある粘膜の発赤および不快感の存在；患者は食事ができる
3（重度）	強い不快感がある多数の粘膜の潰瘍形成；患者は食事ができない

(Ferretti, et al, 1987. より)

口腔軟組織の疾患(歯肉炎および粘膜炎)の縮小をもたらした；対照群と比較して疼痛のある病変の数が少なくなり，病変部位が小さくなった(Ferretie, et al, 1987；Rutkauskas and Davis, 1993)．クロルヘキシジンで治療した群では口腔内の *Streptococcus* および *Candida* によるコロニー形成の縮小が同時に認められた．

別の研究で，カミロサン溶液(Asta Pharma, Frankfurt, Germany)が，局所の放射線治療もしくは全身の化学療法を受けている患者に対して，治療と予防の両方にマウスリンスとして用いられた(Carl and Emrich, 1991)．この研究には対照群がない；したがって，確実な結論を導きだすのは難しい．しかしながら，予防群の78％の患者で臨床的に顕著な口腔内組織の変化が生じなかったという事実は，放射線もしくは化学療法の最初からの，このようなリンスの利用は，良好な口腔環境の持続を助けることを示していると考えられる．さらに，カミロサンリンスは重篤な口腔粘膜炎をもつ患者において利用可能であり，リンスは刺激性がないかほんのわずかな刺激性があるだけであり，組織の感受性をかなり減じると考えられることを示している．

Candida 起因性義歯性口内炎の処置

Candida に起因する義歯性口内炎において，もっとも重要な治療方法は，効果的な口腔および義歯の清掃法の実施である(Theilade ana Budtz-Jørgensen, 1988)．抗真菌療法は口腔粘膜のより広範囲にわたる感染，もしくは口腔清掃が不十分なための病変がある免疫不全患者に主に適応する(Budtz-Jørgensen, 1990；Lombardi and Budtz-Jørgensen, 1993)．

真菌症の治療には，抗真菌性の抗生物質および義歯消毒用の殺菌剤の応用がある．ナイスタチン(nystatin；香錠もしくは懸濁液)，アンホテリシンB(amphotericin B；舐剤もしくは懸濁液)，ミコナゾール(micona-

表 *10*-3　義歯装着に伴う口腔カンジダ症の処置．

義歯性口内炎 　　口腔清掃 　　義歯消毒用の防腐剤 　　ポリエン 　　　　ナイスタチン（nystatin；香錠，懸濁液） 　　　　アンホテリシン B（amphotericin B；舐剤，懸濁液） 　　アゾール 　　　　ミコナゾール（miconazole；口腔用ゲル，義歯用ラッカー） 　　　　ケトコナゾール（ketoconazole；舐剤） 　　　　イトラコナゾール（itraconazole；錠剤，全身系） 　　　　フルコナゾール（fluconazole；錠剤，全身系）
口角炎 　　ポリエン 　　　　ナイスタチン（nystatin；軟膏） 　　　　アンホテリシン B（amphotericin B；懸濁液） 　　アゾール 　　　　ミコナゾール（miconazole；ゲル） 　　ピマフシン（Pimafusin）

zole）ゲル，あるいはケトコナゾール（ketoconazole）舐剤を2〜3週間用いる局所療法は，口角炎や舌炎などの口腔症状を消失させ，通常は感染を消失させる（表 *10*-3）．症状を拡散させないため，口腔抗真菌療法の間，0.2％クロルヘキシジン溶液もしくは1.0％次亜塩素酸溶液に義歯を浸漬することが重要である．口腔清掃が厳密に行われていない場合には，抗真菌療法の中止後数週間で感染が再発することが多い．これは *Candida* が関係する義歯性口内炎がある患者の消化管全体が *Candida* によって汚染されていることがあり，そしてデンチャー・プラークが細菌の貯蔵所となっていることが証明されている（Bergendal, et al, 1979）．

Candida が関係する義歯性口内炎がある患者に対するフルコナゾール（fluconazole）の口腔内投薬（50mg/日を2週間）は口腔内の酵母菌の著しい減少をもたらすが，完全には除去できず，治療の中止後2〜3週間で酵母菌感染が再発する傾向があった（Budtz-Jørgensen, et al, 1998）．このことは *Candida* が義歯のプラークや義歯粘膜面の微小な穴で生き残ることを示している．したがって，口腔粘膜および義歯上のプラークの成長を抑制し，できれば，最低4週間の抗真菌療法を長期間の治癒のために続けることが重要である．

持続的な薬品の作用手段として，ミコナ

ゾール(miconazole)ラッカー(Dumicoat, Dumex)が開発された．ラッカーは義歯の粘膜面に塗るのに用いられる；これは，Candidaが関係する義歯性口内炎の治療に対してプラシーボラッカーよりも効果があり，ミコナゾール・ゲルと同等の効果があった(Budtz-Jørgensen and Carlino, 1994；Konsberg and Axell, 1994)．ラッカーは2週間に2回用い，ミコナゾール(miconazole)の総量はミコナゾール(miconazole)ゲル(800mg)を用いた通常の治療と比較すると非常に少ない(55mg)という利点がある．しかしながら，他の抗真菌療法を行った場合と同程度の頻度で，治療終了後数週間に感染が再発した．

義歯性口内炎は義歯粘膜面，および義歯床下粘膜の酵母菌によるプラークの増殖に関連付けられ，抗真菌性の抗生物質を用いた口腔内治療，およびクロルヘキシジン(0.2%)を用いた義歯の口腔外での消毒の併用が推奨される(Olsen, 1976)．しかしながら，この方法が他の治療の選択よりも長期間持続する治療結果をもたらす証明はない．

軟膏あるいはゲル状のナイスタチン(nystatin)，アンホテリシンB(amphotericin B)およびミコナゾール(miconazole)は口角炎の治療に有効であった(Cawson, 1963；Budtz-Jørgensen and Bertram, 1970；Olsen, 1976)．ピマフシン(Pimafucin)は*Staphylococcus aureus*だけが検出される病原体の病変にのみ有効であったのに対して，ナイスタチン(nystatin)は*C. alubicans*および*S. aureus*に感染した口角炎にも有効であった(Ohman and Jontell, 1988)．口角炎を予防するためには咬合高径の回復が必要なこともある．

衰弱および重度の障害のある患者の，口腔における日和見感染の診断と治療には，内臓の併発症，もしくは敗血症の危険があるので，特別な配慮が必要である(Budtz-Jørgensen and Lambardi, 1996)．免疫不全の患者における口腔カンジダ症の処置を詳細に記述することは，本書の範囲を超えている．しかしながら，瀕死の患者における口腔および食道のカンジダ症は重篤な症状を引き起こし，摂食を困難にする可能性があることを強調することは無用ではない．このような患者に対し，アルカリ性ナイスタチン懸濁液とマルチビタミンを含有するアルカリ性の口腔含嗽剤の使用で，症状の緩和と感染の抑制が得られた(Guggisberg, et al, 1990)．

口腔清掃とメインテナンス・ケア

固定性ブリッジあるいは可撤性パーシャルデンチャーを装着している患者は，以下の理由から定期的にリコールしなければならない．

● 歯面および補綴装置上のプラークの成長を抑制するため．プラーク形成は，ポンティックおよびクラスプやレストが付いている義歯床に隣接した歯面，および義

10 予防法と治療後のメインテナンス・ケア

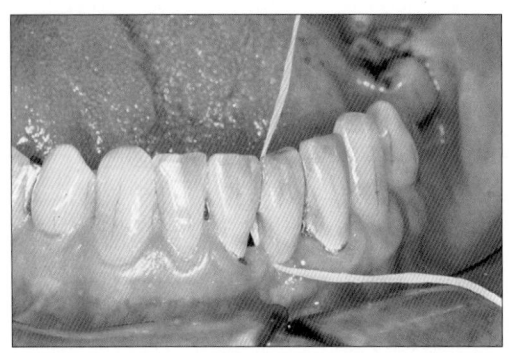

図 10-1 デンタルフロスを用いたポンティック基底面の清掃．多くの場合，この方法は高齢者には複雑すぎる．

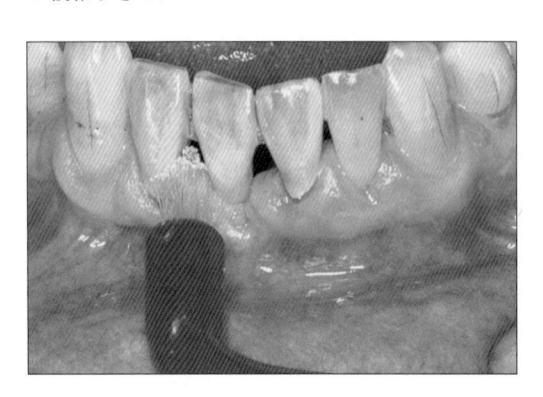

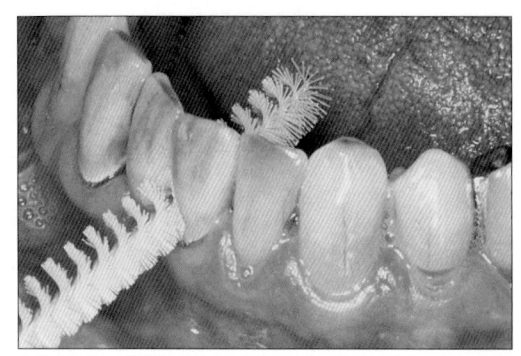

図 10-2 歯間ブラシを用いたポンティックの清掃を示す．

図 10-3 インタースペースブラシを用いたブリッジの清掃を示す．

歯粘膜面ではとくに広範囲にわたる
- 摩耗，機械的な破損，あるいは顎堤の吸収による咬合関係の変化に起因する咀嚼系の機能的不調和の進行の抑制
- 歯周組織および義歯の支持組織に対する機械的な障害の予防

プラーク・コントロールは患者の適切な動機付けと指導から始め，専門的な口腔清掃のために個々のリコール方法が設定される (Valderhaug, 1991 ; Bergman, et al, 1995)．ほとんどの高齢の患者は口腔清掃に関する教育を順調に受け入れる．しかしながら，全身の状態が疾病や生活条件の変化によって突然に変わってしまうかもしれないことを知っておかなければならない．これらの状況は，口腔清掃を完全に怠らせることになってしまうかもしれず，齲蝕による歯の急速な崩壊へとつながる．このような状況においては患者は月に1回程度のより頻繁な専門医のケアを必要とする．

固定性ブリッジ

固定性ブリッジを装着している患者に対

するリコールとメインテナンス・ケアでは，歯周組織の健康に対する予防，歯の齲蝕抑制，根管治療の再評価，審美的評価および機械的な破損や咬合状態のチェックに注意を向ける(Glantz, et al, 1993；Plamqvist and Schwartz, 1993)．支台歯の齲蝕の危険が増す合着部の破損，もしくは脱離が生じていないことを確認することにとくに注意が払われなければならない．メインテナンスおよびリコール方法は以下の点に基づくべきである：

- 患者の口腔清掃能力
- 固定性ブリッジの複雑さ
- 露出根面の範囲
- 歯周疾患の急性度
- 咬合および咬合の活動性(歯ぎしり)

通常，患者のリコールは6～12か月ごとに行われるべきであるが，患者に大きな危険因子がある場合には，リコールはより頻繁に行わなければならない．

口腔清掃指導は，ポンティックの設計，鼓形空隙の形態，およびクラウン辺縁の位置を考慮しなければならない．ポンティックと顎堤粘膜間に接触がない場合は，通常は歯ブラシもしくはインタースペースブラシで完全に清掃することができる．わずかに粘膜面と接触しているか舟底型のポンティックの場合は，ポンティックの隣接面間の部分と基底面は歯間空隙清掃ブラシを用いて清掃することができる(図10-1～3)．ポンティックと粘膜の接触が強い場合は，通常のフロス，もしくはスーパーフロスの常用が必要である．歯面およびポンティックの基底面を清潔に保つことは，固定性ブリッジの支台歯の歯周組織を健康な状態に保つために重要である(Silness, et al, 1982；Tolboe, et al, 1987)．デンタルフロスは高齢者が扱うのが困難なので，固定性ブリッジはインタースペースブラシもしくは歯間空隙清掃ブラシで清掃できるように，ポンティックを自浄型もしくは舟底型の設計にするべきである．また，設計では鼓形空隙を開放するべきである．

可撤性パーシャルデンチャー

可撤性パーシャルデンチャー装着者のリコールおよびメインテナンスの内容は，歯周組織の健康，齲蝕抑制，義歯による口腔粘膜の機械的刺激，および機械的な破損に対する予防処置である(Bergmann, et al, 1995；Gomes and Renner, 1980)．とくに咬合面レストあるいは小連結子の破折が起こっていないこと，支台歯に齲蝕が出現していないことを確認しなければならない．可撤性パーシャルデンチャー装着者においては，根面齲蝕の危険性が高い．すなわち，高齢の可撤性パーシャルデンチャー装着者は，歯肉退縮や根面露出が進行している(Wright and Hellyer, 1995)．さらに，可撤性パーシャルデンチャーが存在すると，支台歯表面は支台歯でない歯の表面よりも根面が露出しやすく，根面齲蝕に2倍罹患しやすい(Wright, et al, 1992)．支台歯の齲蝕病変は活性が高い傾向にあり，一般に支台

10 予防法と治療後のメインテナンス・ケア

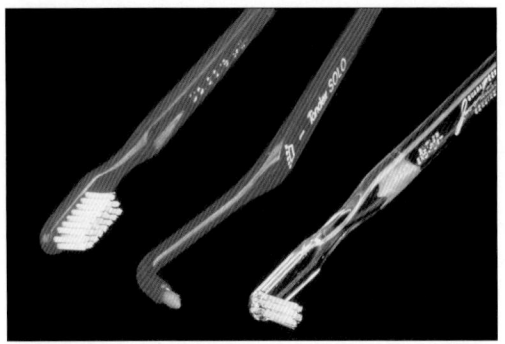

図10-4 ヘッドが小さい歯ブラシ，シングルタフトブラシおよびインタースペースブラシ．杷柄部は楽に把持できるように改良が可能なよう，ゴム製の輪で修正できる．

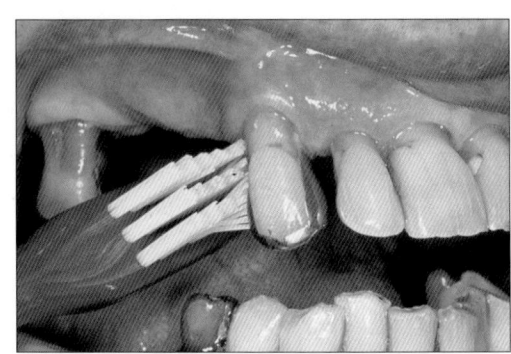

図10-5 ヘッドが小さい歯ブラシの使用は，義歯床に隣接する歯の隣接面のブラッシングに適している．

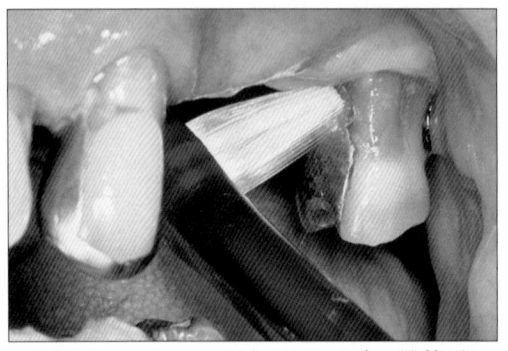

図10-6 シングルタフトブラシは歯の隣接面での使用に適している．

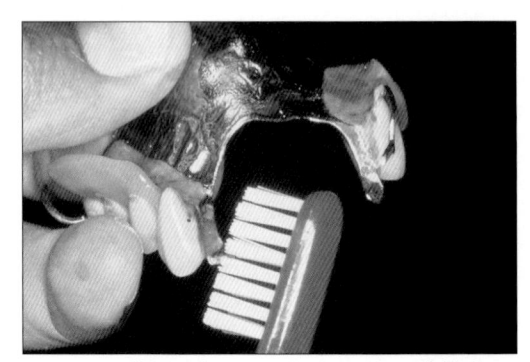

図10-7 普通の歯ブラシを用いての，隣接歯に接する義歯面のブラッシングを示す．赤いプラーク染め出し剤を用いてプラークを明示している．

歯でない歯の表面よりも病変が大きい．さらに，可撤性パーシャルデンチャーに問題がある場合には，根面齲蝕や歯周疾患がより頻発する(Mojon, et al, 1995)．

メインテナンスおよびリコール方法は，以下に基づいて確立するべきである．

- 患者の口腔清掃能力
- 歯肉退縮と根面露出の範囲
- 齲蝕と歯周疾患の活性
- 顎堤の吸収程度

● 可撤性パーシャルデンチャーの設計

固定性ブリッジの装着患者の継続管理の場合と同じく，リコールは通常6〜12か月ごとに行うべきであるが，より頻繁に約束する必要があることもある．顎堤に変化があった場合は，義歯床の適合性および咬合の再確立のために床裏装を行わなければならない．咬合調整もしくは義歯の人工歯を置換するために，義歯を咬合器に再装着する必要があることが多い．義歯を修正する

もう１つの適応症は，歯周組織が危うい歯を患者の要求に応えて保存してきた場合である．フレームワークが人工歯を追加できるような設計になっているならば，修正のためのリコールをそれに応じて計画しなければならない．

口腔清掃指導は天然歯の分布を考慮に入れなければならない．一般に，臨床医は手先の不自由な高齢の患者に対して新たなブラッシング方法を指導するべきではない．しかしながら，特殊なブラッシング方法が，義歯床に隣接した歯面やそれに対応する義歯粘膜面のプラークを除去するためには欠くことができない(図 10-4～7)．さらに，齲蝕感受性の高い患者においては，フッ素溶液での口腔洗浄，もしくは露出歯面へのフッ素やクロルヘキシジンを用いた局所療法が必要であろう．

夜間は義歯を装着しないことが齲蝕および歯周疾患の予防法であることを患者に指導するべきである．しかしながら，患者の多くは夜間に義歯をはずすことを不快に感じているので，この予防処置は一般にはあまり適用されていない．

オーバーデンチャー

オーバーデンチャー装着者のリコールおよびメインテナンスの内容は，歯周組織の健康，齲蝕の抑制，義歯および咬合状態の安定に関する予防法であるといえる．オーバーデンチャーの装着は支台歯の齲蝕の高い危険性と歯周疾患の進行に強く結びつく．

この理由の１つは，緊密に適合した義歯の直下での細菌の繁殖が増し，義歯粘膜面の良好なプラーク・コントロールが通常は得られにくいことである．したがって，デンチャー・プラークに主として存在する *Streptococcus* および *Actinomyces* の種は，根面のセメント質や象牙質と同様に平滑なエナメル質上のデンタル・プラーク形成に大きく関与することがよく知られている(Gusberti, et al, 1985 ; Theilade and Budtz-Jørgensen, 1988)．これらの微生物は若年者および高齢者における初期のデンタル・プラークの形成物にも含まれ，口腔清掃が中断された場合には１～３日後にプラークが蓄積し，歯肉炎を起こす(Thelade, et al, 1975)．このことは，オーバーデンチャーの支台歯に隣接した歯周組織の健康状態を維持することがなぜ困難であるかを説明しているといえる．デンチャー・プラークの細菌叢は乳酸桿菌，*S. mutans* および *Candida* の種の割合が高い．このことは，なぜ齲蝕が抑制されにくいかを説明している；オーバーデンチャーを装着した患者に，１年後には30％以上の齲蝕率が認められた(Renner, et al, 1984 ; Ettinger and Jakobsen, 1990 ; Budtz-Jørgensen, 1991 ; Keltjens, et al, 1994a)．

オーバーデンチャー装着者における予防法の主な目的は，根面と同じく支台歯の露出した象牙質上におけるプラークの蓄積を抑えることである．予防法には機械的および化学的なプラーク・コントロール，フッ素療法および正しい義歯の装着習慣の指導が含まれる(図 10-8)．

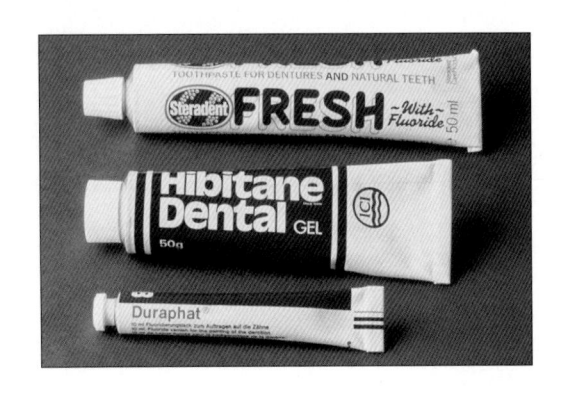

図 10-8　フッ素添加歯磨剤，クロルヘキシジン・ゲルおよび抗齲蝕剤配合の Duraphat.

経過観察によって，高齢のオーバーデンチャー装着者では口腔および義歯について良好な清掃を無理なく行うことが可能であることが示されている(Ettinger and Jakobsen, 1990；Budtz-Jørgensen, 1995)．しかしながら，たとえ補綴治療を始める前であっても患者に動機付けすること，そして3〜6か月の間隔で定期的に継続管理をするよう指導することが必要である(Budtz-Jørgensen and Thylstrup, 1988)．これらの努力にもかかわらず，齲蝕感受性が高い人では歯根および象牙質の齲蝕が進行し，歯周疾患の進行も生じやすい．

多くの研究が齲蝕の進行を抑制するさまざまな予防法の効力を評価している．微生物学的な研究では，即時オーバーデンチャーを装着した患者をプラシーボ群，フッ素群およびクロルヘキシジン-フッ素ゲル群の3治療群に無作為に分類した(Keltjens, et al, 1987)．その結果は，5％クロルヘキシジンと0.1％のフッ素ゲルの毎日の応用は検出水準以下のコロニー形成ユニットと，S. mutans の総数の長期間にわたる抑制があることを示した．フッ素およびプラシーボ・ゲルはコロニー形成ユニットの総数には影響しなかった．プラシーボ群では，S. mutans レベルが有意に増加し，オーバーデンチャーの装着では齲蝕の危険が高くなることを示した．その後の研究で，フッ素もしくはプラシーボ・ゲルでは予防効果がなかったのに対して，1％のクロルヘキシジン・ゲルの毎日の応用は18か月間の継続管理の間，オーバーデンチャー装着者の齲蝕の進行を抑制した(Keltjens, et al, 1990)．これらの研究は，クロルヘキシジンだけがオーバーデンチャー支台歯の齲蝕進行の抑制に効果があることを示している．しかしながら，より最近の研究では，義歯床内面へのタンニン-フッ素を含む常温重合レジンの局所応用は，直下の支台歯の長期間にわたる齲蝕抑制効果があることが示されている(Yamaga and Nokubi, 1997)．別の研究では，濃縮した(5,000ppm)フッ素ゲルをオーバーデ

ンチャーの支台歯に応用すると，とくに非刺激唾液流出量が少ない患者において，高い唾液中のフッ素濃度が維持できることが示された(Bondestam, et al, 1996 ; Narhi, et al, 1997)．結局のところ，オーバーデンチャーの支台歯に対する齲蝕の危険性を減らす簡単な方法は，機械的なプラーク・コントロールに加えて，夜間に口腔内から義歯を外すことである(Budtz-Jørgensen, 1994)．

オーバーデンチャー支台歯の歯周組織の健康を維持するには，クロルヘキシジン・ゲルおよびバーニッシュの両方が比較的効果的であるのに対して，フッ素ゲルは効果的でない(Keltjens, et al, 1991 ; Keltjens, et al, 1994b)．それに加えて，夜間に義歯を装着しないことは歯周組織の健康にとって有益である(Budtz-Jørgensen, 1995)．このようにすると，細菌のプラークは簡単には定着せず，緩衝能力，抗菌性および抗体のある唾液が支台歯に自由に触れることになる．

オーバーデンチャーの支台歯の表在性の齲蝕治療には，研磨およびクロルヘキシジン・ゲル，もしくはバーニッシュの応用がある．充填処置は根管を開拡したり齲蝕が深い場合に限られる．アマルガムやコンポジット・レジン修復の平均残存率はグラスアイオノマー・セメントよりも有意に長い(Ettinger, 1995)．露出した象牙質や根面を覆う歯肉縁下に辺縁がある根面板の装着は，より保存的な方法で齲蝕を抑制することができない場合に適応される(Molin, et al, 1993)．

患者が適切な口腔清掃を続けられない場合には，歯周組織のメインテナンス方法に，研磨，歯肉縁下の除石，およびクロルヘキシジン・ゲル，もしくはバーニッシュが適用される．4～5mm以上の深さの歯周ポケットは急性の歯周組織の合併症を起こす危険があるので，外科的に除去させるべきである(Budtz-Jørgensen, 1994)．

定期的なリコールにおいて，過度の動揺が支台歯周囲に生じないように，義歯床の適合性が十分であることを確認することが重要である．適合の問題を修正するには，可視光線重合レジンを用いた選択的な直接法による床裏装がもっとも費用効率のよい方法である．アタッチメント支台のオーバーデンチャーは診査したうえで，アタッチメントの調整，もしくは必要があればアタッチメントを置換しなければならない．

インプラント支持型の補綴装置

インプラント支持の固定性あるいは可撤性の補綴装置に対するリコール/メインテナンス計画には，インプラント支持あるいは補綴装置の様式に応じて4～6か月ごとのリコールが必要となる(Zarb and Schmitt, 1993)．口腔清掃に関しては，通常の固定性ブリッジもしくは可撤性パーシャルデンチャーに用いられるのと同じ原則に従うべきである(たとえば，インプラント周囲でのインタースペースブラシもしくは歯間空隙清掃ブラシ，およびデンタルフロスもしくは

10 予防法と治療後のメインテナンス・ケア

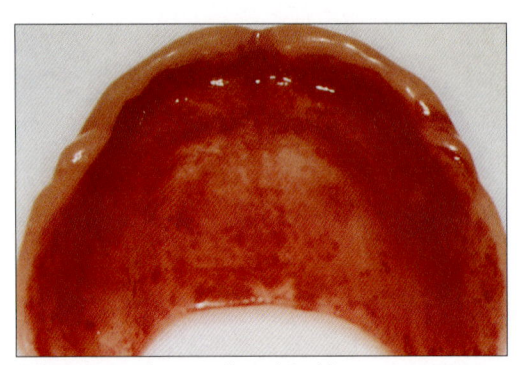

図 10-9a プラーク染め出し剤にエリスロシン(Erythrocin)を用いて示した義歯粘膜面上のプラークを示す．

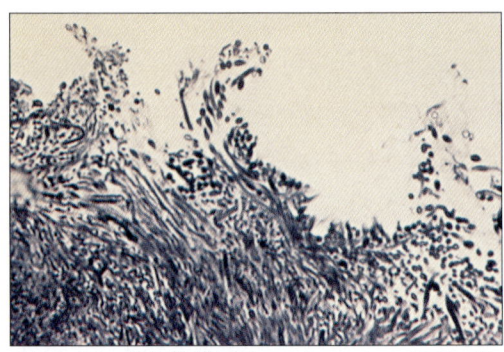

図 10-9b 義歯粘膜面上のプラークの断面．微生物が義歯の穴や溝に侵入している．

スーパーフロス)．適切な口腔清掃を保つことが難しい患者においてはグルコン酸クロルヘキシジン(chlorhexidine gluconate)での毎日の口腔洗浄が必要である．歯科医師は硬い沈着物を除去する際，他の金属と接触することによって比較的軟らかいチタン表面にかき傷をつけたり汚染させないように，特殊な合成樹脂製の器具で実施しなければならない．リコール時には，器具で補綴装置を持ち上げてインプラントのアバットメントと上部構造との結合の確実さを確かめることが重要である．動揺は破折あるいはスクリューのゆるみ，あるいはセメント合着の崩壊を示している．また，インプラント周囲の変化およびインプラントのスクリューとアバットメント間の接合を診査するために，1年に1度X線写真を撮影するべきである．

コンプリートデンチャー

可撤性デンチャーの粘膜面でのプラーク形成は義歯性口内炎の主な原因である(図10-9a)．この感染は *Candida* によってしばしば引き起こされるが，他の細菌も関係していると思われる(Theilade and Budtz-Jørgensen, 1988)．つまり，義歯のプラークは主に細菌によって構成されている(図10-9b)．しかしながら，プラーク中の酵母菌の濃度は健康な口腔粘膜をもつ義歯装着者よりも義歯性口内炎がある患者の方が約100倍高い(Budtz-Jørgensen, et al, 1983)．*Candida* 起因性義歯性口内炎患者において，健全な口腔粘膜を保ち，抗真菌剤による治療によって長期間持続する治癒状態を得るために，プラーク・コントロールは重要である．プラークが蓄積し，長期間粘膜と接触していると，歯周炎の患者と同様の

口腔清掃とメインテナンス・ケア

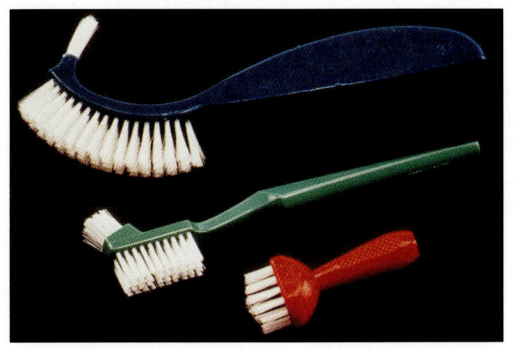

図 10-10　把持しやすいようにハンドルを改良した代表的な義歯用ブラシ．

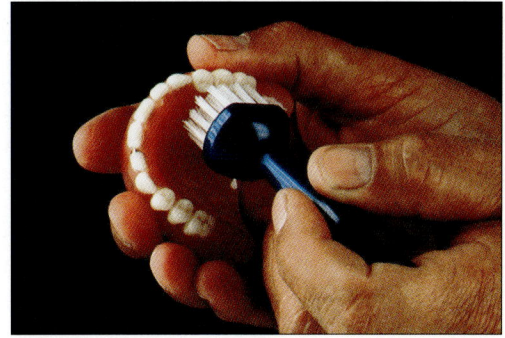

図 10-11　一般的な義歯用ブラシを用いてのコンプリートデンチャーのブラッシングを示す．義歯を不注意で取り落としても破折しないように，タオルや水を張った容器の上で清掃するようにする．

粘膜の変性が生じる．プラークの蓄積が防がれれば，粘膜の健康状態は改善する．義歯の粘膜面のプラークを抑制する方法は3つある：機械的なプラーク・コントロール，化学的なプラーク・コントロールおよび適切な義歯の装着習慣である（*図 10-10, 11*）．

患者には可能であれば食事後はそのつど義歯を外し，再度義歯を装着する前に石鹸もしくは義歯を摩耗させないような歯磨剤で洗浄するように指導しなければならない．義歯と接する粘膜もまた清潔に保たなければならないので，軟らかい歯ブラシでブラッシングするべきである．この方法の重要性は，中止してしまうと義歯性口内炎が再発したことであり，また一方では，粘膜および義歯の専門家によるプラーク・コントロールが粘膜の状態を改善したことを示す実験的な臨床結果によって，強く裏付けられている（Berge, et al, 1987）．

適切な義歯清掃の維持は審美的観点および粘膜の健康にとって重要であるけれども，義歯装着者は口腔清掃の実践が行きとどいておらず，義歯清掃に無関心であることが多く，彼らの義歯装着および清掃の習慣を，口頭指示もしくは印刷物による指導で変えることは非常に困難である（Burnett, et al, 1993；Collis and Stafford, 1994）．

市販の義歯洗浄剤

義歯清掃を容易にするために，アルカリ性過酸化物 alkaline peroxides，アルカリ性次亜塩素酸塩 alkaline hypochlorites，酸，消毒剤および酵素といった広範囲にわたる義歯洗浄剤が入手できる（*表 10-4，図 10-12*）．市販製品の作用は臨床的に評価されている．アルカリ性過酸化物 alkaline peroxides への浸漬は，義歯のプラーク，もしくは口蓋の炎症には有効ではなかった（Budtz-Jørgensen, 1979；Abelson, 1985）．しかしながら，市販の次亜塩素酸塩義歯洗浄

表 10-4　義歯用の市販の液状洗浄剤および消毒剤.

		作用	副作用
アルカリ性過酸化塩	＋	汚れの除去	アクリリック・レジンの漂白
	(＋)	機械的作用	
	(＋)	抗菌性	
アルカリ性次亜塩素酸	＋＋	汚れの除去	金属部の曇りと腐食
	＋＋	有機質の分解	火傷
			アクリリック・レジンの漂白
	＋＋	抗菌性	不快な臭い
酸	＋＋	抗石灰化	酸蝕
	＋＋	抗菌性	金属部の腐食
	＋	多少の汚れの除去	多少の汚れ
タンパク質分解酵素	＋	有機質の分解	不快な臭い
	＋	抗プラーク	
クロルヘキシジン	＋＋	抗菌性	変色
			粘膜の刺激
Listerine Antiseptic （0.2%安息香酸）	＋	抗菌性	―
Octapinol （aminoalcohol）	＋	表面活性	
	(＋)	抗菌性	―

(＋)：弱い作用，＋：明確な作用，＋＋：強い作用.
(Budtz-Jørgensen, 1979；Lombardi and Budtz-Jørgensen, 1993. より)

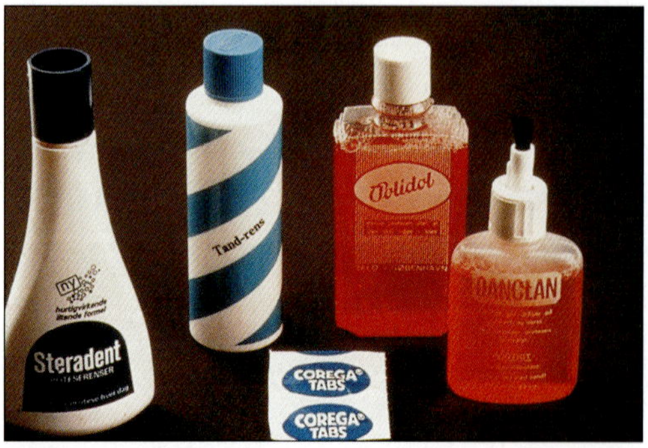

図 10-12　錠剤，粉剤および液体の代表的な浸漬用義歯洗浄剤を示す．これらに温湯を加えて義歯を一定時間浸漬する溶液をつくる.

剤はプラークを効果的に除去し，酸の洗浄剤は義歯表面の石灰化物に有効である；どちらの洗浄剤も特定の補綴材料に有害な作用があることがあり，正しく取り扱わなければ口腔粘膜の腐食性の火傷や酸蝕を生じることがある（図 10-13, 14）．タンパク質分解酵素を基剤とする酵素系の義歯洗浄剤である Enzydent は義歯のプラーク形成を減じることが示されたが，生成物の臭いでしばしば患者が利用する気をなくしてしまった（図 10-15, 16）(Budtz-Jørgensen, et al, 1983b；Odman, 1992)．アルカリ性過酸化物

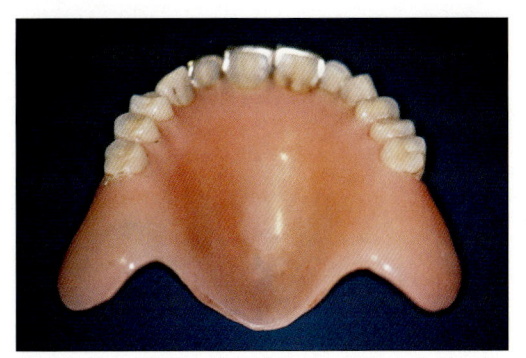

図 10-13a　酸系の義歯洗浄剤を使用する前の義歯を示す．

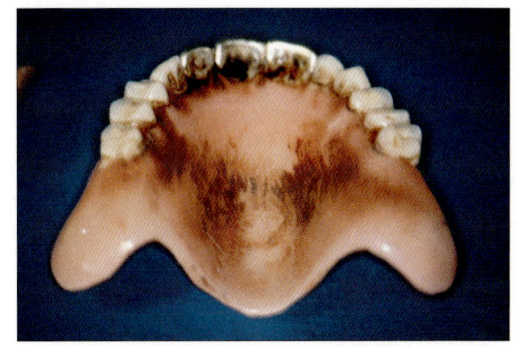

図 10-13b　酸系の洗浄剤に２週間の間１日15分間，酸の洗浄剤で処理した後の同じ義歯．酸は義歯表面のペリクル（pellicle）を変質させることが多く，その後に食物や飲料によって汚れが付く．

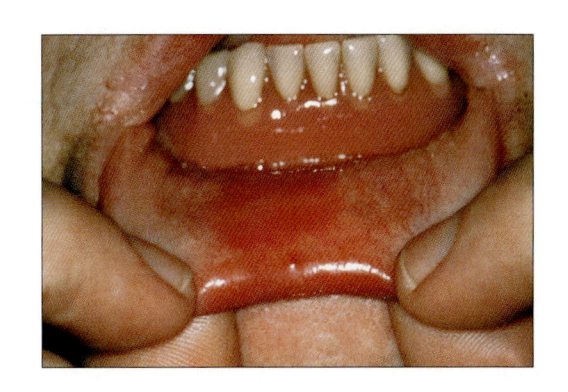

図 10-14　酸の義歯洗浄剤によって下口唇に偶発的な炎症が生じた．

alkaline peroxides およびアルカリ性次亜塩素酸塩 alkaline hypochlorites は，義歯を定期的に60℃もしくはそれ以上の温度に浸漬していると，義歯床用レジンを著しく白化させることがある（図 10-17a, b）（Robinson, et al, 1987；Unku, et al, 1996）．酵素系の洗浄剤にはいかなる否定的な作用も認められない．走査電子顕微鏡による観察では，義歯の超音波処理は浸漬用の洗浄剤が義歯表面から微生物を除去するには非常に有効である（Raab, et al, 1991）．

表面活性剤と抗菌剤

　義歯のプラークの抑制に，市販の義歯洗浄剤よりも興味がもたれ費用がかからない選択肢がほかにあると思われる．口腔清掃のためにもっとも一般的に使われている抗菌剤はクロルヘキシジンであり，25年以上前から義歯性口内炎の治療に消毒剤として紹介されている（Budtz-Jørgensen and Loe, 1972）．ある研究結果によって，義歯粘膜面に対する２％クロルヘキシジン溶液の応

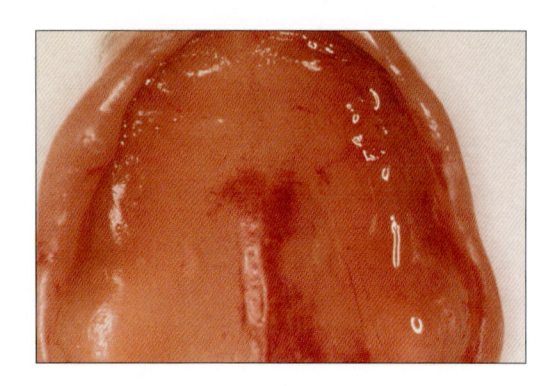

10 予防法と治療後のメインテナンス・ケア

図 10-15 タンパク質分解酵素を含む酵素系の義歯洗浄剤である Enzydent に義歯の左半分を10分間浸漬し，義歯のプラークをエリスロシン（Erythrocin）で着色した．酵素処理された義歯の半分にはプラークがない．

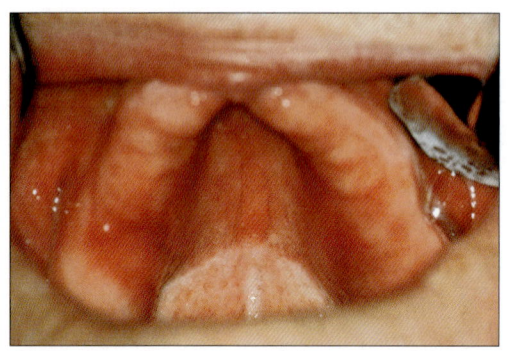

図 10-16a *C. albicans* の感染による口蓋粘膜の広範な紅斑を示す．

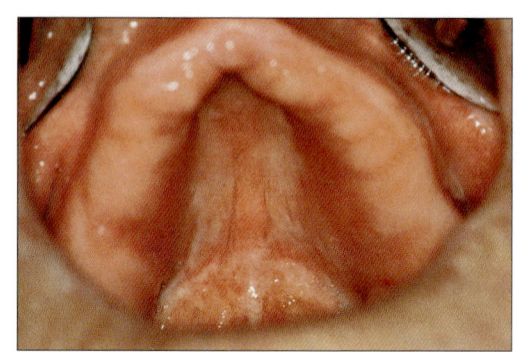

図 10-16b 1日15分間，1週間，義歯を酵素系の義歯洗浄剤に浸漬することによって紅斑はほぼ消失した．

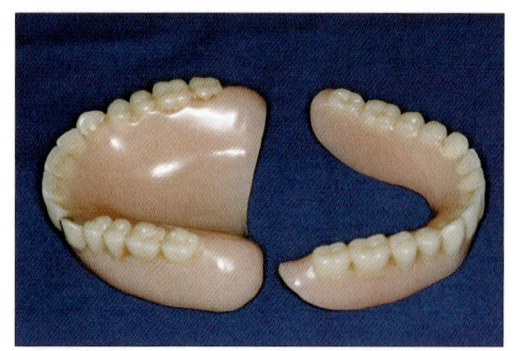

図 10-17a 温湯を使って次亜塩素酸溶液に毎日浸漬した義歯はわずかに漂白されている．

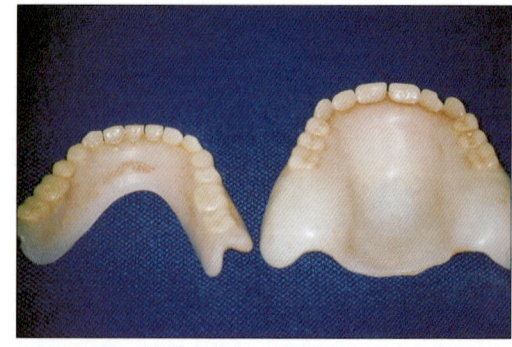

図 10-17b 温湯を使って過酸化水素水に毎日浸漬した義歯は完全に漂白されている．

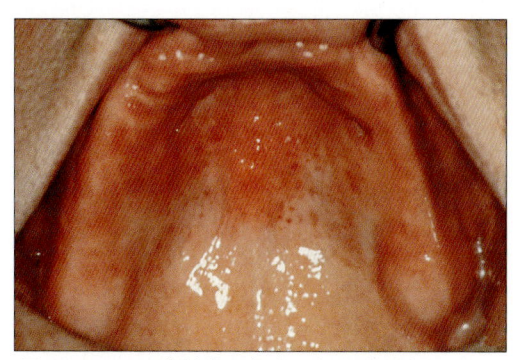

図 10-18a　口蓋粘膜の極度の紅斑を示す．

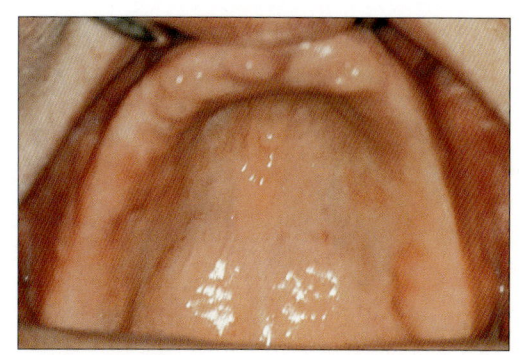

図 10-18b　義歯を，1％クロルヘキシジンに2週間以上毎日浸漬した後では，紅斑は消失した．

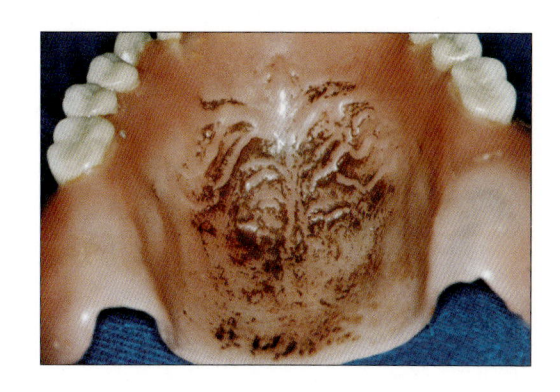

図 10-18c　クロルヘキシジンによる義歯表面の典型的な変色を示す．

用はCandida感染および口蓋粘膜の炎症を抑えることができることが示された(図10-18a～c)．しかしながら，この薬剤での治療後に，クロルヘキシジンの抗菌作用に対する酵母菌の相対的な抵抗性によって説明できる感染の再発がしばしば起こり，また，しばしば義歯床が汚れるが，おそらくクロルヘキシジンが義歯表面ペリクル(pellicle)を変質させるからであろう．

　安息香酸(benzoic acid)を含む義歯浸漬液は義歯のプラークのC. albicansを除去することが知られている(Lambert and Kolstad, 1986；Granata and Staffanou, 1991)．これに関連して，28.4％アルコール，0.12％安息香酸(benzoic acid)，0.09％オイカリプトール(eucalyptol)，0.04％メントール(menthol)，0.005％サリチル酸メチル(methylsalicylate)，および0.06％チモール(thymol)を含む処方であるリステリン殺菌剤は，入院患者や義歯性口内炎の治療中の義歯から分離した微生物に対して有効であることが判明した(De Paola, et al, 1984；De Papla, et

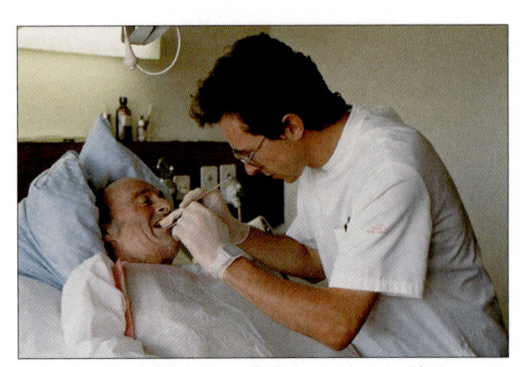

図 10-19 末期症状の患者における口腔カンジダ症の抑制への，ナイスタチン溶液の口腔応用を示す．

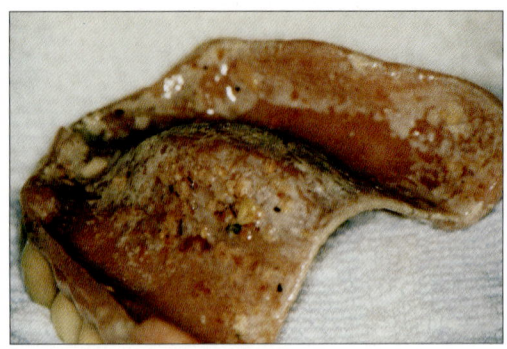

図 10-20 長期間介護施設にいた人のコンプリートデンチャーの典型例を示す．おびただしい量のプラークがみられる．

al, 1986). 最終的に，表面活性作用があるが抗菌作用が低いアミノアルコールであるoctapinolを含有する溶液に浸漬した実験用義歯は，義歯のプラーク形成および義歯床下粘膜の炎症を抑えることが示された (Budtz-Jørgensen and Attstrom, 1984).

専門家が使用する場合，義歯を4％クロルヘキシジン・ゲルでの15秒間のブラッシングおよびその後の過酸化塩素溶液への浸漬によって消毒できる(Brace and Plummer, 1993). 次亜塩素酸ナトリウム，クロルヘキシジンもしくはグルタールアルデヒドによる消毒および滅菌もしくは浸漬後には，義歯床材料の色調変化は認められなかった(Polyzois, et al, 1997). しかしながら，クロルヘキシジンには人工歯表面を変色させる欠点がある．

義歯が誘発した口内炎およびデンチャー・プラークの抑制の治療を検討したところ，重篤な全身的疾病素因がない義歯性口内炎罹患者においては，プラークの機械的な除去に加えて消毒剤と表面活性剤を使用すべきであることが推奨された(Lombardi and Budtz-Jørgensen, 1993). さらに，口腔カンジダ症にとくにかかりやすい高齢もしくは施設に入所している患者のケアにおいては，化学的なプラーク・コントロールには，特定の抗真菌剤の添加が有効であると思われる(*図 10-19*).

義歯の装着習慣

絶えず義歯を装着していると，局所的な粘膜の外傷を拡大し，義歯性口内炎を誘発すると思われる(Oksala, 1990). 機械的刺激は上皮細胞の代謝を増し，角化が少なく微生物の抗原や毒素によって浸透性がある

上皮表面となる．また，義歯は古いものであったり，適合が悪かったり，粗糙であったり，あるいは多孔性であったりすると，外傷を起こすと思われる．裏装用光重合レジンの表面滑沢剤による義歯粘膜面のグレージングは，表面をより平滑で均質にする(Budtz-Jørgensen and Kaaber, 1986)．しかしながら，*Candida* による義歯表面のコロニー形成を減じるもっと簡単で効果的な方法は，夜間に義歯を外し乾燥させておくことである(Stafford, et al, 1986)．この方法で，義歯はほとんど汚染を除去され，乾燥の結果として生じる義歯の寸法変化は臨床的には重大ではない．一方で，義歯を一晩中水に浸漬すると，酵母菌は増加する．現実的観点から，一晩中義歯を乾燥させた後，数分間義歯を浸漬し，ブラッシングし，その後に口腔内に再装着することが望ましい．

口腔清掃を行う介護者

自分の世話が自分でできない長期にわたる要介護者にとって，口腔清掃および口腔内の健康は大きな問題である(*図10-20*)．養護施設の入居者に対する口腔の健康の介護は調査，歯科医師の特別な訓練，および特別な介護計画の策定によって促進されなければならないことが最近強調されている(De Baat, et al, 1993)．口腔清掃をおろそかにすると，より病原性の強い細菌叢へ誘導され，正常な口腔細菌叢は大きく変わり，口腔の健康が失われ，誤嚥性肺炎の危険が生じる(Loesche, et al, 1995；Scannapieco and Mylotte, 1996；Mojon, et al, 1997)．

口腔の健康の問題を克服するために実行できる方法は，養護施設の高齢者のためのモデルを策定し実行することであったが，これらのプログラムの効果を検討した研究はほとんどない．しかしながら，介護者によって口腔清掃を進めるには口腔清掃ケアを行うときの介護者の疲労はもちろん，他の介護に比べ低い優先順位や満足度(Eadie and Schou, 1992；Weeks and Fiske, 1994；Strayer, 1995；Blanco, et al, 1997)；歯科の健康教育への無知(Kay and Locker, 1996, Reynolds, 1997)；口腔健康への無知；および介護者による理屈に合わない口腔ケア・サービス(Merelie and Heyman, 1992)などの多くの障害がある．

包括的な口腔清掃プログラムの実行による口腔衛生状態の改善について2つの研究報告がある(Vigild, 1990；Mojon, et al, 1998)．これらのプログラムには，いかにして1つのテクニックを用いて要介護者の歯を磨くかに関しての経過と，実際的なデモンストレーションが含まれている．ストレプトコッカス・ミュータンス数の減少を含めて，口腔衛生状態にはある程度の改善が認められた．しかしながら，結果を得るための努力と人力を考えるとむしろ不十分である．最近，口腔清掃を介護者が行うという設定で，プラーク除去に対する音波歯ブラシの効果が一般的な手用ブラッシングと比較された(Day, et al, 1998)．基準値と比較して，手用ブラシを用いた群の6％に比較して，音波歯ブラシを用いた群では平均38％のプ

10 予防法と治療後のメインテナンス・ケア

表 10-5　長期介護施設入所者に対する口腔清掃.

半ば介護を要する入所者；可能であれば，入所者によって続けられるケア；介護者による清掃監視
　電動歯ブラシによるブラッシング(毎日)
　歯間ブラシの使用(毎日)
　1週間のクロルヘキシジン・ゲルの適用，その後の1週間のフッ素ゲルへの変更
　(口腔前庭および舌側面に毎晩適用するべきである)
　歯科衛生士による除石(毎月)
　歯科医師による診査(毎年)

介護を要する入所者；介護者もしくは家族によって続けられる介護
　電動歯ブラシによるブラッシング(毎日)
　歯間ブラシの使用(毎日)
　クロルヘキシジンもしくはフッ素ゲルの適用(上記に同じ)
　デンタルナースによる歯の研磨(毎週)
　歯科衛生士による除石(毎月)
　歯科医師による診査(年に2回)

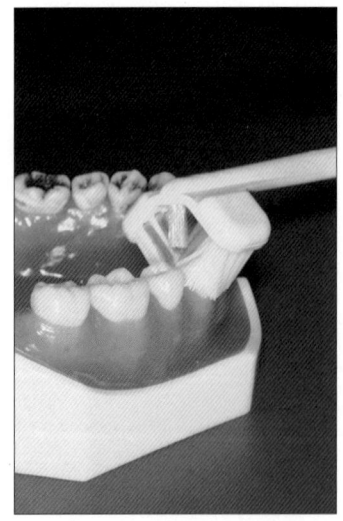

図 10-21a　咬合面，舌側面，頰側面が同時にブラッシングできる簡単なブラッシング方法を介護者に指導する.

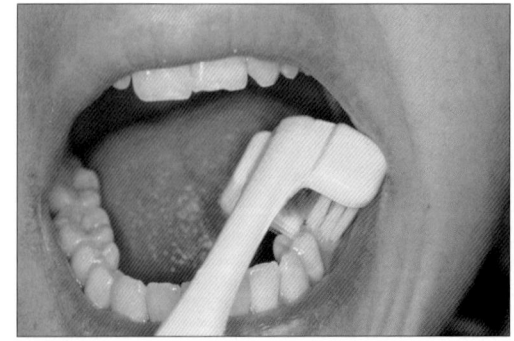

図 10-21b　介護者は，お互いにテクニックをみせて練習する．要介護者の不安をかきたてないように，要介護者の前に立ち，視線を合わせることが大事である.

ラーク・スコアの減少があった．したがって，電動歯ブラシは介護者による口腔清掃を改善する可能性があるといえるが，比較的高価である．

　包括的な口腔ケアの手順は患者の精神的もしくは肉体的能力の程度を考慮しなければならず，介護者，家族構成，歯科衛生士および歯科医師間の協力に依存している(Budtz-Jørgensen, et al, 1993)(表10-5)．表に示された手順は高齢の精神疾患患者で大きな成功を収めてきたが，時間も費用もかかるプログラムである．

　専門家の口腔ケアの簡単な方法は，歯の頬側，舌側および咬合面で同時にプラークを除去するスーパー歯ブラシの利用である．顎模型を用いて，介護者にブラッシング方法が教示される(図10-21a)．その後，彼らは相互に練習する(図10-21b)．要介護者の歯をブラッシングする場合は，介護者が口腔に後ろから近づくと要介護者がこわがることが多いので，前に立って視線を合わせることが大事である．日に1回の0.2%クロルヘキシジンによる口腔洗浄によって，プラークおよび歯肉炎のスコアが有意に減じ，S. mutans数を抑え，要介護者に容易に受け入れられた(Yanover, et al, 1988；Persson, et al, 1991)．

　義歯清掃に関しては，可撤性パーシャルデンチャーおよびコンプリートデンチャーは週に1度，一晩中1%次亜塩素酸ナトリウムもしくは0.2%クロルヘキシジン溶液に浸漬するべきである．夜間に義歯を使用しないことは望ましいのであるが，前述のように乾燥させておかなければならない．

結　論

　歯，口腔粘膜，固定性ブリッジおよび可撤性パーシャルデンチャーの清掃に関しては，高齢者が意欲的に役割を担い，良好な成果が得られるように責任をもたせることが大事である．プラークおよび口腔感染症を抑制する化学的方法は，機械的な口腔清掃を補うものとしてのみ取り入れられるべきである．補綴修復物に関するプラークの抑制は口腔の健康の維持に重要である；正しい義歯の装着習慣の指導と同様に，次亜塩素酸もしくはクロルヘキシジン溶液を用いた可撤性パーシャルデンチャーの定期的な消毒は，この目標の達成を助ける．

　介護者および／もしくは家族は，半ばあるいは完全な介護を要する患者に対して責任を負わなければならない．電動歯ブラシ，簡単なブラッシング方法およびクロルヘキシジン，あるいはフッ素ゲルが毎日口腔清掃に用いられるべきである．要介護者の口腔清掃の専門家によるコントロールとメインテナンスが定期的に行われるべきである．

参考文献

Abelson, D.C. (1985) Denture plaque and denture cleansers: a review of the literature. Gerodontics 1:202–206.

Addy, M., Renton-Harper, P. (1997) The role of antiseptics in secondary prevention. In Proceedings of the 2nd European Workshop on Periodontology. Chemicals in Periodontitis, eds. Lang, N.P., Karring, T., Lindhe, J. pp. 152–173. Berlin: Quintessenz Verlag.

Baab, D.A., Johnson, R.H. (1989) The effect of a new electric toothbrush on supragingival plaque and gingivitis. J. Periodontol. 60:336–341.

Beighton, D., Lynch, E., Heath, M.R. (1993) A microbiological study of primary root-caries lesions with different treatment needs. J. Dent. Res. 72:623–629.

Berge, M., Silness, J., Sörheim, E. (1987) Professional plaque control in the treatment of stomatitis prosthetica. Gerodontics 3:113–116.

Bergendal, T., Holmberg, K., Nord, C.E. (1979) Yeast colonization in the oral cavity and feces in patients with denture stomatitis. Acta Odontol. Scand. 37:37–45.

Bergman, B., Hugoson, A., Olsson, C.-O. (1995) A 25-year longitudinal study of patients treated with removable partial dentures. J. Oral Rehabil. 22:595–599.

Billings, R.J., Meyerowitz, C., Featherstone, J.D.B., Espeland, M.A., Fu, J., Cooper, L.F., Proskin, H.M. (1988) Retention of topical fluoride in the mouths of xerostomic subjects. Caries Res. 22:306–310.

Blanco, U.L., Levy, S.M., Ettinger, R.L., Logan, H., Buckwalter, K.C. (1997) Challenges in geriatric oral health research methodology concerning caregivers of cognitively impaired elderly adults. Spec. Care Dentist 17:129–132.

Bondestam, O., Gahnberg, L., Sund, M.-L., Linder, L. (1996) Effect of chlorhexidine gel treatment on the prevalence of mutans streptococci and lactobacilli in patients with impaired salivary secretion rate. Spec. Care Dent. 16:123–127.

Boyd, R.L., Murray, P., Robertson, P.B. (1989) Effect on periodontal status of rotary electric toothbrushes vs. manual toothbrushes during periodontal maintenance: I. Clinical results. J. Periodontol. 60:390–395.

Brace, M.L., Plummer, K.D. (1993) Practical denture disinfection. J. Prosthet. Dent. 70:538–540.

Brex, M., MacDonald, L.L., Legary, K., Cheang, M., Forgay, M.G.E. (1993) Long-term effects of Meridol® and chlorhexidine mouthrinses on plaque, gingivitis, staining, and bacterial vitality. J. Dent. Res. 72:1194–1197.

Budtz-Jørgensen, E. (1979) Materials and methods for cleaning dentures. J. Prosthet. Dent. 42:619–623.

Budtz-Jørgensen, E. (1990) Etiology, pathogenesis, therapy, and prophylaxis of oral yeast infections. Acta Odontol. Scand. 48:61–69.

Budtz-Jørgensen, E. (1991) Effect of controlled oral hygiene in overdenture wearers: A 3-year study. Int. J. Prosthodont. 4:226–231.

Budtz-Jørgensen, E. (1994) Effects of denture-wearing habits on periodontal health of abutment teeth in patients with overdentures. J. Clin. Periodontol. 21:265–269.

Budtz-Jørgensen, E. (1995) Prognosis of overdenture abutments in elderly patients with controlled oral hygiene. A 5 year study. J. Oral Rehabil. 22:3–8.

Budtz-Jørgensen, E., Bertram, U. (1970) Denture stomatitis. II: The effect of antifungal and prosthetic treatment. Acta Odontol. Scand. 28:283–304.

Budtz-Jørgensen, E., Löe, H. (1972) Chlorhexidine as a denture disinfectant in the treatment of denture stomatitis. Scand. J. Dent. Res. 80:457–464.

Budtz-Jørgensen, E., Theilade, E., Theilade, J. (1983a) Quantitative relationship between yeasts and bacteria in denture-induced stomatitis. Scand. J. Dent. Res. 91:134–142.

Budtz-Jørgensen, E., Kelstrup, J., Poulsen, S. (1983b) Reduction of formation of denture plaque by a protease (Alcalase®). Acta Odontol. Scand. 41:93–98.

Budtz-Jørgensen, E., Attström, R. (1984) The effect of Octapinol®, a substance with low antibacterial activity, on denture plaque and denture-induced stomatitis. Clin. Prev. Dent. 6:23–27.

Budtz-Jørgensen, E., Kaaber, S. (1986) Clinical effects of glazing denture acrylic resin bases using an ultraviolet curing method. Scand. J. Dent. Res. 94:569–574.

Budtz-Jørgensen, E., Thylstrup, A. (1988) The effect of controlled oral hygiene in overdenture wearers. Acta Odontol. Scand. 46:219–225.

Budtz-Jørgensen, E., Holmstrup, P., Krogh, P. (1988) Fluconazole in the treatment of Candida-associated denture stomatitis. Antimicrob. Agents Chemother. 32:1859–1863.

Budtz-Jørgensen, E., Bouthier-Quintard, F., Deslarzes, M. (1993) Problèmes buccodentaires et alimentation chez la personne âgée. In Des Années à Savourer, ed. Rapin, C.-H., pp. 82–91. Lausanne: Payot.

Budtz-Jørgensen, E., Carlino, P. (1994) A miconazole lacquer in the treatment of *Candida*-associated denture stomatitis. Mycoses 37:131–135.

Budtz-Jørgensen, E., Lombardi T. (1996) Antifungal therapy in the oral cavity. Periodontology 2000 10:89–106.

Burnett, C.A., Calwell, E., Clifford, T.J. (1993) Effect of verbal and written education on denture wearing and cleansing habits. Eur. J. Prosthodont. Rest. Dent. 2:79–83.

Carl, W., Emrich, L.S. (1991) Management of oral mucositis during local radiation and systemic chemotherapy: A study of 98 patients. J. Prosthet. Dent. 66:361–369.

Caton, J.G., Blieden, T.M., Lowenguth, R.A., Frantz, B.J., Wagener, C.J., Doblin, J.M., et al. (1993) Comparison between mechanical cleaning and an antimicrobial rinse for the treatment and prevention of interdental gingivitis. J. Clin. Periodontol. 20:172–178.

Cawson, R.A. (1963) Denture sore mouth and angular cheilitis. Br. Dent. J. 115:441–449.

Ciancio, S.G. (1988) Use of mouthrinses for professional indications. J. Clin. Periodontol. 15:520–523.

Collaert, B., Attström, R., Edwardsson, S., Hase, J.C., Åström, M., Movert, R. (1994) Short-term effect of topical application of delmopinol on salivary microbiology, plaque, and gingivitis. Scand. J. Dent. Res. 102:17–25.

Collis, J.J., Stafford, G.D. (1994) A survey of denture hygiene in patients attending Cardiff Dental Hospital. Eur. J. Prosthodont. Rest. Dent. 3:67–71.

Day, J., Martin, M.D. (1998) Efficacy of a sonic toothbrush for plaque removal by caregivers in a special needs. population. Spec. Care Dentist 18:202–206.

De Baat, C., Kalk, W., Schuil, G.R.E. (1993) The effectiveness of oral hygiene programmes for elderly people—A review. Gerodontology 10:109–113.

De Palma, J., Rosen, S., Harper, D.S. (1983) Specific foods as etiologic factors in bone loss and root caries. J. Dent. Res. (Spec. Issue) 62:295.

De Paola, L.G., Minah, G.E., Elias, S.A. (1984) Evaluation of agents to reduce microbial growth on dental prosthesis of myelo-suppressed cancer patients. Clin. Prev. Dent. 6:9–12.

De Paola, L.G., Minah, G.E., Leupold, R., Elias, S.A. (1986) The effect of Listerine antiseptic on denture microbial flora and denture stomatitis. Clin. Prev. Dent. 8:3–8.

Eadie, D.R., Schou, L. (1992) An exploratory study of barriers to promoting oral hygiene through carers of elderly people. Community Dent. Health 9:343–348.

Ettinger, R.L. (1995) Evaluating the longevity of restorative materials that seal the root canals of overdenture abutments. J. Am. Dent. Assoc. 126:1420–1425.

Ettinger, R.L., Jakobsen, J. (1990) Caries: A problem in an overdenture population. Community Dent. Oral Epidemiol. 18:42–45.

Fejerskov, O. (1994) Recent advances in the treatment of root surface caries. Int. Dent. J. 44:139–144.

Ferretti, G.A., Ash, R.C., Brown, A.T., Largent, B.M., Kaplan, A., Lillich, T.T. (1987) Chlorhexidine for prophylaxis against oral infections and associated complications in patients receiving bone marrow transplants. J. Am. Dent. Assoc. 114:461–467.

Galan, D., Lynch, E. (1993) Epidemiology of root caries. Gerodontology 10:59–71.

Giuliana, G., Ammatuna, P., Pizzo, G., Capone, F., D'Angelo, M. (1997) Occurrence of invading bacteria in radicular dentin of periodontally diseased teeth: Microbiological findings. J. Clin. Periodontol. 24:478–485.

Glantz, P.O., Nilner, K., Jendresen, M.D., Sundberg, H.C. (1993). Quality of fixed prosthodontics after 15 years. Acta Odontol. Scand. 51:247–252.

Gomes, B.C., Renner, R.P. (1980) Periodontal considerations in removable partial dentures. J. Am. Dent. Assoc. 101:496–498.

Granata, J.S., Staffanou, R.S. (1991) Evaluation of a new denture bath solution. J. Prosthet. Dent. 66:790–791.

Guggisberg, E., Rapin, C.-H., Budtz-Jørgensen, E. (1990) Care of the mouth in the elderly—Experience at the Centre de soins continus. J. Palliat. Care 6:21–23.

Gusberti F.A., Gada, T.G., Lang, N.P., Geering, A.H. (1985) Cultivable microflora of plaque from full denture bases and adjacent palatal mucosa. J. Biol. Buccale 13:227–236.

Hase, J.C., Söder, P.-Ö., Söder, B., Kulstad, S., Kelty, E. (1995) Development of plaque and gingivitis after mouthrinsing with 0.2% delmopinol hydrochloride. Eur. J. Oral Sci. 103:172–178.

Holm-Pedersen, P., Agerbaek, N., Theilade, E. (1975) Experimental gingivitis in young and elderly individuals. J. Clin. Periodontol. 2:14–24.

Johnson, B.D., McInnes, C. (1994) Clinical evaluation of the efficacy and safety of a new sonic toothbrush. J. Periodontol. 65:692–697.

Joyston-Bechal, S., Hayes, K., Davenport, E.S., Hardie, J.M. (1992) Caries incidence, mutans streptococci and lactobacilli in irradiated patients during a 12-month preventive programme using chlorhexidine and fluoride. Caries Res. 26:384–390.

Kay, E.J., Locker, D. (1996) Is dental health education effective? A systematic review of current evidence. Community Dent.Oral Epidemiol. 24:231–235.

Keltjens, H.M.A.M., Schaeken, M.J.M., van der Hoeven, J.S. (1987) Microbial aspects of preventive regimes in patients with overdentures. J. Dent. Res. 66:1579–1582.

Keltjens, H.M.A.M., Schaeken, M.J.M., van der Hoeven, J.S., Hendriks, J.C.M. (1990) Caries control in overdenture patients: 18-month evaluation on fluoride and chlorhexidine therapies. Caries Res. 24:371–375.

Keltjens, H.M.A.M., Schaeken, M.J.M., van der Hoeven, J.S., Hendriks, J.C.M. (1991) Effects of chlorhexidine gel on periodontal health of abutment teeth in patients with overdentures. Clin. Oral Implants Res. 2:71–74.

Keltjens, H.M.A.M., Schaeken, M.J.M., van der Hoeven, J.S. (1993) Preventive aspects of root caries. Int. Dent. J. 43:143–148.

Keltjens, H.M.A.M., Creugers, T.J., Mulder, J., Creugers, N.H.J. (1994a) Survival and retreatment need of abutment teeth in patients with overdentures: a retrospective study. Community Dent. Oral Epidemiol. 22:453–455.

Keltjens, H.M.A.M., Creugers, T.J., Schaeken, M.J.M., van der Hoeven, J.S. (1994b) Effects of chlorhexidine-containing gel and varnish on abutment teeth in patients with overdentures. J. Clin. Periodontol. 21:265–269.

Könsberg, R., Axéll, T. (1994) Treatment of *Candida*-infected denture stomatitis with a miconazole lacquer. Oral Surg. Oral Med. Oral Pathol. 78: 306–311.

Lambert, J.P., Kolstad, R. (1986) Effect of a benzoic acid-detergent germicide on denture borne *Candida* albicans. J. Prosthet. Dent. 55:699–700.

Lindhe, J., Nyman, S. (1984) Long-term maintenance of patients treated for advanced periodontal disease. J. Clin. Periodontol. 11:504–514.

Little, S.J., Hollis, J.F., Stevens, V.J., Mount, K., Mullooly, J.P., Johnson, B.D. (1997) Effective group behavioral intervention for older periodontal patients. J. Periodont. Res. 32:315–325.

Loesche, W.J., Abrams, J., Terpenning, M.S., Bretz, W.A., Dominguez, L., Grossman, N.S., et al. (1995) Dental findings in geriatric populations with diverse medical backgrounds. Oral Surg. Oral Med. Oral Pathol. Oral Radiol. Endod. 80:43–54.

Lombardi, T., Budtz-Jørgensen, E. (1993) Treatment of denture-induced stomatitis: A review. Eur. J. Prosthodont. Rest. Dent. 2:17–22.

Merelie, D.L., Heyman, B. (1992) Dental needs of the elderly in residential care in Newcastle-upon-Tyne and the role of formal carers. Community Dent. Oral Epidemiol. 20:106–111.

Mojon, P., Rentsch, A., Budtz-Jørgensen, E. (1995) Relationship between prosthodontic status, caries, and periodontal disease in a geriatric population. Int. J. Prosthodont. 8:564–571.

Mojon, P., Budtz-Jørgensen, E., Michel, J.-P., Limeback, H. (1997) Oral health and history of respiratory tract infection in frail institutionalised elders. Gerodontology 14:9–16.

Mojon, P., Rentsch, A., Budtz-Jørgensen, E., Baheni, P.C. (1998) Effects of an oral health program on selected clinical parameters and salivary bacteria in a long-term care facility. Eur. J. Oral Sci. 106: 827–834.

Molin, M., Bergman, B., Ericson, A. (1993) A clinical evaluation of conical crown retained dentures. J. Prosthet. Dent. 70:251–256.

Närhi, T.O., Ettinger, R.L., Heilman, J.R., Wefel, J.S. (1997) Salivary fluoride levels in overdenture wearers after topical fluoride gel application. Int. J. Prosthodont. 10:553–561.

Nyvad, B., Fejerskov, O. (1986) Active root surface caries converted into inactive caries as a response to oral hygiene. Scand. J. Dent. Res. 94:281–284.

Nyvad, B., Fejerskov, O. (1997) Assessing the stage of caries lesion activity on the basis of clinical and microbiological examination. Community Dent. Oral Epidemiol. 25:69–75.

Ödman, P.A. (1992) The effectiveness of an enzyme-containing denture cleanser. Quintessence Int. 23:187–190.

Ohman, S.C., Jontell, M. (1988) Treatment of angular cheilitis. The significance of microbial analysis, antimicrobial treatment and interfering factors. Acta Odontol. Scand. 46:267–272.

Oksala, E. (1990) Factors predisposing to oral yeast infections. Acta Odontol. Scand. 48:71–74.

Olsen, I. (1976) Studies on Oral Yeast Infections, with Emphasis on Denture Stomatitis. Oslo: Fabritius.

Palmqvist, S., Schwartz, B. (1993) Artificial crowns and fixed partial dentures 18-23 years after placement. Int. J. Prosthodont. 6:279–285.

Persson, R.E., Truelove, E.L., Leresche, L. (1991) Therapeutic effects of daily or weekly chlorhexidine rinsing on oral health of a geriatric population. Oral Surg. Oral Med. Oral Pathol. 72:184–191.

Polyzois, G.L., Yannikakis, S.A., Zissis, A.J., Demetrion, P.P. (1997) Color changes of denture base materials after disinfection and sterilization immersion. Int. J. Prosthodont. 10:83–89.

Raab, F.J., Taylor, C.A., Bucher, J.A., Mann, B.L. (1991) Scanning electron microscopic examination of ultrasonic and effervescent methods of surface contaminant removal from complete dentures. J. Prosthet. Dent. 65:255–258.

Renner, R.P., Gomes, B.C., Shakun, M.L., Baer, P.N., Davis, R.K., Camp, P. (1984) Four-year longitudinal study of the periodontal health status of overdenture patients. J. Prosthet. Dent. 51:593–598.

Reynolds, M.W. (1997) Education for geriatric oral health promotion. Spec. Care Dentist 17:33–36.

Robinson, J.G., McCabe, J.F., Storer, R. (1987) Denture bases: the effects of various treatments on clarity, strength and structure. J. Dent. 15:159–165.

Rutkauskas, J.S., Davis, J.W. (1993) Effects of chlorhexidine during immunosuppressive chemotherapy. A preliminary report. Oral Surg. Oral Med. Oral Pathol. 76:441–448.

Scannapieco, F.A., Mylotte, J.M. (1996) Relationships between periodontal disease and bacterial pneumonia. J. Periodontol. 67:1114–1122.

Schaeken, M.J.M., Keltjens, H.M.A.M., van der Hoeven, J.S. (1991) Effects of fluoride and chlorhexidine on the microflora of dental root surfaces and progression of root-surface caries. J. Dent. Res. 70:150–153.

Silness, J., Gustavsen, F., Mangersnes, K. (1982) The relationship between pontic hygiene and mucosal inflammation in fixed bridge recipients. J. Periodontol. Res. 17:434–439.

Simons, D., Kidd, E.A.M., Beighton, D., Jones, B. (1997) The effect of chlorhexidine/xylitol chewing-gum on cariogenic salivary microflora: A clinical trial in elderly patients. Caries Res. 31:91–96.

Stafford, G.D., Arendorf, T., Huggett, R. (1986) The effect of overnight drying and water immersion on candidal colonization and properties of complete dentures. J. Dent. 14:52–56.

Stamm, J.W., Banting, D.W., Imrey, P.B. (1990) Adult root caries survey of two similar communities with contrasting natural water fluoride levels. J. Am. Dent. Assoc. 120:143–149.

Strayer, M.S. (1995) Perceived barriers to oral health care among the homebound. Spec. Care Dentist 15:113–118.

Theilade, E., Wright, W.H., Jensen, S.B., Löe, H. (1966) Experimental gingivitis in man. II. A longitudinal clinical bacteriological investigation. J. Periodont. Res. 1:1–13.

Theilade, E., Budtz-Jørgensen, E. (1988) Predominant cultivable microflora of plaque on removable dentures in patients with denture induced stomatitis. Oral Microbiol. Immunol. 3:8–13.

Todd, J.E., Lader, D. (1991) Adult Dental Health 1988 United Kingdom. London: H.M.S.O.

Tolboe, H., Isidor, F., Budtz-Jørgensen, E., Kaaber, S. (1987) Influence of oral hygiene on the mucosal conditions beneath bridge pontics. Scand. J. Dent. Res. 95:475–482.

Ünkü, A., Altag, O.T., Sahmali, S. (1996) The role of denture cleansers on the whitening of acrylic resins. Int. J. Prosthodont. 9:266–270.

Valderhaug, J. (1991) A 15-year clinical evaluation of fixed prosthodontics. Acta Odontol. Scand. 49:35–40.

Vehkalati, M.M., Paunio, I.K. (1988) Occurrence of root caries in relation to dental behavior. J. Dent. Res. 67:911–914.

Vigild, M. (1990) Evaluation of an oral health service for nursing home residents. Acta Odontol. Scand. 48:99–105.

Weeks, J.C., Fiske, J. (1994) Oral care of people with disabilities: a qualitative exploration of the views of nursing staff. Gerodontology 11:13–17.

Wright, P.S., Hellyer, P.H., Beighton, D., Heath, R., Lynch, E. (1992) Relationship of removable partial denture use to root caries in an older population. Int. J. Prosthodont. 5:39–46.

Wright, P.S., Hellyer, P.H. (1995) Gingival recession related to removable partial dentures in older patients. J. Prosthet. Dent. 74:602–607.

Yamaga, T., Nokubi, T. (1997) Clinical observations of noncoping overdenture abutments protected by tannin-fluoride preparation. J. Prosthet. Dent. 78:315–319.

Yanover, L., Banting, D., Grainger, R., Sandhu, H. (1988) Effect of a daily 0.2% chlorhexidine rinse on the oral health of an institutionalized elderly population. J. Can. Dent. Assoc. 54:595–598.

Zarb, G.A., Schmitt, A. (1993) The longitudinal clinical effectiveness of osseointegrated dental implants in posterior partially edentulous patients. Int. J. Prosthodont. 6:189–196.

索引

ページ番号についた f は図（figure）を，t は表（table）中を表す．

ア
アンレー → 可撤性パーシャルデンチャー（アンレー・レストの設計）
新たなコンプリートデンチャーへの慣れ　83, 217

イ
インシュリン非依存型糖尿病と補綴処置との関連　85-86
インプラント　90
　――支持オーバーデンチャー用の磁性アタッチメント　222
　――支持型の義歯 → オーバーデンチャー
　　固定性，可撤性，オーバーデンチャー様式の――　219
　　ネジ固定式の――　220
　　固定性陶材焼付け――　219-220
　　外科的補綴前処置と――　217-219
　　リコール／メインテナンス計画　243
　――支台オーバーデンチャー患者における顎堤形成術　219
　――のオッセオインテグレーション　220
　義歯，オーバーデンチャーと――
　　咀嚼能力と――　51
　　――と欠損部顎堤の吸収予防　45
　コンプリートデンチャーと――　93-94
　　コンプリートデンチャーでのインプラントの失敗　94

パーシャルデンチャーの支台としての――　174-175, 175f
ブリッジと――　142-144
インフォームド・コンセント，同意能力　119

ウ
齲蝕 → 根面齲蝕
　――予防（法）　229-230
　　――におけるフッ素　230, 231, 232
　　クロルヘキシジンと――　231, 232, 241, 242, 243
　　口腔清掃との関連　230
　　食物との関連　230
　オーバーデンチャー関連――　92, 196f, 197f, 198, 199, 241-242
　　治療法　243
　急性および慢性――　231
　自立高齢者の場合　3
　ブリッジ装着者の場合　89-90
　要介護非自立入所者における――　13

エ
エナメル質の加齢変化状態　23
栄養
　――の低下 → 栄養低下
　高齢者の――と食習慣　56-70
栄養学的評価
　人体計測学的手法による――　57

259

索引

栄養状態
　——の欠乏
　　——の原因　64, 64f
　　脱水状態と——　69
　——の評価　56-62
　　——における社会医学的因子　59
　　血清アルブミン分画による——　57-58
　　質問アンケート法による——　59t
　　人体計測法による——　57
　　生物学的指標による——　60
　簡易栄養状態評価法と——　60, 61f, 62
　虚弱／要介護高齢患者における——　67-68
　口腔機能と補綴的処置の必要性と——
　　64f, 64-69
　高齢者における——　62-63
　自立高齢者における——　64-67
　食習慣の変化と——　62-63
　治療計画における——　98
栄養状態とBMI指数　57
栄養状態の評価 ➡ 栄養状態
　——と歯列，補綴状態の関連　56
　虚弱／要介護高齢患者における——　67
　　口腔状態と——　67-68
　血清アルブミン分画と——　57-58
　タンパク質，カロリーの摂取と咀嚼機能の低下
　　67-68
栄養状態評価法
　——としての中腕周囲径計測　57
　簡易——　60, 61f, 62
栄養低下
　——の特徴　60
　　虚弱／要介護高齢者における——　70
　介護施設入所者におけるタンパク質，カロリー
　　摂取状態　62, 63f
　口腔内での——の徴候　58-59, 60t
　自立／非自立高齢者間の——についての
　　差異　60
栄養不良 ➡ 栄養低下

オ
オーバーデンチャー
　アタッチメント
　　根面——　191, 191f, 192, 192f
　　磁性——　193
　　スタッド(ボール)・——　191

　　Dalbo根面——　191f
　　バー・——　192f, 193
　アタッチメント支台の——　187, 190
　　——に起因する問題点　200
　　——についての考察　195-198
　アタッチメントの選択　190f, 190-193
　インプラント支持の下顎の——　221-223
　　——によるリハビリテーション　112-114
　　磁性アタッチメント　222
　　根面アタッチメント
　　　221-222, 223-224, 224f
　　バー・アタッチメント
　　　221-222, 222f, 223
　インプラント支台の——　94
　　——によるリハビリテーション　223-224
　　虚弱／要介護高齢者の——　225
　——装着者の口腔清掃改善　196f, 198
　——と齲蝕　241-243
　——における咬合接触の安定　185
　——に起因する問題点　197f, 198-200
　——についての技術的失敗　93
　——の欠損修復処置
　　アタッチメント支持型の——　195-196
　　——の考え方　181, 182t
　　——の種々の様式　194-199
　　——処置の治療計画　186-194
　　使用中のパーシャルデンチャーを修正した
　　　——　194-195
　　即時的で単純な——　194
　——の欠点　185-186, 185f
　——の限界　181-182
　——の生物学的危険因子　93
　——の定義　181
　——の適応症　182, 183f, 184f
　——の予後　198-200
　——用の磁性アタッチメント　193
　——の利点　181, 182, 185, 200
　下顎のインプラント支持型——　83
　コンプリートデンチャーと対比　182, 185t
　咬合高径の回復　83
　高齢患者関連の——　186, 186t
　支台歯の選択　186t, 187, 188f, 189f, 190f
　歯根支持型の——　181-200
　テレスコープ支台装置応用の——
　　193-194, 193f

索　引

　　テレスコープ支台の―― 200
　　天然歯歯根支持型の――の適応症　92, 93f
　　　　――と口腔清掃　200
　　　　――と歯周疾患　92, 196f, 198-200
　　　　――における予防手段　241-242
　　　　　　歯周のメインテナンス　243
　　　　　　プラーク・コントロール　241, 242f
　　ボール／バー・アタッチメント支台の――　94

カ

Candida albicans と義歯性口内炎
　　6, 16, 17f, 235-237, 236t
可撤性パーシャルデンチャー　91-92, 153-178
　　アクリリック・レジン製の――
　　　155-156, 156f, 161, 162, 176
　　アンレー・レストの設計
　　　　――についての一般的考察　168-169
　　　　――の設計　169
　　　　――の適応症　168
　　　　機能上の問題点　168-174
　　　　矯正-補綴複合治療法と――
　　　　　170-171, 170f, 171f
　　　　口腔清掃と――　169
　　　　症例検討　169-173
　　　　咀嚼機能異常と――　168
　　　　切歯乳頭圧迫症に対し，小臼歯部で咬合接触
　　　　　を回復　172-173, 173f
　　　　低位咬合の場合　171-173, 172f, 173f
　　　　抜歯後の咬合不安定に対しての――
　　　　　169, 170f
　　インプラント支台との組み合せ上の――
　　　174-175, 175f
　　　　下顎症例　175, 175f
　　　　上顎症例　174-175
　　――処置と費用の関係　92
　　――と根面齲蝕　239-240
　　――における間接維持装置の設定　167
　　――における生物学的リスクファクター　91
　　――における装着感，外観の問題点　91
　　――におけるブラッシング法　240f, 241
　　――により生じた問題点，失敗　90
　　――の欠点　174, 178
　　――の設計
　　　　――の間接維持装置　167
　　　　――の材料　162

　　　　――の支台歯　164-165
　　　　――の連結子　163, 164f, 164, 165, 166f
　　　　――の把持装置　167
　　　　――のメタル・フレームワーク
　　　　　161, 162t, 162, 163f
　　　　――のレスト　166-167
　　　　義歯人工歯とフレームワーク設置スペース
　　　　　162
　　　　欠損歯の修復と――　161-162
　　　　遊離端床の――　162
　　――の設計の原則
　　　　生物学的――　159-161
　　　　生体力学的――　156-159, 158f, 159f, 160f
　　――の適応症　153
　　――の分類　154-156
　　　　Kennedy の――　154, 154f
　　　　義歯の生物力学的特性　155f, 155-156
　　　　生理的支持の特性　154-155, 155f
　　――のメインテナンス，リコール計画　239-240
　　――の利点　153-156, 174, 178
　　技術上のリスクファクター　92
　　虚弱／要介護高齢患者の場合
　　　　――のアクリリック・レジン義歯　176
　　　　――の設計原則　176
　　　　――の倫理的配慮　176-178
　　強度　159, 159f
　　口腔清掃指導　241, 240f
　　口腔粘膜炎症性疾患　92
　　咬合面レストの設置　158, 158f
　　支台歯／顎粘膜支持　157
　　生体力学的設計原則　156-159, 157f
　　装着した義歯が半数となる年限　92
家父長的対応
　　患者も納得する――　119
　　不適切な――　119
　　真の――（施設長の同意必要）　119
過酸化物含有義歯洗浄剤　245-247, 246t
外傷性潰瘍
　　機能的自立患者における――　9-10, 9f
　　虚弱／要介護高齢患者における――　15-16
顎顔面領域の放射線治療後における唾液分泌の
　　低下　35, 36f
患者の既往歴
　　医科的，歯科的，補綴的　98
　　――記録と患者と術者の関係　98

索引

　　――の聞き取り　97
　　食事習慣　98
患者の自律性
　　家父長的アプローチと――　119
　　認識能力と――　110,110t
患者の認知障害と治療計画の立案　97
関節炎と補綴処置　86
簡易栄養状態評価法　60,61f,62

キ

機能印象法
　　コンプリートデンチャーの場合
　　　　研究用模型と作業模型の比較　215f
　　　　閉口印象法　213,215f
　　　　予備印象　213,214f
機能的自立高齢者　2-10
　　――における齲蝕　3
　　――における外傷性潰瘍形成　9
　　――における義歯関連粘膜疾患　6-10
　　――における義歯刺激性粘膜増殖　9
　　――における口腔癌　10
　　――における歯周疾患　2
　　――におけるフラビーガム　8-9
　　――における補綴状況　3-5
　　――の口角炎　8
　　――の将来的な口腔内状態予測　10
義歯
　　――に起因する口腔灼熱症　31-32
　　――に起因する病態変化　100,250-251
　　――の質と咀嚼能率，効率　55
　　――への適応　31,32t
　　――への慣れ　31,32t
　　口腔粘膜の加齢的変化と――　31-34
　　再製作(新義歯)　211-212
　　死を待つばかりの患者における――　120
　　唾液による維持と――　36,36f
　　味覚(感)と――　32-33,34,35
義歯支持組織の診査　100
義歯刺激性過形成症　9,9f
義歯床の生体力学　156
義歯性口内炎 ➡ 口腔カンジダ症
　　カンジダ関連　16,17t
　　　――に対する口腔内外処置　237
　　　――の抗真菌薬による治療　235-236
　　　――の処置　235-237,236t

　　――への局所療法　235-236
　　義歯の消毒処置と――　235
　　口腔と義歯の清掃と――　235
　　コンプリートデンチャー上の
　　　　プラーク形成と――　244f,244-245
　　義歯装着習慣と――　250-251
　　自立高齢者における――　6-8
義歯洗浄剤中の安息香酸　249
義歯装着と味覚　32-34
義歯の設計と審美性　157
臼歯の欠損
　　インプラント支持型ブリッジによる――
　　　142-144,142f
　　――の修復　40-41
　　前歯部の咬耗を伴ったオーバーデンチャー処置
　　　と――　182,184f
臼歯部歯冠溶解症　26
虚弱／要介護高齢者
　　介護施設入所の――　10-11,11t
　　義歯関連の粘膜病変と――　14-17
　　――における齲蝕　13
　　――における歯科，補綴装置の状態　10-17
　　――における歯周疾患　12
　　――における舌炎　16-17,18f
　　――における倫理的な配慮
　　　118t,118-119,176-178
　　――の補綴状況　13-14
　　口腔清掃と――　11-12,12f
　　地域で生活している――　11
頬粘膜(診査)　99-100
金合金によるポスト　128-129
金合金の修復物
　　咬耗歯面の――　131-132
　　ブラキシズムの場合　132
緊急処置　101

ク

クロルヘキシジン
　　――含有義歯洗浄剤　246t,249f,251
　　――と齲蝕予防　230,231,232,241,242,243
　　――と義歯消毒　236-237
　　――と口腔粘膜炎　234-235
　　――とプラーク・コントロール　233,234

ケ

欠損部顎堤の吸収
 可撤性パーシャルデンチャー装着者の―― 91
 義歯装着と―― 42, 42f
  ――とインプラント支持型コンプリート
   デンチャー 217
    ――の場合の外科的補綴前処置 217, 218
   抜歯後の上顎と下顎の―― 42
  ――に対する病因 43t, 43-44, 44f
  ――の疫学 43t
  ――の年齢による影響 42
  ――の予防 44-45
   ――とエストロゲン療法 44-45
   ――におけるカルシウム，栄養素 45
  ――のリスクファクター 79, 80t
 骨石灰化と年齢，性別による変化 43
 無歯顎患者における―― 79
血清アルブミン分画算定による栄養状態の評価
 57-58

コ

コンプリートデンチャー 93-94
 新たな―― 212-217
 インプラント支持の―― 217-224
  ――／天然歯上オーバーデンチャー
   225-226
 一般的処置法 212, 214f, 215f
 ――製作上の技術的誤り 94
 ――装着患者の咀嚼能率 53
 ――装着者に起こるトラブル 82t, 82-84
 ――と骨吸収 94
 ――と生物学的リスクファクター 93-94
 ――の製作過程 213
 ――の装着習慣 250-251
 ――のブラッシング 245, 245f
 ――へのプラーク形成 244f, 244-245
 ――用の市販義歯洗浄剤
  245-247, 246t, 247f, 248f
 下顎の―― 94, 212
 口腔灼熱症との関連 83-84
 咬合床を用いた試適操作 213, 218f, 219f
 自立高齢者における――の状態 5
 症例検討 212-217
 上顎―― 212-213, 215f
 舌後退と―― 83, 83f

即時――
 下顎におけるトラブル 208
 上顎―― 208
  ――装着後処置 209-210
  ――における生理学的適応 208
  ――の臨床ステップ 208
 他の処置法の選択 208
適合良好な義歯の装着者
 使用中の義歯のリライニングとリベース
  82-83
コンポジット・レジン
 グラスファイバー強化型――
  前歯ブリッジへの適用 147-149, 147f
 咬耗歯への適用 131-132
 根管ポスト用―― 129
 支台築造用―― 128-129
固定性陶材焼付け冠支台ブリッジ
 ――での金合金咬合面とブラキシズム 145
 前歯欠損の―― 144-145, 145f
固定性陶材焼付け部分被覆冠支台ブリッジ 145
固定性陶材焼付けブリッジ
 インプラント支持型の―― 219-220
 利点，欠点 220
固定性ブリッジ 125-150
 インプラント支持の可撤式―― 220
  ――における根面齲蝕 143, 144
 インプラント支持の―― 89-90, 134-136
  ――におけるインプラント周囲炎 144
  ――の臼歯への適用 142f, 143
  ――の高齢患者における文献展望 143-144
 陶材焼付けの―― 220
 カンチレバー・ブリッジ 89, 134
  遊離端―― 90
  下顎――患者27症例の調査 139-140, 140t
 臼歯欠損における―― 134, 136-142
 虚弱／要介護高齢者における―― 150
 ――装着者のリコール方法 237-238
 ――における歯内療法処置 128-129
 ――における歯肉退縮
  ――の技術的要因 127, 128f
  根管処置済みの臼歯での根面齲蝕と
   ―― 127
 ――についての一般的配慮 126, 126t
 ――のポンティック
  高齢者における―― 239

索 引

――のメインテナンス　150
――の利点　125-126
口腔清掃とメインテナンス・ケア
　237-239,238f
高齢者となった人への――　125
歯周疾患の配慮とアタッチメント・ロス
　126-128,128f
接着性レジンによる――　146,146f
　高齢患者における――適用時の配慮　147
　　――適用の前提条件　145-146
　　――の接着失敗の危険　147
　　――の適応症　146-147
　　接着ブリッジの接着処置　147
全顎カンチレバー・ブリッジ　134-138
短縮歯列患者へのブリッジ　89-91
二次齲蝕と――　89-91
パーシャルデンチャーとの比較
　――についての患者27症例での研究
　　139-142,141t
　――についての臨床所見　140-142,141t
ブリッジによる処置の成功　149
ファイバー強化型コンポジット・レジン応用の
　――
　　間接法による――　149
　　口腔内直接法による――　147f,149
　　前歯欠損の修復　147-149
　　直接法による――の位置決め　148
片側性小欠損への――　137-142
　　――の印象採得　139
　　――の支台歯形成　138,138f
　　――の設計　139,139f
遊離端部を有する――　90
口角炎
　虚弱／要介護高齢者における――
　　15,16,17,18f
　抗真菌薬　236
　自立した高齢者における――　8-9,8f
　予防　236
口腔カンジダ症　→　義歯性口内炎
　免疫不全症の患者における――　237
口腔乾燥症
　虚弱／要介護高齢者における唾液分泌の低下
　　68
　――の原因　34t,35
口腔乾燥を生じる薬物，唾液分泌の低下　35

口腔癌
　――発症の危険因子　9
　自立高齢者における――　10
口腔機能と咀嚼機能の相互関連　69-70,70f
口腔健康ケア　→　口腔清掃
　ガイドライン　121,121t,122t
　虚弱／要介護患者への――　107
　　通常および緊急処置　121,122t
　　日常口腔ケア　121,121t
　　養護施設入所者の――　121,122t
　　長期入居施設における――　120-123
　　教育　121
　　情報伝達　120,121
口腔健康ケアの実態評価
　虚弱／要介護高齢患者のための――
　　機能評価　116,117t
　　口腔疾患の治療と予防　116
　　実際上の治療の要求　116-117
口腔灼熱症
　義歯装着困難，専門医への対診依頼
　　206,207-208
　義歯装着に起因する――　31-32
　原因　207-208,207t
　コンプリートデンチャーとの関連　84
　――／口腔灼熱感　31,207
　――に伴う症状群　207
　――の原因　32,33t,84
　――の治療法　208
　――の場合に生じる味覚　33
口腔状態の診査項目　96,97
口腔清掃　101,102　→　口腔健康ケア
　オーバーデンチャーと――　200
　介護者による――　251
　虚弱／要介護高齢者のための――　11-12,12f
　歯周炎と――　27,28,29
　　介護者の実行プログラム　251-252
　パーシャルデンチャーと――
　　160,169
口腔清掃を行う介護者　251-252
口腔洗浄（マウスリンス）
　プラーク・コントロールと歯肉炎減退のための
　　――用薬剤　233-234
　　――の適応症　234t
口腔内診査における口腔底　100
口腔内の立体認知テスト　31

口腔粘膜
　義歯起因性の――の変化　29-30
　義歯性口内炎と――　29,30f
　――の加齢変化　29-30
　　義歯装着による――の変化　31-34
　　――の分類　29
　　口蓋部――の組織学的変化　30
口腔粘膜炎の予防と治療　234-235
口腔の治療計画
　虚弱／要介護高齢者のための――　113-116
　――における治療の必要性
　　患者と――　115
　　患者の事例　115
　　広範囲の――　115
　　実際的な――　114-115,115f,116-117
　　集中治療の――　113,114f
　　迅速な――　114,115,115f
　　中程度の――　113,114f,114-115,115f
　　不必要な――　113,114,114f,116
口唇（診査）　99
抗菌剤配合口腔洗浄の適応症　233-234,234t
抗真菌薬
　口角炎に対する――　237
　義歯性口内炎に対する――　250
咬合挙上用コバルトクロム合金スプリント
　133-134,135f
咬合（接触）
　咬合高径
　　口腔外診査と――　98-99
　　――の挙上　83
　　――の低下　81,171-173,172f,173f
　　咬耗の生じた歯列と――　132
　　単独歯修復と――　132,132f
咬合接触関係
　――と咀嚼機能への影響　53
　――と治療計画　89
　――の診断と修正　80-81
　TMD 患者における――の修正　80-82
咬合接触の安定
　オーバーデンチャーにおける――　182
咬合面スプリント
　診断用――　81
　抜歯後の咬合不安定に用いる――　169,170f
　ブラキシズム患者への――　130-131

咬合力　52
　咀嚼筋の――
　　性別，年齢と――　52
　　有歯顎者／義歯装着者の――　52
高齢者
　機能的に自立した――　2-10
　虚弱／要介護――　10-17
　――の将来的な口腔健康状態　10
　暦年齢による／機能上の――　1
硬口蓋の診査　100
酵素系義歯洗浄剤　246t,246,248f
骨粗鬆症と欠損部顎堤の吸収　43,43t
根管処置歯
　――の破折の防止　129
　――への支台築造　128-129
　――への鋳造ポストコアによる支台築造　129
　チタンポストと修復材料　129
根管ポスト用コンポジット・レジン　129
根面アタッチメント
　オーバーデンチャー用――
　　インプラント支持義歯における――
　　　221-222,223-224,224f
　　――の多様性　192,192f
　　――の長所　192
　　――の適応症　190,190f
根面齲蝕　→齲蝕
　インプラント支台ブリッジにおける残存歯――
　　144
　齲蝕を除去しない保存療法　230
　可撤性パーシャルデンチャーと――
　　91,239-240
　機能的自立高齢者における――　3
　急性／慢性――　3
　虚弱／要介護高齢患者における――　13
　――の危険性　79,231-232
　――の予防　231-232
　　クロルヘキシジン　231,232
　　フッ素（フッ化物）　231,232
　補綴治療計画と――　79,80t
　放射線治療後の――　86f

サ
再製作義歯（コピー義歯）
　使用中の義歯のコピー　211-212
　――の欠点　212

索 引

　　　――の利点　211
財源の配分と歯科／補綴処置の関連　108
暫間修復物と歯周組織の損傷　88

シ
支台歯
　オーバーデンチャーの――
　　――高径　187
　　犬歯，第二大臼歯　187
　　付着歯肉　187, 188f, 189f
　オーバーデンチャーの――破折　200
　――としてのインプラント
　　機能　175
　　適応症　175, 175f
　――の喪失
　　アタッチメント――　199-200
　　オーバーデンチャーの――　194, 199-200
　　パーシャルデンチャーの――
　　163f, 164f, 164-165
支台築造
　根管処置済み歯の――　128-129
　――の修復材料　128-129
　破折修復歯への――　129, 130
使用中の義歯
　――における咬合の不安定　204
　――についてのトラブル　203-204
　――の修正処置
　　――のリベース，リライニング
　　　210-211
　　適応症　210-211
　　――の修正による診断　204-207, 205f
　　――による咬合高径の挙上　206
　　暫間的なリライニング　206
　　ワックスを用いての試適　204-206
歯根膜のアタッチメント・ロス
　オーバーデンチャー処置と――　182, 183f
歯周炎
　口腔清掃と――　27, 28, 29
　――の疫学　27, 27f, 28
　――の治療　27-28, 28f
　――の特徴　27
歯周疾患
　オーバーデンチャーに関連した――
　　92, 196f, 198-199
　虚弱／要介護高齢患者における――　12

固定性ブリッジに伴うインプラント支台周囲の
　　――　144
――についての危険因子　2, 78, 78t
――の予防
　行動を指導した場合の――　233
　　――における薬剤の応用　233-234, 234t
　歯ブラシによる――　232-233
――の罹患率　2
自立高齢者における――　2
保存的，外科的療法　79, 79f
歯周組織
　系統疾患の――への影響　29
　――の加齢変化　27-29
歯周組織の状態
　可撤性パーシャルデンチャーの――　159-160
　口腔内診査における――　101
歯髄の加齢変化　24
歯槽骨の再生　42
歯内療法処置　88
歯肉圧排によるアタッチメント・ロス　88
歯肉退縮
　固定性補綴位置と――　127, 128f
　パーシャルデンチャー，クラウンと――　127
次亜塩素酸含有義歯洗浄剤
　245-246, 246t, 248f, 253
自立高齢患者におけるフラビーガム　8, 8f
自律能力診断用簡易精神機能検査　110, 110t
上腕三頭筋の厚さ評価による栄養状態評価　57
食餌
　口腔内の状態と――　65-67
　――の重要性　58-59
　――の評価　59-62
食餌の摂取
　――と歯列の状態
　　――との関連　65
　　――の影響　66-67
　　――の低下によって生じる口腔内変化
　　　58-59, 60t
　補綴処置と――の関係　68-69
食習慣の変化と栄養状態　62-63
心内膜炎に対する抗生剤の予防投与　85
神経筋機構の加齢変化　37

ス

スーパー歯ブラシを用いた術者による
　口腔衛生管理　253
スタッド(ボール)・アタッチメント　191
ストレプトコッカス・ミュータンス
　根面齲蝕と――　231-232
　――による齲蝕　79, 116
　――によるプラーク形成　241

セ

セメント質の加齢変化　23-24
精神障害
　――における(治療の)選択能力　118
　――における補綴的処置計画　84
切歯乳頭への咬合接触時の小臼歯と前歯の処置法
　172-173, 173f
舌の口腔診査　100
前歯
　歯冠修復により咬耗した――
　　133-134, 134f, 135f, 136f
　接着性レジン応用の――　145-146, 146f
　陶材焼付け全部冠――　144, 145f
　陶材焼付け部分被覆冠支台の――　145
　ファイバー強化型コンポジット・レジンによる
　　固定性ブリッジ　147f, 147-149
　補綴矯正的処置による咬耗　169-171, 171f

ソ

咀嚼機能　49-56
　オーバーデンチャーの場合の――　182
　(下顎)運動学的評価　52
　可撤性パーシャルデンチャーにおける
　　――の研究　56
　義歯に起因した問題と――　80, 80t
　義歯による口腔機能回復と――　53-55, 54f
　義歯による歯列修復と――
　　カンチレバー型ブリッジと――　53-55, 54f
　　パーシャルデンチャーと――　56
　　遊離端パーシャルデンチャーと――
　　　54f, 54-55
　義歯の咬耗と――　53-56, 54f
　筋電図による評価　52
　口腔内状態と――　53-56
　咬合接触と――　53
　咬合力と――　52

歯列状態と――　53
――と口腔の健康状態との相互関係
　69-70, 70f
――と歯列　53
――とタンパク質, カロリー摂取の低下
　67-68
――のための補綴的処置　68
咀嚼能率　50, 51-52, 52f, 53, 55
　篩分法による咀嚼能率測定　51, 52f
咀嚼能力　50t, 50-51
　――と加齢変化　51
　養護施設入所者における――　51
唾液分泌量と――　35
象牙質の加齢変化　24

タ

唾液
　――と義歯の維持　36, 36f
　――の加齢変化　35
　――分泌機能　35
唾液腺の加齢変化　35
唾液分泌低下
　――と口腔乾燥症　68
　――による歯の咬耗　25
　――の結果　36
　――の原因　34t, 35
　　虚弱／要介護高齢患者における――　68
唾液分泌度
　正常な――　34
　脱水状態と――　69
　味覚と――　34
脱水状態
　栄養失調と――　69
　――による唾液分泌低下　35
担当医による治療法の代理選択(患者の)
　119-120
短縮歯列
　咀嚼能力と――　50
　――と有歯顎者の機能　41
　――における咀嚼機能と欠損修復　56
　――の治療　41
　ブリッジと――　89

チ

チタン製ポスト　129

索引

治療計画 ━━▶ 補綴的治療計画
　虚弱／要介護高齢患者における━━
　　　　━━における口腔の治療計画　122-123
　　　　全身健康ケア計画と━━　123
治療計画立案における食習慣（の評価）　98
治療計画における患者摂取薬の把握　98
治療計画への同意表示能力　118, 119
治療法の選択, 患者の受け入れ能力　118-119
長期入所者
　━━における口腔機能の減退, 栄養不良
　　67-68
　━━における口腔の健康状態不良と栄養状態の
　　関連　67-68
　━━における唾液の分泌低下と口腔乾燥症の関
　　連　68
　━━の口腔清掃
　　介護者による━━　251
　　共同での━━　253

テ
TMD；顎機能異常（症）
　義歯装着者と有歯顎者における━━　39, 40f
　臼歯部修復処置による━━　41
　口腔外診査と━━　99
　自立高齢者における━━　39
　長期施設入所者における━━　39-40
　━━における骨関節症　39
　━━の疫学　38-39, 38t
　━━の咬合修正　80
　━━の徴候
　　既往歴による━━　37-38
　　現症による━━　37-38
　━━の特徴　37-38
　年齢と━━ 37-41
　罹患率　39-40
　要介護高齢者における━━　40
TMD患者
　━━における関節円板の転位　39
　━━における筋活動の亢進　39
　━━におけるリウマチ性関節炎　39

ト
動脈硬化と補綴処置　84-85

ナ
軟口蓋　100

ネ
年齢（高齢化）
　歯に対する影響　23-26
　オッセオインテグレーションとの関連　220
年齢, 性差による骨石灰化の変化　43
粘膜炎
　化学療法, 放射線治療に起因した━━
　　234-235, 235t
　━━に対するクロルヘキシジン（含嗽）
　　234-235
　━━の臨床的指標　234-235, 235t
　━━へのカミロサン溶液の適用　235
粘膜病変
　義歯起因性━━　6-10
　　カンジダ関与の口内炎　16-17, 17f
　　機能的自立患者における━━　6-10
　　虚弱／要介護高齢者における━━　14-18
　　長期入院患者における━━　15-17
　　養護施設入所／長期入院患者における━━　14-16
　義歯性口内炎　6, 6t, 7f

ハ
BarthelのADL指数　116, 117t
バー・アタッチメント
　インプラント支持の━━　221, 222, 222f, 223
　オーバーデンチャーにおける━━
　　94, 95, 192f, 193
パーシャルデンチャー
　アタッチメント支台の固定性カンチレバー型
　　ブリッジ　53-55, 54f
　可撤性━━　91-92
　　遊離端━━　53-55, 54f
　機能的自立高齢者への━━
　　━━の状態　4-5
　固定性━━（ブリッジ）　89-91
　咀嚼への効果　53-55, 54f
　━━, コンプリートデンチャーの消毒　253
　━━のKennedy分類　154, 154f
破折
　オーバーデンチャーの━━　200
　義歯の━━　136-137
　固定性カンチレバー・ブリッジの━━　136-137

索 引

　　──の修復　129-130
　　──の予防　129-130
歯 ──▶ 前歯
　　──▶ 臼歯の欠損
　　──▶ 歯の摩滅
　歯の移動に伴う機能的／審美的状況　182
　オーバーデンチャー処置　182,183f
　口腔の診査　101
歯の侵蝕症　26,26f
歯の摩滅
　胃液の逆流による──　25,26
　加齢変化と──　24-26
　咬耗による──　26
　歯面
　　金合金鋳造修復　131,132
　　コンポジット・レジン修復　131-132
　　固定性補綴装置と──　132
　　咬合高径と──　132-134,132f
　侵蝕症による──　26,26f
　──の疫学的因子　24-26,25f,25t
　前歯
　　固定性ブリッジと──　133-134,135f,136f
　　──の咬合面の処置　130-131,131f
　　──の修復装置　131-133
　ブラキシズムと──　25
　摩耗による──　24-25,25f
歯ブラシ
　音波歯ブラシ　232-233
　シングルタフトブラシ　240f
　歯間空隙清掃ブラシ　238,240f
　歯間ブラシ　238f
　スーパー歯ブラシ　253

フ

フッ素／クロルヘキシジン・ゲルによる
　プラーク・コントロール　241
フッ素塗布　231
プラークインデックス・スコア
　オーバーデンチャー装着前後の──　197f
　口腔清掃状態の評価と──　101
プラーク形成
　オーバーデンチャーでの──　196f,199
　可撤性パーシャルデンチャーでの──　91
　──中の微生物　241-242

プラーク・コントロール
　オーバーデンチャーの場合　185-186
　Candida 起因性義歯性口内炎の──
　　──の場合の義歯用ブラシ　244-245,245f
　化学的──　233-234,234t
　義歯装着と──
　　抗菌剤　247,249f,249
　　クロルヘキシジン　247,249f,249-250
　──用の delmopinol　233
　ブラッシング　232-233
ブラキシズム
　顎機能異常と──　39
　固定性補綴装置と──　134
　咬耗と──　25
　陶材焼付けブリッジによる前歯補綴　145
　──における金合金による咬合面修復　132
　──に対するスプリント処置　130-131
不安定な咬合状態に対する矯正的, 補綴的対処法
　169,170f

ホ

ポスト
　金合金製──　128-129
　炭素繊維強化エポキシ・レジン製──　129
　チタン製──　129
補綴処置
　インシュリン非依存型糖尿病と──　85-86
　一般健康状態, 個人の収入, 行動と──
　　84-87
　関節炎と──　86
　虚弱／要介護高齢者の──
　　治療の必要性, 要求の同一化　109-113
　財源の配分（予算配分）　108
　長期的成功のための基礎的要件　87,87f
　──と呼吸器系障害　85
　──と口腔癌　86,86f
　──と心内膜炎　85
　──と動脈硬化症　84-85
　──における倫理的, 法律的ジレンマ
　　108-109,109f
　──による食物摂取の改善　68-69
　──の失敗・併発症　88t,89-94
　──の選択　87-96,95t
　──の長期的影響　88t,89-94
　──の直接的因子　88-89,88t

索　引

　　──の適応症　82
　　──の予後　95t, 95-96
　　放射線治療と──　86, 86f
補綴状況
　　機能的自立高齢者における──　3-5
　　虚弱／要介護高齢患者の──　13-14
　　　　長期養護施設における──　13-14, 14t
補綴前処置　102
補綴治療計画
　　患者の既往　97-98
　　危険因子と──　78-87
　　　　欠損部顎堤の吸収　79
　　　　コンプリートデンチャー装着者での──
　　　　　82t, 82-84
　　　　咬合高径の低下の──　80-81
　　　　根面齲蝕　79, 80t
　　　　歯周病の──　78, 78t
　　　　咀嚼系機能上の──　80-82, 80t
　　虚弱／要介護高齢者に対する──
　　　　──でのケアの種類　111
　　　　──と患者の認知能力　110, 110t
　　　　──における倫理，法律的配慮　117-118, 118t
　　　　──の各段階　111, 111f
　　　　──の診断過程　111, 111f
　　　　──の目標　108, 109f
　　　　パーキンソン病患者の実例　112f, 112-113
　　口腔診査　96-102
　　口腔内診査　99-101
　　第1目標　75-76, 76t
　　中枢神経系または精神の障害のある場合　84
　　──での治療の必要性と要求の同一化　76-78
　　──と常用薬の種類　97, 98
　　──と食生活習慣　98
　　──における口腔外診査　98-99
　　──における治療方針の決定　94-96
　　　　──における補綴専門医の側の因子　95
　　　　──における患者の側の因子　95, 95t
　　──における臨床診査　98, 98t
　　──の要約　101-102
法律的配慮
　　インフォームド・コンセントと──　118-119
　　患者の意思　119
　　患者の家族と──　120
　　歯科／補綴治療における──
　　　　虚弱／要介護高齢患者　117-119, 118t

　　能力　118-119
　　治療計画決定における──　119-120
　　治療計画決定能力と──　118-119
　　治療に対する同意能力　118, 119

ミ
味覚
　　義歯装着と──　33, 34
　　唾液分泌度と──　34

ム
無歯顎状態　3-5
　　虚弱／要介護高齢者における──　13
　　コンプリートデンチャー
　　　　インプラント支持──　217-224
　　　　新──　212-217
　　　　即時──　208-210
　　使用中の義歯の欠点　204-207
　　使用中の義歯の複製による再製作（または新）義
　　　歯　211-212
　　自立高齢者における──
　　　　疫学　3-4
　　先天的な歯の欠損
　　　　──に対するオーバーデンチャー処置
　　　　　182, 184f
　　──についての専門医への対診　206-208
　　──の治療　4-5
　　　　──の種々の項目　203

メ
Maryland 接着性ブリッジ　146, 146f
メインテナンス・ケア
　　▶予防とメインテナンス・ケア

ユ
有歯顎者での加齢変化　46

ヨ
予防とメインテナンス・ケア
　　齲蝕に対しての──　229-232
　　Candida 起因性の義歯性口内炎に対する──
　　　235-237, 236t
　　口腔清掃とメインテナンス　237-251
　　口腔粘膜炎に対する──　234-235
　　歯周疾患に対する──　232-234

長期養護施設における介護者による――
　　251, 253
養護施設入所者
　――に対する歯科，補綴的処置の問題点
　　11-12, 11t
　――の口腔の健康についての問題点　11-12, 11t
　――のタンパク質，カロリーの低摂取　63, 63f
　――の特徴　11

リ
（補綴的）リハビリ・ケア　102
リベース
　使用中の義歯の――
　　適応症　210
　　非適応症　210-211
リライニング
　使用中の義歯の――
　　適応症　210
　　非適応症　210-211
　痴呆症患者の場合　226
リンパ節診査　98

レ
レジン床パーシャルデンチャー
　155-156, 156f, 162
　虚弱／要介護高齢者のための――　176
レジン製修復装置による補強　148
レスト
　生体力学と――　156
　レストの設置　158f, 158-159
　　可撤性パーシャルデンチャー　165
連結装置
　下顎の――　159, 160f, 163
　金属床フレームワークと――　159, 159f
　小――　165-166, 166f
　上顎の――　159, 160f, 163, 163f, 164f
　生体力学と――　156
　パーシャルデンチャー用の――
　　162-163, 163f, 164f

ロ
Rochette 接着性ブリッジ　146

訳者一覧(五十音順)

■監訳者
五十嵐順正
権田　悦通

■共訳者
五十嵐順正(松本歯科大学歯科補綴学第Ⅰ講座)
柿本　和俊(大阪歯科大学高齢者歯科学講座)
小正　　裕(大阪歯科大学高齢者歯科学講座)
権田　悦通(大阪歯科大学高齢者歯科学講座)
山下秀一郎(松本歯科大学歯科補綴学第Ⅰ講座)

高齢者の補綴治療

2001年4月10日　第1版第1刷発行

web page address　http://www.quint-j.co.jp/
e-mail address　mb@quint-j.co.jp

著　者	E. Budtz-Jørgensen (ブッツ ヨルゲンセン)
監訳者	五十嵐順正 (イガラシ ヨシマサ)
	権田　悦通 (ゴンダ ヨシミチ)
発行人	佐々木　一高
発行所	クインテッセンス出版株式会社 東京都千代田区神田駿河台2-1　〒101-0062 廣瀬お茶の水ビル4F　電話(03)3292-3691
印刷・製本	サン美術印刷株式会社

ⓒ2001 クインテッセンス出版株式会社　禁無断転載・複写
Printed in Japan　乱丁本・落丁本はお取り替えします
定価は表紙に表示してあります　ISBN4-87417-682-8 C3047